瀧井正人——著
北九州医療刑務所長・
九州大学病院心療内科非常勤講師

摂食障害という生き方

― その病態と治療 ―

中外医学社

推薦文

　摂食障害、とりわけ中核的な摂食障害やボーダーライン状態を呈する摂食障害が大変難治であることは論を待ちません。それは、薬物で治療できるのでもなければ、既成のガイドラインに沿う通り一遍の治療で治る病でもないからです。そうであるがゆえに、摂食障害に本格的に取り組む治療者は決して多くありませんし、体重の増加や抑うつ・不安の一時的な軽減等、表面的な治療的対応ですませている臨床家が少なくありません。

　しかしながら本書の著者 瀧井正人は、摂食障害に正面から毅然と取り組む卓越した心療内科医です。本書では、瀧井が長年実践している『行動制限を用いた認知行動療法』の全貌が初めて明らかにされています。それは、大変わかりやすく書かれている臨床場面での実践の方法や留意点だけではありません。瀧井が摂食障害に出会い、苦悩・苦闘し、その過程でこの治療法を完成するまでの研鑽や試行錯誤を含めて克明に描かれています。本書全体を通して読者は、摂食障害という病、そしてその治療の実際を、真摯に取り組むひとりの治療者の姿を通して学ぶことができるでしょう。

　私はまったく同感なのですが、瀧井が書いていますように、摂食障害という病は「摂食障害という生き方」なのです。しかしながら、その生き方は歪んでおり、こころを殺す行為に等しいそれです。ですから、私たちは治療者としてのみならず、ひとりの人として彼女らに真剣に向かい合うことが必要なのです。瀧井はみずからの治療法を簡素に『行動制限を用いた認知行動療法』と名づけていますが、治療法を支える重要な要素は治療者としての在り方であり、それを実践してきました。師である野添新一氏の治療を「その人の人生に問いかける行動療法」と呼んでいますが、この名称は瀧井の治療法にもそのまま当てはまるものです。

　私は精神分析の立場から摂食障害を治療してきましたが、本書には私自身の実践と共通する多くの見解、経験、技法を見出します。すなわち本書で瀧井は、治療技法を越えた摂食障害の理解と治療法を鮮明に提示しています。読者は、摂食障害という生き方の実態、その治療方法について多くを学ぶとともに、治療者としてのこころの在り方を学ぶという豊饒な機会を手に入れるでしょう。ここに私は、摂食障害の病態やその治療を真に学びたいすべての人に、本書をこころよりお勧めします。

2014年4月

京都大学大学院　松木邦裕

序文にかえて（表紙について）

　摂食障害の患者さんについて筆者が抱くイメージに、グリム童話の「いばら姫」があります。いばら姫は、生まれて間もなく受けた魔女の呪いによって、ちょうど15歳になった日に糸巻き車のつむ（糸巻き）の針に刺されて、100年の眠りにつきました。お城も家来たちも同じように眠りにつき、お城の周囲ではいばらが伸びて茂みとなり、やがてお城全体を覆い隠してしまいました。美しいいばら姫のうわさを聞いて、茂みを突破してお城にたどり着こうとした王子たちがいました。しかし、彼らはいばらの中で宙づりとなり身動きが取れなくなって、悲惨な最期を遂げたということです。

　摂食障害の患者さんは現実の世界を回避し、自分だけの世界にこもります。変化をおそれて日々同じことを繰り返し、精神的な成長もなく、患者さんの中で時間は止まってしまったかのようです。いばらの深い茂みは、自分を守ろうとして患者さんが周囲との間に築いた厚く固い壁のようです。それを乗り越えて、彼女のこころにたどり着き、眠りを覚まさせることは容易ではありません。

　しかし、100年の歳月が流れ、いばら姫が目を覚ますべき時がやってきました。また一人の王子が現れ、これまでの王子たちがみんな悲惨な最期を遂げたことを聞かされましたが、姫に会いたいという思いを抑えることはできませんでした。王子がいばらの茂みに近づくと、そこには美しい花ばかりがあって、それらは自然に道をあけて王子を傷つけずに通してくれました。そして、王子のキスによりいばら姫はめざめました。お城も召使たちも。

　摂食障害は単に病気として記述されるよりも、このような物語に例えられる方がしっくりくるところがあります。長い年月にわたる人知を超えたようなストーリーの中で、治療者は何を知り、何をすることができるのでしょうか。この物語の王子たちのように、命を落とすということまではないかもしれませんが、摂食障害の治療は治療をする自分自身が問われ、自分自身に返って来るようなところがあります。誰にとっても容易ではない、しかし望みがないわけではなく、真摯な試みがいつか実を結ぶこともある。そういうところが、筆者にとって摂食障害治療の魅力の大きな部分を占めているのではないかとも思われるのです。

2014年5月

瀧井正人

目次

序章
摂食障害という謎への手掛かりとしての いくつかの考え方・キーワード …… 1

- 摂食障害という謎 …… 1
- 摂食障害の多面性・多様性 …… 2
- 摂食障害の診断基準 …… 3
  - ワンポイントメモ1●神経性無食欲症の病名をめぐって …… 5
- 診断基準だけではわからない患者さんのあり方 …… 6
- 20数年前の摂食障害のイメージ ―ANが中心― …… 8
- 現在の摂食障害の病像 ―病像の多様化、すそ野の拡がり― …… 10
- 治療者による理解や態度の違い ―カニは自分の甲羅に似せて穴を掘る― …… 12
- 摂食障害に関する基本的な考え方の不一致
  ―「百家争鳴」、「群〇、象をなでる」― …… 15
- 摂食障害の交通整理的な3つの類型 …… 16
- 3つの類型の概観と主に訪れる診療科 …… 18
- 3つの類型の問題点 …… 20
- 3つの類型と治療 …… 21
- 快感原則と現実原則 …… 22
  - ワンポイントメモ2●快感原則と現実原則 …… 23
- 『境界性パーソナリティ障害的摂食障害』における「快感原則」「現実原則」… 25
- 『中核的摂食障害』における「快感原則」「現実原則」 …… 27
- 『軽症摂食障害』における「快感原則」「現実原則」 …… 27

2章
最初の5年間 …… 30

- 九州大学病院心療内科での研修 …… 31
- 最初に受け持った摂食障害の患者さん
  ―他の精神疾患との関連が大きいと思われたAN男性例― …… 32
  - ワンポイントメモ3●オペラントとは？ …… 35

- 治療への抵抗が大きく、中途退院となった AN 女性例 ………………… 37
- 優しい BN の患者さんに森田療法(?)を試みる …………………… 40
- 大学病院での研修を終え、関連病院へ出張 ……………………… 42
- 出張病院で出会った重症 AN 患者さん
  ―『中核的摂食障害』の原型を与えてくれた女性― …………… 43
- 鹿児島大学への国内留学 …………………………………………… 66
- カルチャーショック ………………………………………………… 67
- その人の人生について問いかける行動療法 …………………… 73
- 筆者の初期の軌跡のまとめ ………………………………………… 76

3章
九州大学心療内科に戻って出会った治療困難な患者さん達 …… 79

- 10 年にわたり 10 回の入院を繰り返した AN の一遷延例 …………… 80
- 入院までの外来治療経過 …………………………………………… 81
- 個々の患者さんに見合った目標体重や治療枠を設定する必要性 ……… 89
- 治療の中でしなくてもいい失敗をさせることのマイナス ……………… 92
- どのようにして実現可能で有効な治療目標や治療枠を設定するか
  ―テーラーメイド医療― …………………………………………… 93
    ワンポイントメモ 4 ●プロクルステスの寝台 ……………………… 94
- 『強度の強迫傾向を持つ神経症水準の AN 遷延例』の病態と成因について
  ―『強迫的防衛』と『回避』― ………………………………… 96
- 変化することへの不安・抵抗の大きい摂食障害患者さんに、
  自発的な入院を促す方法 …………………………………………… 99
- 家族への対応、家族が果たした役割について …………………… 101
- 入院治療 ……………………………………………………………… 103
    第Ⅰ期：治療導入期 …………………………………………… 103
        ワンポイントメモ 5 ●再び摂食障害の在院日数について ……… 104
        ワンポイントメモ 6 ●『ダメなものはダメ』『ならぬものはならぬ』という対応 …… 113
    第Ⅱ期：変化への抵抗期 …………………………………… 121
    第Ⅲ期：認知・態度の変容期 ……………………………… 129
        ワンポイントメモ 7 ●こころから反省することの難しさ
          ―ペナルティが有効となるための条件について― …… 134
- 退院後の経過 ……………………………………………………… 145

4章
摂食障害治療者のあり方について……… 146
- なぜ筆者は、摂食障害の患者さんと関わり続けてきたのか？……… 146
- それまでの考え方や治療との葛藤 ……… 149
- 筆者を大いに悩ませたある治療 ……… 151
- 摂食障害の治療は何によって成り立つか
  ―言葉は、行動や身体によって裏付けられていなければならない―……… 153
- 再び、筆者を大いに悩ませたある治療について
  ―『裸の王様』に教えてもらったこと―……… 156
- THE LORD OF THE RINGS ……… 159
- フロド的態度とサム的態度の両立 ……… 164

5章
『中核的摂食障害』の成因 ……… 167
- 1. 『強迫的防衛』と『回避』……… 167
- 2. 『全般的、徹底的回避』……… 168
- 3. やせることですべてが得られるという錯覚：その形成と防衛 ……… 169
- 4. 大人になることへの準備不足：固いままの花芽＝『現実原則』の形成不全 ……… 171
- 5. 『依存』『嗜癖』……… 173
  - ワンポイントメモ8 ● 1型糖尿病への摂食障害の併発 ……… 176
- 6. 自分をコントロールできない強い不安 ……… 177

6章
『行動制限を用いた認知行動療法』……… 180
- 『行動制限を用いた認知行動療法』とは ……… 180
- 治療の原型 ……… 181
- 『行動制限を用いた認知行動療法』の生い立ちをさかのぼって ……… 183
- 原型から『行動制限を用いた認知行動療法』へ ……… 190
- 総論 ……… 192
- 入院治療の実際の手順と患者さんへの対応の仕方 ……… 199
  - ワンポイントメモ9 ●食事への介入が、摂食障害の根本的な精神病理や生き方の改善につながる ……… 204
- 入院治療中に生じる難題や患者さんの要求に対する対応 ……… 211

　　　　　ワンポイントメモ 10 ●患者さんの不満への対処の意義
　　　　　　　　　—治療についての認識を深めさせ、
　　　　　　　　　　現実(人生)を受け入れていく過程を支援する— …… 212
・認知・行動の変容のための働きかけ ………………………………………… 219
・治療結果・予後について ……………………………………………………… 226
　　　　　ワンポイントメモ 11 ●『行動制限を用いた認知行動療法』の
　　　　　　　　　　治療結果・予後に関する研究 ……………………… 226

終章
『行動制限を用いた認知行動療法』の本質と
筆者の治療者としての軌跡についての考察 …………………………… 228

・『行動制限を用いた認知行動療法』は認知行動療法と言えるのか？
　　—行動的アプローチの重視— ……………………………………………… 229
・『行動制限を用いた認知行動療法』や治療者との関わりによる、こころの成長　233
・封印とその解除 —筆者の中での変化— ……………………………………… 235
・意味を考えること ……………………………………………………………… 237
・まとめ …………………………………………………………………………… 238

あとがき ……………………………………………………………………………… 241

索引 …………………………………………………………………………………… 245

序章

摂食障害という謎への手掛かりとしての いくつかの考え方・キーワード

　摂食障害は必ずしも簡単に理解することができる病気ではありません。多くの人達が、摂食障害という謎の前で首をかしげ、うまく近づけないでいるのではないかと思います。この章では、摂食障害という病気を理解し取り組んでいく上で、その前置きとして知っておいてもらいたいと思ういくつかの考え方・キーワードについて、説明したいと思います。その多くは、筆者自身がこの病気をどのように理解し取り組んでいけばいいのか悩んできた中で、その解答への手掛かりとして思い浮かんできたものです。

　ここに記した『摂食障害の多面性・多様性』、『治療者による理解や態度の違い』、『交通整理的な3つの類型』、『快感原則と現実原則』などの考え方を手にすることによって、筆者自身はこの病気を理解しやすくなったような気がします。読んでいただくことによって、摂食障害という病気を理解する上での読者の困難を多少なりとも取り除き、この病気に取り組んでいくことのハードルを低くすることができたら幸いです。

摂食障害という謎

　摂食障害とは、一体どのような病気なのでしょうか。筆者はこの病気の治療に25年以上携わってきました。この簡単には理解しにくい病気について、患者さんと関わりながら少しずつ理解を進め、対応の仕方を模索してきました。

　摂食障害は、筆者にとって、とても大きな謎のようなものです。答えを知りたいと思い続けながら、どこまで行ってもわからないところがある。わからないから知りたいと思う。知りたいと思いながら患者さんと関わる中で、理解できるようになったことも結構あります。自分で言うのもなんですが、大抵の患者さんについて、彼女らが今何を考えて何をしようとしているのかを、わりあい手に取るように感じることができ、それほど間違いなく対応できているよう

に思います。「病気でもないのに、なんでわかるんだろう」と、患者さんに不思議がられたりもします。

　しかし、まだまだわからないことも多いのです。例えば、人がなぜこういう病気になるのかということについても、自分として十分納得のできる答えはまだ持てていません。摂食障害は相変わらず謎に満ちており、これからもっと学んでいかなければならないことが少なくありません。この本を書きながら、摂食障害という謎に向き合い、思いをめぐらし、今までうまく説明できなかったことをよりわかりやすく示せるようになれたらと思っています。しかし、その一方で、摂食障害はそう簡単に答えを出せるようなものではなくて、わからないこともあるということを大事にしていきたいとも思っているのです。自分は何もわかっていないのだということを前提にして今後も関わっていく中で、この病気はより多くのことを教えてくれるような気がします。

　摂食障害は現代人のこころを、深いところで本質的に表現している病気の一つであるような気がしています。誰もがまだ十分には到達できかねている「現代人のこころの問題」を解く鍵を、摂食障害と無心に向き合っていくことによって、自分なりに見つけることもできるかもしれません。この本を書きながら、そのような道を進んでいくことができたら、うれしいと思っています。

摂食障害の多面性・多様性

　摂食障害という病気の特徴の一つとして、多面的で多様な疾患であるということがあげられます。摂食障害は、単に身体の病気でも、脳の病気でもなく、その人の実にいろいろな側面に関わっています。症状も、身体面、行動面、心理面、人間関係的側面、社会的側面などに及びますし、成因（病気になる原因）も単一ではなく、様々な因子が影響して生じる多因子的な疾患だと言われています。このように摂食障害は、その人の人生のすべての面に及んでいる病気だと言っても過言ではありません。

　また、一口に摂食障害と言ってもその病態や重症度は多様であり、一人一人異なっています。筆者はこれまで、おそらく1000人近くの摂食障害の患者さんと関わらせていただいたのではないかと思います。しかし、患者さんは一人一人違っていて、この人は以前見たあの人と全く同じであると思ったことなど殆どないのです。これだけ多くの患者さんを見ていても、それでも一人一人発

見があり、「もう同じような患者さんを見るのは飽きた」というようにならないのは、考えてみれば不思議なことです。このように摂食障害は元来多様な疾患ですが、近年摂食障害が増加し若い女性の罹る病気としてより一般的なものとなるとともに、様々なタイプの摂食障害が生じてきて、摂食障害の多様性は一層顕著なものとなってきたように思われます。

摂食障害の診断基準

　摂食障害が多面的で多様な疾患であるにしても、摂食障害としての共通点は勿論あり、そのような摂食障害の特徴は、診断基準としてまとめられています。摂食障害の診断基準として現在最も一般的に用いられているのは、Diagnostic and Statistical Manual of Mental Disorders（精神疾患の診断・統計マニュアル、DSM）や International Classification of Disease（国際疾病分類、ICD）などの操作的診断基準です。操作的診断基準とは、例えば、「次の○個の項目のうち△個を満たしていれば、×と診断する」など、項目（その病気の

表1　神経性無食欲症の診断基準（DSM-IV-TR）[1]

A. 年齢と身長に対する正常体重の最低限、またはそれ以上を維持することの拒否（例：期待される体重の85％以下の体重が続くような体重減少；または成長期間中に期待される体重増加がなく、期待される体重の85％以下になる）
B. 体重が不足している場合でも、体重が増えること、または肥満することに対する強い恐怖
C. 自分の体重または体型の感じ方の障害、自己評価に対する体重や体型の過剰な影響、または現在の低体重の重大さの否認
D. 初潮後の女性の場合は、無月経、すなわち月経周期が連続して少なくとも3回欠如する（エストロゲンなどのホルモン投与後にのみ月経が起きている場合、その女性は無月経とみなされる）。

病型を特定せよ
制限型　現在の神経性無食欲症のエピソード期間中、その人は規則的にむちゃ食いや排出行為（つまり、自己誘発性嘔吐、または下剤、利尿剤、または浣腸の誤った使用）を行ったことがない。
むちゃ食い／排出型　現在の神経性無食欲症のエピソード期間中、その人は規則的にむちゃ食いや排出行為（すなわち、自己誘発性嘔吐、または下剤、利尿剤、または浣腸の誤った使用）を行ったことがある。

主な特徴を箇条書きにしたもの)を満たしているかいないかチェックしていくことにより診断することができるというものです。これらの診断基準は、その疾患についてあまり詳しくない人にも診断がしやすいように、当てはまっているかどうかを客観的に判断しやすい症状を示した、諸項目により構成されています。

　DSM-IV (DSM 第 4 版)[1]は、摂食障害を、神経性無食欲症 (anorexia nervosa：AN) (その亜型分類として、「制限型」、「むちゃ食い/排出型」があります)(**表 1**)、神経性大食症 (bulimia nervosa：BN) (亜型分類として、「排出型」、「非排出型」があります)(**表 2**)、「特定不能の摂食障害」に分類しています。

　AN[制限型]は、極端な食事制限や過活動によって顕著なやせを達成し維持するタイプの摂食障害です。過食や排出行為 (自己誘発性嘔吐や下剤乱用な

表 2　神経性大食症の診断基準 (DSM-IV-TR)[1]

A. むちゃ食いのエピソードの繰り返し。むちゃ食いのエピソードは以下の 2 つによって特徴づけられる。
　(1) 他とはっきり区別される時間帯に (例：1 日の何時でも 2 時間以内)、殆どの人が同じような時間に同じような環境で食べる量よりも明らかに多い食物を食べること。
　(2) そのエピソードの期間では、食べることを制御できないという感覚 (例：食べるのをやめることができない、または、何を、またはどれほど多く、食べているかを制御できないという感じ)。
B. 体重の増加を防ぐために不適切な代償行為を繰り返す。例えば、自己誘発性嘔吐；下剤、利尿剤、浣腸、またはその他の薬剤の誤った使用；絶食；または過剰な運動。
C. むちゃ食いおよび不適切な代償行為はともに、平均して、少なくとも 3 カ月間にわたって週 2 回起こっている。
D. 自己評価は、体型および体重の影響を過剰に受けている。
E. 障害は、神経性無食欲症のエピソード期間中にのみ起こるものではない。

病型を特定せよ
排出型　現在の神経性大食症のエピソードの期間中、その人は定期的に自己誘発性嘔吐をする、または下剤、利尿剤、または浣腸の誤った使用をする。
非排出型　現在の神経性大食症のエピソードの期間中、その人は、絶食または過剰な運動などの他の不適切な代償行為を行ったことがあるが、定期的に自己誘発性嘔吐、または下剤、利尿剤、または浣腸の誤った使用はしたことがない。

ワンポイントメモ❶ 神経性無食欲症の病名をめぐって

実は,「神経性無食欲症」(この病名は精神科でよく用いられます)や「神経性食欲不振症」(心療内科でよく用いられます)とかの病名を聞くたびに,筆者はこれでいいのかとちょっと首をかしげたくなるような複雑な気持ちになります。と言いますのは,この病気の人達の多くは,本質的には食欲がなくて食べられないのではなくて,食欲はあるのだけれど,体重や体型へのこだわりから食欲を無理に抑え続けた結果,二次的に食べたいのか食べたくないのか,よくわからない状態になっていることが多いからです。

無食欲症とか食欲不振症とか言うと,食欲がなくなるのがこの病気の原因のように誤解されて,本来の病態とは異なった理解の元に見当違いの対応・治療がなされてしまいがちとなります。多くの患者さんは,太るのがいやなので食べないという事実に向き合うことなく,「食べたいのだけれど,食べられないのだ」と主張します。そのような患者さんの訴えもあって,食欲を増進させる薬が投与されたりすることもあります。しかし,そういうことで病気が治ったという患者さんにお目にかかったことはありません。因みに,食欲を増進させる新種のホルモンによる,この病気の治療研究が大々的に行われましたが,聞くところによると,効果は証明されなかったということです。

むしろ,学名ではなく一般的に用いられることの多い「拒食症」という病名の方が,露骨過ぎる(?)にしても,病態からすればしっくりくるような感じもします。しかし,スティグマ(ネガティブな意味のレッテル)的なニュアンスも感じられ,正式な病名にするのは少しはばかられます。「思春期やせ症」という病名は,病気の原因についてあえて特定せず,思春期の頃になぜかやせてしまう病気であると客観的に述べているのは,好ましいように思われます。しかしながら,昨今では思春期以外に発症する患者さんも少なくありませんし,現在増えている遷延例の中年以上の患者さん達にこの病名を使うのもちょっと変な気もします。そういうことで,この病気の納得できる病名というのは,なかなか見当たらないのです。

「神経性無食欲症」や「神経性食欲不振症」という病名の元になったのは,19世紀後半にいくつかの症例報告を行ったイギリスのGullがつけたラテン語の病名anorexia nervosaであり,その日本語訳からこれらの病名が生まれました。Gullの頃は,現在のようにやせ礼賛の風潮は一般的なものではなく,やせ願望よりもストレスによって食べられなくなったと思われる患者さんが多く,そのためにそのような病名が付けられたものと思われます。現在では病態はかなり異なってきているので,実体とは異なった意味の病名となっておりますが,歴史的に用いられてきた,anorexia nervosaや「神経性無食欲症」,「神経性食欲不振症」という病名が未だに用いられています。この本でも,anorexia nervosaの略であるANに統一して表記しますが,決して本質が「無食欲」であるとは思っていないことを,わかっておいていただけると幸いです。

ど）は行いません。AN［むちゃ食い／排出型］も AN［制限型］同様、極端なやせの状態を持続していますが、過食または排出行為を頻繁に繰り返す点が異なっています。

　BN は、過食を頻繁に繰り返し、太ることを防ぐために「体重増加を防ぐための不適切な代償行為（自己誘発性嘔吐、下剤乱用、過活動、絶食など）」も頻繁に行いますが、AN のような著しいやせは伴いません。体重は通常正常範囲内にあります。

　念のため、AN と BN が、診断基準上どのように区別されているのか述べておきます。病名からくる印象によると、拒食をするのが前者、過食をするのが後者というように見られがちですが、実際には AN にも「むちゃ食い／排出型」というのがあり、過食をしていても排出行為などにより顕著にやせた状態であれば AN なのです。このように、診断基準上では顕著にやせているかどうかが、AN と BN を分けるポイントとなります。

　「特定不能の摂食障害」は、上記二つの特定の摂食障害（AN、BN）の基準を満たしていない摂食の障害を指します。様々なタイプの「特定不能の摂食障害」があります。そのうち、過食は頻繁に繰り返すのですが、「体重増加を防ぐための不適切な代償行為」はあまり行わないタイプの摂食障害を「むちゃ食い障害」と言い、DSM の最新の改訂版（第 5 版）では AN、BN と並ぶ独立した一つの病名となっています。「むちゃ食い障害」は日本ではこれまであまり注目されてきませんでした。しかし、肥満の患者さんの中に少なからず存在しており（過食を頻繁に行いますが、「体重増加を防ぐための不適切な代償行為」はあまり行わないので、肥満になりやすいのです）、我が国よりも肥満が大きな問題となっている欧米においては、以前から重視され、研究や治療の対象となってきました。

診断基準だけではわからない患者さんのあり方

　DSM のような世界共通の診断基準で病気を診断、分類することには、勿論大きなメリットもあります。共通の診断基準があるからこそ、世界中のどこで誰が診断したとしても（勿論、その病気に関するある程度の知識は必要ですが）、その診断をされたのならそういう病気なのだろうと、大体認めることができます。その病気の治療や研究を行い、それについて議論し真実を追求していく、

つまり科学的に取り組むためには、世界共通の診断基準はなくてはならないものです。

しかしながら、診断基準(特に操作的診断基準)においては、その基本的な性質上、誰にとっても目に見えやすく理解しやすい側面が重視され、そういった側面を表現した項目が中心となる傾向があります。心理面については特徴的な精神症状が記載された項目があるだけです。操作的診断基準による診断が主流となるに従って、外面的に疾患を理解し分類することで満足する傾向が大きくなり、診断が心理面を含めた患者さんの本質的な理解につながりにくくなっているという批判も少なくありません。診断できたからといって、その患者さんの本質をどれだけ理解できて、どれだけしっかりとした治療に結びつくかと言えば、大変こころもとないと言わざるをえません。

摂食障害においては、心理的側面が重要であり、そのことに目を向けることが、患者さんを理解する上でも治療する上でも非常に重要なのは言うまでもありません。DSMにおける摂食障害の心理面についての項目は、ANでは「自分の体重または体型の感じ方の障害、自己評価に対する体重や体型の過剰な影響、または現在の低体重の重大さの否認」、BNでは「自己評価は、体型および体重の影響を過剰に受けている」があります。そのような抽象的なことばでまとめられているのは、操作的診断基準の項目としては致し方ないことかもしれません。しかし、患者さんの心理面についての理解がこういうところまでで終わってしまえば、一体我々に何ができるのでしょうか。治療としてもできることは限られてくると思います。

DSMではとらえきれない側面には、重症度や治療困難性の問題もあります。ANでもBNでも、重症度には大きな幅があります。例えば、一生のうちの一時期のみにかかり、殆ど跡形もなく治ってしまうように見える人や、社会適応は十分できており、摂食障害の存在を殆ど誰にも気づかれていない人もいます。その一方で、重度の症状が一生続き、全生活が著しく障害され続け、治療への反応性も悪く、重度の合併症や死に至りかねない重症例もいます。しかし、実際上のこのような違いにもかかわらず、重症度における区別はあまり重視されることはなく、同じ診断がつけば同じものとして扱われる風潮が大きくなっているように思われます。

重症度が違えば必要とされる治療の仕方も当然異なってくるはずで、重症度

を殆ど考慮に入れない臨床や研究には限界があります。例えば、主に軽症例を集めて治療をして予後を調べたところよい結果が出たとして、その治療方法がその疾患全体に有効であるように言うのは、正確ではないと思うのです。標準的だとされているある治療法にもそのような面があり、重症例がその治療法で何とかなるとはとても思えなかったりもするのです

　この本では、診断基準だけではとらえきれない豊かな摂食障害の世界に向き合い、一人一人の患者さんの在り方、特にこころのあり方にこだわっていきたいと思います。この人達をどのように理解し対応していけば、この病気の根幹に届くことができ、有効な援助ができるかということに焦点を当てて、書き進めていきたいと思います。

20数年前の摂食障害のイメージ ―ANが中心―

　筆者が摂食障害の多様性を意識するようになったのには、目に触れ経験する摂食障害患者さんの病像が年代とともに変化してきたということも、関わりがあったように思います。摂食障害は、以前は比較的稀な疾患であり、典型的な病像を中心として、専門家の間で統一的なイメージを持つことが比較的容易であったように思われます。しかし、近年若い女性がかかるこころの病気として一般的なものになるとともにその病態は多様化し、様々な病態の混在する「症候群」*のようになってきました。このように、摂食障害が元来多面的な疾患である上に、その多様性を著しく増してきていることが、摂食障害という病気の理解を一層難しくし、治療者・研究者間でもこの病気について一致した見解を持ちにくくなっているという問題を生じさせている一因のように思われます。

*症候群：複数の症候が現れるがその原因が不明である時、または単一でない時病名に準じて用いられる語(明鏡国語辞典)。

　そのような観点から、摂食障害のあり方が、我が国においてどのように変遷してきたかを振り返ってみたいと思います。まず、筆者が摂食障害の患者さんと関わり始めた20数年前の、新米の心療内科医師(筆者)から見た、摂食障害患者さんのイメージを振り返ってみましょう。筆者の個人的感想も多少含まれていることとして、読んでいただければ幸いです。

　その頃は、目にする患者さんの殆どがAN(**表1**)でした。その中でも、やせ

るために食事制限し、摂取した少ないカロリーをさらに消費するために過活動を行うことで、極度にやせた体を禁欲的に維持し続けている、今で言う「制限型」の患者さんが多かったのです。普通の人の楽しみを犠牲にして強迫的に頑張る、まるで常人には理解できない何かのために生きているかのような、どこか特別な孤高の人というイメージがありました。その思いつめたような固い表情からは、世界中でこんなことをしているのは自分だけではないかという孤独・罪悪感と、自負心が入り混じったような思いが伝わって来るようでした。自分の世界にのみ向かう、概して内向的な人々でした。真面目で、強迫的に頑張るので学校の成績などもいい人が多いと言われていました。現在の摂食障害では普通に見られる、食べたものを吐いたり、薬物で排出させたりといった排出行為を行っている人が、当時にもいなかったわけではありません。しかし、そのような「世俗的で現実的な対処」を行うことへの心理的抵抗・罪悪感は今よりも大きく、もしそういうことをしていたとすれば強い自己嫌悪を抱かざるを得ず、人に打ち明けられない秘密とされることが多かったのではないでしょうか。まだ摂食障害は一般的な病気ではなく、隠される病気でした。今日のように「みんなで渡れば怖くない」とか「摂食障害患者同士の連帯感」みたいなものは、少なかったように思われます。摂食障害にはまだ、どこか現実離れした、精神的なイメージがあったように思います。

　また、必ずしもそういう患者さんばかりではなかったのですが、「中流以上の恵まれた家庭」の「美人」で「成績のいい子」というイメージもありました。今でも、そういう患者さんをお見かけすることもありますが、それほど多いというわけではありません。当時のある発展途上国のこととして、摂食障害はまだ非常に稀であり、その国の指導的立場の人の娘がその数少ない一人であったという話を、何かで読んだような記憶があります。摂食障害はその国の経済的発展や西欧化とともに増加し、その姿を変えていく病気であることを示す一例と言えるかもしれません。

　当時の摂食障害の分類としては、神経性食欲不振症（＝ AN）の「中核群」と「周辺群」がありました。AN 以外の摂食障害はまだあまり注目されておらず、摂食障害と言えば殆ど AN のことのように思っていました。**表３**に厚生省・神経性食欲不振症調査研究班の中核群と周辺群[2]の定義を示します。これは当時の臨床家達がとらえた摂食障害の典型像（中核群）と非典型像（周辺群）を示したものであると思われ、衆目が一致する摂食障害の典型的な病像があったと言ってもよかったのではないでしょうか。

表3　厚生省特定疾患・神経性食欲不振症調査研究班の診断基準[2]

① 標準体重の−20%以上のやせ
② やせがある時期に始まり、3カ月以上持続する
3. 発症年齢：30歳以下
4. 女性
5. 無月経
6. 食行動の異常（不食・多食・かくれ食い）
7. 体重に対する歪んだ考え（やせ願望）
8. 活動性の亢進
9. 病識が乏しい
⑩ 除外規定（以下の疾患を除く）
　A. やせをきたす器質的疾患
　B. 精神分裂病、うつ病、単なる心因反応
〔○印を満たすものを、広義の本症とする。全項目を満たすものを狭義（中核群）の本症とする〕

現在の摂食障害の病像 —病像の多様化、すそ野の拡がり—

　次に、多様化した現在の摂食障害の病像の概観を述べたいと思います。今日では、以前に比べて摂食障害全体の患者数はかなり増えていますが、ANの増加よりも、それ以外の摂食障害、特にBN（いわゆる過食症）（**表2**）の増加が著しく、実数としてANよりも多くなっています。20数年前には、BNの患者さんが治療現場に出現することはまだ珍しく、たまに遭遇した場合にも、どのように理解しどのように治療したらいいのかわからず、困惑したものです。教科書的な書物を見ても詳しい病態の記載はなく、治療法に至っては殆ど書かれていないという状況でした。また、ANについても、以前は食事制限や過活動などによりやせを達成し維持するという、禁欲的なタイプ（制限型）が多かったのですが、近年では、過食や排出行為（自己誘発性嘔吐や下剤乱用など）を繰り返すタイプ（むちゃ食い／排出型）が多くなりました。

　BNやAN〔むちゃ食い／排出型〕の患者さんは、心理的により衝動的、不安定な傾向があり、リストカットなどの自傷行為、薬物依存などの問題行動を伴うこともあります。このように以前よりも明らかに増加したBNやAN〔むちゃ食い／排出型〕の患者さんは、以前は優勢であったAN〔制限型〕の患者さんとは、パーソナリティや心理面、行動面においても異なった面が小さくな

いように思われます。

　また、摂食障害を若い女性の病気というように言ってきましたが、決して若い女性に限らなくなったという面もあります。小学生などの低年齢の患者さんの増加も言われていますが、それ以上に、40代50代といった中年以上の患者さんの増加が目立ちます。彼女らの多くは若い時に摂食障害を発症しているのですが、治療を受けなかったり治療を受けたとしても十分な改善がなく、病気が持続、遷延している患者さん達です。低栄養状態が長く持続したことによる重篤な身体合併症のみならず、一般女性の人生経験の重要な部分の喪失や、心理面の機能の低下など、心身ともに重大な問題を抱えておられることが多いのです。この病気が決して軽視できないものであり、早期の適切かつ十分な治療が必要であることを実感させられる人達です。以前は、摂食障害の病歴が10年を超えると「遷延例」として扱ったりもしていたのですが[3,4]、現在では20年30年という病歴も珍しくありません。このように遷延化・慢性化した摂食障害の場合、病状が心身両面で固定化し、二次的な問題も大きく、治療も大きな改善を目指すことは難しく、殆どの場合限定的なものとならざるを得ません。

　摂食障害を発症する人に女性が圧倒的に多いという点は現在も変わりありませんが、男性例が以前よりはその割合を増加させているような印象があります。それも、以前の男性例というと女性例とはかなり病像が異なっている（多くは非典型例であり、他の病気との鑑別が重要であるような）ことが多かったのですが、昨今ではそれほど大きな違いを感じない場合が多くなっています。男女の区別が以前より小さくなっていることの反映でしょうか。年齢といい、性別といい、パーソナリティといい、以前はかなり限られた人達の病気であった摂食障害のすそ野が、拡がっていることは確かだと思われます。

　知的にやや低い患者さんや発達障害の存在、様々なタイプのパーソナリティ障害の併発も少なくありません。周囲、特に家族との人間関係では、以前からよく言われていた、過保護、過干渉、母親との密着、父親の不在（精神面の不在も含む）などの他に、子どもの内面についての親の感受性の不足が感じられることもありますし（これは以前からもあったと思われます）、家族の崩壊や様々なタイプの虐待の影響についてもしばしば指摘されるようになっています。社会的側面では、やせ礼賛のマスコミの風潮の影響は以前から強調されていますが、社会全体の価値観の変化やITやコミュニティのあり方など若い人達を

取り巻く社会の変化の影響も大きくなっています。

　摂食障害の病像が20数年を経て、このように著しい変化を遂げた理由として、我が国の社会情勢やそこに生きる人達の心理面の変化の影響を考えなければならないことは勿論です。しかし、それ以外に、摂食障害が若い女性のかかりやすいこころの病気の一つとしてよく知られるものとなったことにより、若い女性とこの病気との関係が変化したこともあるのではないでしょうか。「20数年前の摂食障害のイメージ」の項でも述べましたが、以前の患者さんは、少し大げさに言えば、この世の中でこんなことをしているのは自分だけではないだろうかというような、孤独と孤高の中にいなければなりませんでした。しかし、現在においては、少なからぬ若い女性が摂食障害の心性に親和性を感じており、摂食障害が以前ほど敷居の高い病気ではなくなっているように思われます。スムーズに大人になれなかった女性のもう一つの「生き方」として、摂食障害はある程度の「市民権」を獲得しているのではないかと、思えるほどです。摂食障害に対するこのような意識の変化が、摂食障害の「大衆化」、多様化につながっている面もあるのではないかと思われます。

治療者による理解や態度の違い
　─カニは自分の甲羅に似せて穴を掘る─

　摂食障害患者さんの病態が多様であることをこれまで述べてきましたが、摂食障害においては治療者の考え方や治療の方法も多様であると言えます。摂食障害治療の歩みの中で、筆者は多くの摂食障害治療者と出会ってきました。有名な先生方もおられますし、同じ施設の中での先輩や同僚もいます。その中で、摂食障害についての理解や治療法について一致した考えを持つことが、決して容易でないことを実感してきました。摂食障害ほど、その理解や治療法に異なった見解がある病気も珍しいのではないでしょうか。専門家の間でも、時として正反対の考えが並立しているのです。

　例えば、「摂食障害の患者さんには、大きな精神病理がある」と考えておられる先生もいれば、「精神病理はない。むしろ問題はそのように患者さんを追い込んでしまう社会にあるのだ」とおっしゃる先生もいます。「著しいやせが回復すれば病気も回復する」と思っておられる先生もいれば、「体重が回復しても心理面の問題が解決しなければ、同じことを繰り返す」と考える先生もおられます。「発症後なるべく早くしっかりとした治療をすることが重要だ」と

説く先生もいれば、「治療してもしなくても、10年後の予後は変わらない」という自説を繰り返される先生もいます。また、「患者さんにはとにかく支持的に接することが肝要だ」という主義の先生もいれば、「患者さんにも基本的に責任を持った行動を求める」ことを旨とされている先生もおられます。

時として全く対立するようなこれらの違いは、一体どこから来るのでしょうか。まず、一つ考えられることは、今日摂食障害が大変多様な疾患になっていることから、主に診療している摂食障害患者さんのタイプが治療者・治療施設によってかなり違うのではないかということです。例えば、診療科の違い（精神科、心療内科、内科・婦人科・小児科などの身体科）や治療施設の性質によって、どのようなタイプの患者さんが集まって来やすいかが異なるということが考えられます。もし実際にそうであるとすれば、治療者の摂食障害のイメージが、普段見慣れているタイプの摂食障害の病像に影響を受けやすいのは、自然なことです。

また、その一方で、治療者側の要因として、その先生の元々持っている個性や好みや価値観がありますし、それまでに受けた教育・経験などによっても、摂食障害をどうとらえるかということが異なってくる可能性があります。そして、治療者が摂食障害をどう理解するかということが、その治療や患者さんへの対応の仕方に影響を与え、その方針や態度に親和性のある患者さんが、その治療者の元により多く集まるようになるということが考えられます。親和性のない患者さんはその先生の所へは受診しないか、受診しても「この先生は合わない」と思って去っていくことが多くなるでしょう。因みに、意識しているかしていないかは別にして、先生の方から引き受ける患者さんを限定していることもあると思います。例えば、精神科以外ではパーソナリティ障害的な患者さんの診療を避ける傾向がありますし、逆に精神科では、著しくやせた患者さんの診療を断ることが少なくありません。「歩いて来られる患者さんしか診ない」と公言されておられる先生もいます。このように治療者自身の個性や治療施設の持っている受け入れの限界などによって、個々の治療者は摂食障害のすべてをまんべんなく診ているのではなく、比較的限定されたタイプの摂食障害患者さんと関わっていることになります。そして、自説が比較的通用しやすい、ある程度限られた摂食障害患者さんとの関わりの中で、その先生の確信がより強固なものとなっていくという側面もあるのではないでしょうか。

このように、治療者個人の個性や好みや価値観によって、その治療者の摂食障害のイメージが形作られることや、そのイメージの影響下で個々の患者さんの病態把握がなされ、治療方法が決まってしまいかねないことに対して、疑問を持たれる方もいるかもしれません。医学なのだから、もっと客観的、科学的であるべきであって、こんなことで大切な治療が決まってしまうなんてとんでもないと思われる方もいるでしょう。しかし、ちょっと弁解させていただくとしたら、摂食障害は身体疾患と異なり、数値や画像などの客観的な指標によって病態の本質を十分に評価できるものでなく、病態を把握し治療する基本に、治療者個人の「人間理解」というものが入ってこざるをえないという側面も、否定できないのではないかと思うのです。

　「カニは自分の甲羅に似せて穴を掘る」ということわざがあります。本来の意味は、「大きければ大きいなりに、小さければ小さいなりに自分の体に合った穴を掘るということから、人は自分の力量や身分に応じた言動をするものだ」ということのようです。私は、ちょっとその意味を読み違えていて、甲羅の大きさもそうですが、形についても「自分の甲羅に似せて穴を掘る」ということだと思っていました。丸い甲羅のカニは丸い穴を、四角い甲羅のカニは四角い穴を、菱形のカニは菱形の穴を掘るという具合に。そして、摂食障害の専門家達が、自分の個性や好みや価値観に合わせて摂食障害のイメージを形作り、それに見合った治療法を実践し、それから離れようとしない様子を見ながら、様々なカニがそれぞれの甲羅に合わせて穴を掘り、掘った穴が無数に並んだ干潟のイメージを思い浮かべていたのです。

　ある物がどのように見えるかは人によって大きく異なっており、自分が見ているように他の人にも見えていると思うのは誤りである（「客観的な真実」というものはない）ということを強調する考え方もあります。それからすれば、摂食障害のように複雑で多面的・多様なものは、見る人によって全く異なったように見えても不思議はないということになります。さらに逆にプラスに考えてみれば、いろいろな考え方がありいろいろな治療や対応の仕方があるので、多面的で多様な摂食障害に対して、全体として対応の幅が拡がるということも言えるのかもしれません。

摂食障害に関する基本的な考え方の不一致
―「百家争鳴」、「群○、象をなでる」―

　しかしながら、このように摂食障害に関わる人達どうしの基本的な考え方がバラバラであることは、やはり不都合な面も大きいのです。摂食障害の専門家が集まる会議においても、同じ「摂食障害」という言葉を使って話し合っていても、摂食障害についてのそれぞれの異なったイメージに基づいて自分の思っていることを述べているだけで、話がかみ合わない不毛な議論になりがちであることに、筆者はしばしばもどかしさを感じていました。また、同じ治療施設においても、摂食障害の治療に関わる医療者同士が相いれない考え方を持っていると、治療の足並みが乱れ、治療効果にもマイナスの影響が出てきます。患者さんの家族間でも、例えば父親と母親の間で見解に大きな相違が生じて、協力して治療にあたるということが難しくなっていることは、少なくありません。このように、摂食障害に関わる人達同士にありがちな基本的な考え方の不一致と、それを乗り越えてコミュニケーションを持つことの難しさに悩んでいた頃に、筆者がしばしば思い浮かべていたのは、中国やインドの古い故事や例え話でした。

　「百家争鳴」は、ご存じのように、中国古代の戦国時代—諸侯が群雄割拠していた時代—の、諸子百家による思想・学術の活況を表した言葉です。法家、儒家、道家などの思想家達が、政治や軍事のあり方、人間の生き方などについてバラエティに富んだ思想・学術を展開し、諸侯にとりいれられることを競いました。お互い相対立するような個性に満ちた考えを主張し、それらが並立して競っていました。そのような様子が、摂食障害に関わっている我々治療者や研究者の姿に重なりました。勿論、我々は諸子百家ほどの独創性や生命力に及びもつかないのですが、お互い聞く耳を持たないで好き勝手なことを言い合っているイメージが、どこか似通っているように思えたのです。

　「群○、象をなでる」は、インド発祥の寓話です。○としたのは、昔の話なので、視覚障害者(○人)に対して差別的な部分を含んでいるともとれるような側面もあり、悩んだ末にそのようにさせてもらいました。もっとも、この話の真意は、「大きな真実」を象に、我々「人間」を大勢の○人に例えることで、大きな真実をつかむことはとても難しいのだということのようなのですが。

　ある王様が、○人達に象に触れさせて、それが何なのか尋ねました。それぞ

れは、象について各々の見解を話し、自分は正しく他の者は間違っていると主張し、収拾がつかなくなりました。足を触った人は「象とは、立派な柱のようなものです」と答えました。尾を持った者は「箒（ほうき）のようです」、腹を触った者は「壁のようです」、耳を触った者は「団扇（うちわ）のようです」、鼻を触った者は「太い綱のようです」、牙を触った者は「角のようです」と答えました。そして、「王様、象とは私が言っているものです」と再び言い争いを始めました。それを聞いた王様は、笑って言いました。「お前達の言っていることは、正しくもあり、間違ってもいる。お前達が触れたのは、象という動物の一部分だ。象は柱のようでもあり、壁のようでもあり、団扇のようでもある。そして、それらすべてを合わせたより以上の何かだ。それは全体を見ることによってはじめてわかるのだ。お前達は、まだ有り難い仏様の教えに接していない者のように、理解の幅が狭いのだね」。

　勿論自分も含めてですが、摂食障害について様々な考えを持って言い争っている専門家達は、象の一部分を触って、あたかもそれが象の本質のように主張し言い争っている彼らのように、思えたのです。

摂食障害の交通整理的な3つの類型

　以上のように、摂食障害が元来多面的な疾患であり、さらにその病像が多様化していることを背景として、摂食障害の本質やその全体像をとらえる上で、専門家の間でも容易に埋めがたい見解の相違が生じています。多面的かつ多様な摂食障害の、どの部分に焦点を当て、さらには、どのように理解しどのように治療したらいいのかという点で、治療者・研究者の間でも、大きな違いが生じているのです。こういった現状に対して、多くの先生方は自分の考え方に自信を持っておられるのか、それほど気にされていないようにも見えました。しかし、筆者は専門家同士での見解の差の大きさや、そのために建設的な意見交換も難しくなっているこのような現状に苛立ちと閉塞感を覚え、現状を打開できるアイデアはないものかと考えていました。

　以下に述べる摂食障害の3つの類型は、そういった現状の混乱を交通整理し、少しでも建設的なディスカッションができるために、試みとして筆者が以前提出したものです。裏付けとなるしっかりとした理論があったわけでもなく、妥当性が証明されていたわけでもありません。ただ臨床的実感を述べたものな

のですが、摂食障害をわかりやすい形でザックリと仕分けすることで、摂食障害の多様性に関する不必要な混乱を減らすことができるのではないかと考えたのです。この3つの類型は、DSMなどの診断基準では取り上げられていないけれども、実際の臨床においては重要な意味を持つ、患者さんの病態レベル、心理的な重症度や治療困難性に焦点を当てています。

　九州大学病院心療内科では、ANを中心として、概して重症な摂食障害患者さんの診療を行ってきました。駆け出しの心療内科医として患者さんを受け持ち始めたころの筆者が、九州大学病院心療内科で治療を受けている摂食障害患者さんについて抱いていたイメージは、「非常にやせて身体的な危機状態となったために入院させられ、行動療法で体重はある程度回復するが、退院後には体重が再び減少し再入院することを繰り返す」というものでした。九州大学病院心療内科は、我が国でも最も早くから専門的に摂食障害治療を行っていた施設の一つです。大学病院の心療内科という心身両面から専門的治療を行う施設であるため、身体的に重篤な患者さんへの内科的管理が可能であり、かつ摂食障害患者さんの心理や行動に対して忍耐強く対処できるということで、他の施設では対応しにくいこのような患者さんが集まることが多かったのだと思われます。こういった「治療のやり甲斐のある、歯ごたえのある」患者さん達が、後に詳しく述べる、筆者の『中核的摂食障害』の原型となりました。

　しかしながら、九州大学病院心療内科を受診される多数の摂食障害患者さんの中には、『中核的摂食障害』とは区別して考えた方がよいと思われる病態を持ち、治療・対応も変えた方がよいと考えられるような患者さんもおられました。そういう中から『軽症摂食障害』と『境界性パーソナリティ障害的摂食障害』の類型のイメージが生まれてきました。そして、個々の患者さんをこの3つの類型に当てはめてみるようになり、また、他の先生と話す時にも、相手の方が「摂食障害」という言葉で、このうちのどのタイプの患者さんのことを指しておられるのか、意識したりするようになりました。そして、①中核的摂食障害、②軽症摂食障害、③境界性パーソナリティ障害的摂食障害という類型に大まかに分類することで、多様な摂食障害を一緒くたにして論ずることの混乱を、多少でも少なくすることができるかもしれないと考えるようになっていったのです。

3つの類型の概観と主に訪れる診療科

表4に、3つの類型のそれぞれの特徴の概略を示しました。『中核的摂食障害』は筆者の考えでは最も摂食障害らしい摂食障害で、摂食障害固有の精神病理が強固であり、摂食障害が今のように多様になる前に優勢であった摂食障害(「神経性食欲不振症の中核群」)と共通する部分が大きいのではないかと思われます。

『軽症摂食障害』は『中核的摂食障害』より精神病理が軽く、その病態は比較的常識的に理解しやすく、ある程度常識に近いような対応が有効なこともあるなど、中核的摂食障害と比べて治療困難性も小さいと思われます。それに比べて『中核的摂食障害』は本格的な摂食障害の精神病理を持っており、有効な治療のためには、その精神病理に関する深い理解に基づいた、より本格的な対応・治療が必要となります。

『境界性パーソナリティ的摂食障害』は、近年増加してきた境界性パーソナリティ的な心理的・行動的側面(不安定性・衝動性・依存性)が優勢な病態です。摂食障害以外にも、薬物・アルコールなどの物質依存、自傷行為、対人関係の顕著な問題など、依存・嗜癖と言えるような複数の重篤な心理的・行動的な問題があります。摂食障害の症状はいくつもの症状のうちの一つであり、他の問

表4 摂食障害の交通整理的な3つの類型

①中核的摂食障害
　やせ願望が強く、強迫的に摂食障害であり続けようとする。彼女らは摂食障害であることが生き方(=現実回避)そのものとなっており、それから離れることに対し強く抵抗する、摂食障害として重症な患者である。

②軽症摂食障害
　元来の精神病理は比較的軽いが、やせ礼賛の社会的風潮に影響されてダイエットを始めたところがエスカレートし止まらなくなったり、不食が過食になり持続するもの。

③境界性パーソナリティ障害的摂食障害
　問題の中心は摂食障害そのものというより、むしろ心理面・行動面の著しい不安定性・衝動性(境界性パーソナリティ障害的側面)である。境界性パーソナリティ障害的側面の一部分症状(行動化の一つ)として摂食障害の症状があるとも考えられる。治療は摂食障害そのものの治療というより、パーソナリティ障害への対応が中心となる。

題行動の代わりに状況によって出現したり軽減したりし、中核的摂食障害の場合ほど一貫していません。状況が変われば他の形態の問題行動に移行するという面もあります。このように本質的には摂食障害はその患者さんの中心的な問題ではないので、摂食障害そのものよりパーソナリティ障害に対する対応・治療が重要となると考えています。

　摂食障害の患者さんが医療機関を受診する場合（受診しないということも少なくありませんが）、病気の状況や本人・家族の希望、周囲の勧めなどにより何らかの選択が働き、どの病院を受診するかが決まります。そういう中で、診療科・医療機関によってどのようなタイプの患者さんがより多く集まるかという、違いが生じてくるように思われます。『軽症摂食障害』の患者さんは、いきなり精神科や心療内科を受診することは少なく、ANの場合は一般内科・小児科や産婦人科などの身体科への受診となることが多いと思われます。娘のやせが目立ってきたり、月経が消失しているのに気がついた場合、家族がまず心配するのは身体的な側面であり、それぞれ心配となった身体症状に見合った診療科が選ばれるのではないでしょうか。身体症状の根底に心理的な問題の存在を見通して、心理面の治療が先決であると最初から認識する家族はあまりいないのではないかと思われます。

　BNの場合は、ANのようにやせるというはっきりと目に見える外見的特徴がありません。従って、比較的軽症の場合、本人が黙っていれば周囲の誰にも気付かれず、医療機関を受診することもなく、外見的には適応した社会生活を送っている人も少なくないと思われます。行動面や心理面の混乱が激しくなって、周囲の人も見過ごしておけないような状況になってはじめて、医療機関への受診について検討されるようになるのではないでしょうか。

　前項にも示しましたように、本格的に摂食障害の治療をしている心療内科の施設では、『中核的摂食障害』の患者さんの割合が多くなります。また、『境界性パーソナリティ障害的摂食障害』の場合、その心理面・行動面の不安定性・衝動性から、一般の身体科や心療内科では対応が難しく、摂食障害に取り組んでいる精神科には、『境界性パーソナリティ障害的摂食障害』がより多く集まることになると思われます。

3つの類型の問題点

　筆者の摂食障害のこの3つの類型は、その後引用や借用もされたりもして、摂食障害に関わる医療者の間である程度の共感を得たように思います。それを見た先生方のうち、自分の経験に照らし合わせて、「ああ、そういうふうに分類するとわかりやすいな」と共感してくださった方もいたのでしょう。この複雑でとらえにくい摂食障害を、診断基準以外のやり方で、ザックリとわかりやすく分類することについてのニーズが、やはりあったのだと思います。

　しかし、今振り返ってみて、いくつか問題点というか、補うべき部分もあったように思われます。それについて振り返ってみたいと思います。まず、この類型による分類がどの程度客観的に行われうるかという点です。つまり、実際の一人一人の患者さんにこの類型を当てはめてみてもらったとして、どの先生も大体同じ類型に判定していただけるだろうかということです。例えば、『中核的摂食障害』の特徴として「やせ願望が強く、強迫的に摂食障害であり続けようとする。彼女らは摂食障害であることが生き方そのものとなっており、それから離れることに対し強く抵抗する。摂食障害として重症な患者である」ということを、述べました。しかし、これは『中核的摂食障害』において特に当てはまる特徴であるとしても、摂食障害であれば誰でもそういう部分はあるわけです。判定者がこの部分を大きくとらえてしまえば、どの摂食障害患者さんも『中核的摂食障害』と判定されてしまう可能性があります。また、『境界性パーソナリティ障害的摂食障害』の特徴として述べたような、心理面・行動面の著しい不安定性にしても、この特徴も程度の差こそあれいずれの摂食障害の患者さんにも存在するものです。あるかないかがはっきりした特徴で分類するのではなく、このようにいずれの症例においても多かれ少なかれ認められる特徴について、その程度の大きさの差で分類するということは、考えてみればそれほど容易ではないような気もします。特に、摂食障害についての経験がそれほど多くない先生方の場合、比較する対象が少なく難しいと思いますし、家族など医療者以外の方にとってはなおさらでしょう。

　「軽症（摂食障害）」ということに関しても、重症度も程度の問題であり、目の前の患者さんが軽症か重症かということを判断するのは、そんなに簡単ではないでしょう。はじめて摂食障害の患者さんの診療をした医療者は、例え比較

的軽症の患者さんであったとしても、「軽症」とは感じないのではないでしょうか。摂食障害の患者さんなら誰しも多かれ少なかれ持っている対応の難しさに触れて、「重症」であるように思われても不思議はないと思います。重症度の区別というものは、ある程度以上の診療ができるようになってから、その患者さんに自分がどの程度のことができたのかということを振り返る経験を重ねていくことによって、可能になっていくのではないでしょうか。

　また、上記のことと関連するのですが、実際には類型として示したような典型的な患者さんばかりではなく、中間的というか、グレーゾーンの患者さんも少なくないということも、気になっていました。それぞれの類型の間には明確な線は引けず、徐々に移行していくグラデーションのようになっていると考えた方がいいと思われます。類型として示しますと、いかにもその類型を絵に描いたような典型的な患者さんばかりのように思われそうですが、どの患者さんも各類型の特徴をある程度持っているとも言え、ある要素についてその傾向をどの程度持っているのかという度合いで評価する、スペクトラムの考え方も必要かと思われます。

　この分類に対する批判として、『境界性パーソナリティ障害的摂食障害』の「境界性パーソナリティ障害」について、手あかのつきすぎた実体のぼやけた表現であり、「パーソナリティが関係する非精神病疾患がやみくもに放り込まれる大型の屑かご」と化しており、その診断名ではそれからの治療の方向づけが不鮮明である[5]という、ご指摘もありました。「境界性パーソナリティ障害」という言葉が治療者に都合のいい単なるレッテル貼りとなり、治療を避けたり治療がうまくいかないことへの言い訳のように用いられたりする一般的な傾向が確かにあり、そのようにならないようにする必要があります。治療の方向づけという点については、次項で述べさせていただきたいと思います。

3つの類型と治療

　3つの類型と治療の関係について、ここで大まかに述べておきたいと思います。『中核的摂食障害』に対しては、後に詳しく紹介します『行動制限を用いた認知行動療法』を、このタイプの摂食障害(その中でも、AN)に特化した入院治療として用いてきました。『軽症摂食障害』の場合は、必ずしも入院治療

を行いません。筆者の場合、『軽症摂食障害』であるという判断の目安の一つとして、（摂食障害の治療がある程度できる治療者なら）外来治療だけで、つまり入院をしなくても、かなりよいところまで改善させられる患者さん（家族がどこまで治療や患者さんをサポートできるかということを含めてですが）というのがあります。外来治療だけで何とかなる患者さんと、本格的入院治療が必要な患者さんのとの間には、病態の本質的な違いがその前提としてあり、前者（『軽症摂食障害』）と後者（『中核的摂食障害』）では、治療方針が異なってくるわけです。『境界性パーソナリティ障害的摂食障害』の患者さんの場合、『行動制限を用いた認知行動療法』のように摂食障害の中核的病態に焦点を当てた治療をそのまま用いることはできなくて、患者さんの脆弱なこころを時間をかけて育てていくような対応が中心となります。

　このような3つの類型を頭に置いておくことで、一人一人の患者さんの病態を大まかにとらえることができ、それぞれへの治療・対応の基本的方針をそれほど過たずに定めることができるようになったと、筆者は考えています。患者さんを見た時、また他の先生に治療のアドバイスをする時など、その患者さんがこの類型のいずれに当てはまるか、あるいは近いかについて判断し、治療の大まかな方針もそれに沿ったものとしています。

　この類型が、臨床的実感をそのまま表現したという域をあまり出ず、理論的な裏付けがまだ不十分であるということも大変気になっていた点でした。次の「快感原則と現実原則」の項は、それを補う試みの一つです。

快感原則と現実原則

　摂食障害の患者さんに対応していると、彼女達の考えや行動が、普通の人達が受け入れている「道理」というものからはずれていると、感じることが多いのではないかと思います。理性的に考えればそんなことはしないだろう、そんなことを言い張ったりはしないだろうということがよくありますし、今言ったことがちょっと後になったら全く覆されているというようなこともよくあります。また、客観的に見れば自分にとって大きなマイナスになるようなことを、どうしし続けるのだろうか、と疑問もわいてきます。このように、普通に考えると理解できないような言動をするということが、治療者を含めて周囲の人達が摂食障害患者さんを容易には理解したり受け入れたりすることが難しい、

大きな原因となっていると思われます。こうした、現実の道理を無視したような考え方や生き方について、どう考えたらいいのでしょうか？

　ここで、「快感原則」「現実原則」という精神分析分野の言葉を使わせていただきます。筆者は精神分析的考え方に精通しているわけでもなく、ましてや精神分析的治療を行っているわけではありません。しかし、精神分析には人間のこころ―特に人があまり意識しないで過ごしている無意識の世界―について長

ワンポイントメモ❷　快感原則と現実原則

　精神分析は人間のこころの深い部分を探求し、それをうまく表現する多くの言葉を持っています。「快感原則」「現実原則」は、人間の心理や実際の行動の根本的なところを理解する上で、とても役立つ言葉だと思われます。「快感原則」は簡単に言うと、人間がどういう行動をするかが選択される際に、その行動をして自分が「快」になるか「不快」になるかということが決定要因になるということです。赤ちゃんの時は、完全に「快感原則」の状態だと思うのですが、お腹がすいたり、おむつがぬれていたり「不快」な状態にあると、赤ちゃんは泣き叫んでお母さんに知らせて、その「不快」を取り除いてもらい、満腹やぬれていないおむつという「快」の状態を得ようとします。ここで、赤ちゃんにとって「快」か「不快」かということだけが、問題なのです。そうやって「快感原則」に従うことが、まだ非常に無力である赤ちゃんにとって生き延びるための適応的な生き方であり、「快感原則」に従って生きることは合理的だと言えます。

　しかしながら、赤ちゃんから子どもに、子どもから大人になっていく時に、人間は「現実原則」を少しずつとりいれていきます。完全に無力な状態ではなくなり、自分でできることが次第にできてくると、「現実」を徐々に受け入れて、受け入れた「現実」に合った行動をすることが、逆に「快」を増やし「不快」を減らすこととなります。「現実」を受け入れることは、最初は「不快」でもあるのですが、そのことによって自分の力で「快」を手に入れることができる力が養われ、主体的な生き方につながるのです。「現実原則」とはこのように現実を受け入れ、現実を受け入れた行動をすることだと言えます。大人になるに従って、「快感原則」だけでは「快」を得ることが難しくなり、かえって結局はとても「不快」な状態になってしまうので、「現実原則」をより多く取り入れていく必要があります。大人になっても「快感原則」だけで生きている人は、楽なように見えて、とても不自由な思いをしているのではないでしょうか。「現実原則」を受け入れて人生に適応していくことが、大人になっていくことだと言ってもいいのではないかと思われます。

　しかし、「現実原則」だけでは人生はあまりに厳しく喜びも少ないと思われ、「快感原則」と「現実原則」がバランスよく働くことが、大人として幸せなあり方ではないでしょうか。

序章　摂食障害という謎への手掛かりとしてのいくつかの考え方・キーワード

く探求し、それを説明することに努力を傾けてきた歴史があり、人間のこころの深いところを理解し説明するうえで、最も豊富な資源を持っていると思われます。精神分析の世界で生まれた「快感原則」「現実原則」という考え方を、筆者がどのように理解しているかについては、ワンポイントメモ２をご参照くだされば幸いです。

　摂食障害の患者さんが、現実の道理を無視したような考え方や生き方をするのはなぜかということですが、一言で言えば、「現実原則」を受け入れることができていない、「現実原則」がうまく機能していないということになるのではないでしょうか。筆者は、摂食障害とは、一言で言えば、若い女性達が大人になっていくことに挫折して、そこから回避している状態だと考えています。そして、なぜ挫折し回避するのかと言えば、それは、根本的には、人間が赤ちゃんから子どもに、子どもから大人になっていく際の重要な発達課題である、「現実原則」を受け入れていくということに失敗した（うまくいかなかった）からではないかと思うのです。今日若い人達が「現実原則」を受け入れていくという課題を達成することが困難になっている（若い人達が育つ環境が以前よりそのような課題を達成するのに不都合な状態になっている）ことが、摂食障害に限らず若い人のこころの病気の増加を招いているのではないかと考えます。その「現実原則」で対応するためには、彼らの生きる環境（現実）が複雑・困難過ぎるものになっているという面もあると思いますが。

　大人になるためには、「現実原則」を受け入れていかなければなりません。しかし、そのためには、それに伴う痛みを代償してくれるものが必要です。子どもが現実を受け入れていくという本質的につらい作業が進んでいくためには、それに対する何らかの心理的サポートが必要なのです。しかし、摂食障害患者さんの多くは、摂食障害を発症するまでは、心理的に孤立無援のような状態の中で厳しい現実にひたすら耐えているような日々を送っていたように見えます。大人達が正しいと思っているだろう現実を、自分としては殆ど納得できないままに、我慢しながら日々受け入れようとしていたように思えます。形の上では「現実原則」を受け入れていたようでいて、実は本当には受け入れていなかった、「仕方がないから受け入れているようにふるまっていた」のではないかと思わせるような、患者さんが多いのです。受け入れることが本当は大きな負担だったのですが、そのように思わないようにし、周囲にもそうだとは言わなかったのではないかと思われます。そして、摂食障害の発症を契機に、「受け入れられないものは受け入れられない！」と現実を拒否することになります。

それまでの過剰適応的な「よい子」から、突然すべてを受け入れられない、「道理のわからない子」に変容するのです。

『境界性パーソナリティ障害的摂食障害』における「快感原則」「現実原則」

　筆者が「快感原則」という考え方を摂食障害患者さんに当てはめようと思ったのは、ある境界性パーソナリティ障害の患者さんの入院治療をしている時でした。その患者さんは、幼児期に1型糖尿病を発症し、思春期になるまでは心理的な問題が特別表面化することはなかったそうです。しかし、思春期にANを発症し、その後BNに転じました。1型糖尿病は普通の糖尿病とは違って、自己免疫などによって膵臓にあるインスリンを分泌する細胞がほぼ完全に壊れてしまって起こる、特殊な糖尿病です。生きて行くために、一生インスリン注射を打ち続けなければなりません。ところが、摂食障害を併発した1型糖尿病の女性患者さんでは、インスリン注射をすれば太ってしまうという恐怖感を抱き、必要なだけのインスリン注射が打てないことが多いのです（このようにインスリンを故意に減量・省略することが、摂食障害を併発した1型糖尿病女性の最も一般的な「体重増加を防ぐための不適切な代償行為」となっています）。この患者さんは特にその恐怖が強く、打てるインスリン注射の量は非常に少なかったため、血糖コントロールは極めて不良でした。ほんのわずかな我慢も難しく、入院中も、過食や、インスリン注射の拒否などを繰り返していました。患者さんにとって負担が大きくならないように、病棟生活の約束事や治療の枠組みはかなり緩いものにしていたにもかかわらず、約束が守れないことが頻発しました。しかし、それでも患者さんにしてみれば約束に縛られているという被害感が極めて強く、この状態から逃れたいという衝動があり、常に無断離棟、無断離院などが生じる恐れがありました（実際にそれらは繰り返されました）。不測の事態が起きないようにという意味もあり、母親に付き添いをしてもらいましたが、患者さんは母親に激しい怒りや無理な要求を突き付け、母親は対応に非常に苦慮していました。母親を支え、一緒に患者さんのしていることの意味を考え、対応を模索していくことが、治療全体の中でも最も重要なポイントでした。

　こういう状態が自分にどれほどの悪影響を及ぼすのか、患者さんは実感することができないようでした。全く赤ちゃんのような状態になっているように思

われました．現実的な事実の意味を感じられないで，目の前の「過食したい」，「太りたくない」などの「快」，「不快」だけが，彼女のその時の思いや行動の動機となっているようでした．「全く自分のしたいままのことをして，周囲の迷惑も考えていないかのように見える」患者さんの言動に，看護スタッフは我慢強く対応してくれましたが，こういう治療の状態に対し「何の意味があるのかわからない」という疑問の声も出てきました．

　その時，状況を説明し理解してもらうために筆者が用いたのが，「快感原則」という言葉です．まず「快感原則」の意味を簡単に説明した上で，以下のように話しました．

　「この患者さんは，まだ殆ど完全に「快感原則」の中にいます．赤ちゃんの状態です．なぜかと言うと，これまで彼女は，「現実原則」を少しずつ受け入れていけるような経験を持てなかったからです．物心つく前に1型糖尿病を発症し，子どもとしてはその意味を理解できるはずのない糖尿病管理（食事療法，血糖測定，インスリン注射などに規制された生活）を，文句一つ言わず当たり前のこととしてやってこなければなりませんでした．外から見れば現実を受け入れてきたようでいて，内面的には全く受け入れていなかったのではないかと思われます．本当に「現実原則」を受け入れていくためには，そんな表面上だけの「ものわかりのいい」態度に終始することはむしろマイナスで，「そんなのを受け入れるのは嫌だ」と駄々をこねたり，慰められたり，力づけられたりといった，感情の体験が必要だったのではないでしょうか．しかし，彼女はそんなふうに言うのはいけないことだと自らに禁止していたでしょうし，周囲も彼女のこころの底を推し量ることはできなかったようです．ですから，これまで「現実原則」を受け入れてこころの中で育てる機会を持てず，彼女は未だに殆ど「快感原則」の中にいるのです．今，彼女に不相応な「現実原則」を求めても，それは全く受け入れられないでしょうし，かえって「快感原則」にしがみつかせてしまうことになると思います．今後少しずつでも適応的な行動がとれるようになるためには，その前提として「現実原則」というものが育っていく必要があります．そのためには，今は彼女に求める「現実」（適応的な行動）は，本人の受け入れ可能な最低限のものだけにして，他は「快感原則」を認めてあげます．今，彼女に受け入れてもらう「現実原則」はそれくらいにして，そのわずかな「現実原則」を守れたことに対して，しっかりと評価してあげます．「よくできたね」とねぎらってあげます．わかりやすく言うと，赤

ちゃんや幼児にするべき対応をします。それがこれから少しずつでも「現実原則」が育っていく環境になるのではないでしょうか。彼女がこれまで持てなかったそのような環境を与えてあげることが、今は治療において最も重要なことだと思っています」。

『中核的摂食障害』における「快感原則」「現実原則」

『中核的摂食障害』の患者さんも、現実というものを受け入れないで、「太る」という「不快」から逃れるために、食べ物を食べなかったり捨てたり吐いたり過活動したりします。このように、自分にとって「快」であることを手に入れるために、また、「不快」であることを避けるために、何だってするというか、普通の人には考え及ばないようなこともします。そういう患者さんの現実に直面すると、周囲の人達は患者さんを理解できない、受け入れられないというような気持ちにもなるのではないかと思います。しかし、患者さんは、「太る」ということが極めて「不快」で、やせるということに他では得られないほどの「快」を感じる状況となっており、彼女は現実を捨てて、「快感原則」が大きく働いている世界に生きているのです。『境界性パーソナリティ障害的摂食障害』と違うのは（程度問題だとも言えますが）、ある程度の「現実原則」も育っていて、治療者側の適切な対応によっては「現実原則」も働いてくれるようになって、結構厳しい治療にも乗ってくれる可能性があるということだと思います。しかし、治療者側がうまく対応しないと、「快感原則」が殆ど支配してしまう、いわゆる、「退行」の状態が続きます。このように、普通にしていたのではあまり力を持たない患者さんの「現実原則」をうまく力づけて、治療の役に立つようにさせることが、摂食障害治療者の重要な役割の一つだと思うのです。

『軽症摂食障害』における「快感原則」「現実原則」

「快感原則」「現実原則」という見地からすると、『軽症摂食障害』は、『中核的摂食障害』と何が違うのでしょうか？ 筆者が『軽症摂食障害』としてイメージするものの一つは、中学生くらいの若く、通常でもまだ精神的な成長が

不十分な時期に、遭遇した困難に自分では対応できず悩んでいるうちに、摂食障害を発症したと思われるような患者さんです。年齢的に「現実原則」が十分育っていないうちに、対応しきれないような心理的に困難な問題が生じて、周囲に助けを求めることもできず、摂食障害を発症してしまうのです。こういう場合、それまで十分に届いていなかった周囲からのサポートがしっかり届くようにすることが、治療者の役割として重要です。こういう患者さんの場合、心理面の発達の遅れはそれほど大きくはなく、年齢的に「現実原則」がこれからも育っていく余地があり、育った後には以前は解決できなかった問題に対処できるようになる可能性があります。「現実原則」が無理なく成長できるような環境作りや治療者の対応も、治療の重要なポイントとなります。

　また、このような若い患者さんの現実適応の挫折においては、その挫折のあり方というものが、誰にとってもありがちな、周囲から比較的理解が得られやすいものであることが多いのではないかと思われます。例えば、学校の友人関係で孤立したり（本人の重篤な精神病理も関連した、厳しい孤立ではないのですが）、家族内で寂しい思いをしたりなど、周囲が患者さんの気持ちを理解し力になってあげるといった、比較的常識的な対応を行うことで、比較的容易に改善していけることが少なくありません。また、こういった周囲の援助に加えて、病気への回避をブロックするちょっとした対応を行うことが効果的です。こういったブロックが、患者さんのまだ弱い「現実原則」を補強し、適切な行動を導くのではないかと思われます。

　また、『軽症摂食障害』のもう一つの例として思い浮かべるのは、若い糖尿病患者さんやアスリートなどにおいて、本人の「現実原則」の形成にそれほど大きな遅れがなくても、周囲からの食事や体重に関する指示の圧力が強いことが、摂食障害の発症の大きな要因になっているように思われる場合です。例えば、糖尿病の治療のために無理な食事制限や体重の減量を求められたり、競技記録の向上のために安易に減量を指示されたりということが、それがなかったらならなくてすんだ摂食障害を生じさせていることも少なくないように思われます。そのような場合、そういった圧力やそれに影響された自分自身の思いこみが合理的のものではなく、もっと適切な食事や体重との付き合い方があることをしっかりと伝える心理教育的対応が重要であり、しばしば効果的です[6]。

文献

1) American Psychiatric Association. Diagnostic and Statistical Manual of Mental Disorders. 4th ed. Washington DC: American Psychiatric Association; 1994.［高橋三郎, 他(訳). DSM-IV 精神疾患の診断・統計マニュアル. 東京: 医学書院; 1996］
2) 末松弘行. 神経性食思不振症の概念(定義)と分類. In: 神経性食思不振症—その病態と治療. 東京: 医学書院; 1985. p.2-11.
3) 瀧井正人, 小牧 元, 久保千春. 10 年間にわたり 10 回の入院を繰り返した神経性食欲不振症の 1 遷延例 —強迫的防衛への治療介入—(第 1 報: 外来治療). 心身医学. 1999; 39: 435-42.
4) 瀧井正人, 小牧 元, 久保千春. 10 年間にわたり 10 回の入院を繰り返した神経性食欲不振症の 1 遷延例—強迫的防衛への治療介入—(第 2 報: 入院治療). 心身医学. 1999; 39: 443-51.
5) 瀧井正人, 松木邦裕. 出会い. In: 松木邦裕. 摂食障害というこころ—創られた悲劇 / 築かれた閉塞. 東京: 新曜社; 2008. p.211-37.
6) 瀧井正人. 糖尿病の心療内科的アプローチ. 東京: 金剛出版; 2011.

2章 最初の5年間

　筆者は25年以上にわたり、摂食障害の診療に携わってきました。この間、筆者の摂食障害についての理解や治療の仕方は、基本的にはそれほど大きくは変わってはいないと思います。しかし、時間と経験を経て学習し変化した部分も少なくありません。以前は見えなかったことが見えてきたり、できなかったことができるようになったこともたくさんあります。そこで、この本の書き進め方として、今の自分の考えを紹介するだけではなく、これまでの治療経験や、それに伴って考え方や治療の仕方が推移していった様子を、記してみようかなと考えています。

　そのようにしてみようと思ったのは、一人の治療者が摂食障害に取り組み理解と関わりを深めていった軌跡を記すことで、この多面的で多様な疾患の様々な側面を、いくつもの視点から、より生き生きとした形で紹介できるのではないかと考えたからです。筆者がこの病気に関わり始めた頃、次第に理解を深めていった頃、自分なりの理解や治療の仕方ができ上がっていった頃、さらにその先と、経過を追って振り返ってみたいと思っています。

　それは、一人一人の読者によって、摂食障害に関わった経験が様々であるだろうことにも対応しています。この複雑な病気について十分理解するなんてことは、一朝一夕にできるものではありません。理解の進み方や感じ方には大きな幅があり、それぞれの段階によって見えてくる景色は違うと思うのです。筆者の経験の中のどの部分に感じてくださるか—共感もあるでしょうし、反発もあるかもしれません—は、読者によって異なっているでしょう。感じる所のあった場所から、理解や関心を拡げていってもらってもいいのではないかと思います。

　大きく、3つの時期に分けてみました。まず、1期目(最初の5年間)は、摂食障害という病気に出会ってその難しさに圧倒され、だからこそ本気で取り組んでみたいと思い、その歩みを始めた時期です。2期目(次の5年余り)は、患者さんや周囲の医療者との関わりの中で苦闘しながら、自分のやり方の基本的

な部分が固まっていった時期です。1型糖尿病に摂食障害を併発した患者さんを、全国からたくさん紹介していただけるようにもなりました。そして、3期目（最後の10数年）は、摂食障害治療グループの中心として働かせてもらいました。病棟の摂食障害の治療が軌道に乗り、治療成績もかなりよくなりました。個人的にも摂食障害の見方や治療の仕方が、より豊かで柔軟性のあるものとなり、より多くの患者さんに対応できるようになっていったように思います。その一方で、摂食障害の治療が非常にやりにくくなる医療現場の変化に悩まされるようにもなりました。それぞれの時期を象徴するような患者さんの治療経過も交えながら、順番に振り返ってみたいと思います。

九州大学病院心療内科での研修

　筆者は、医学部を卒業すると同時に九州大学心療内科に入局し、約2年間の研修に入りました。最初の1年は九州大学病院（当時は九州大学医学部附属病院と言いました）での一般内科研修で、その後心療内科の病棟での研修となりました。1期目は、心療内科の病棟での10カ月間、関連病院での1年間、糖尿病治療専門施設での2年間、鹿児島大学への国内留学をした1年間の、計5年間です。糖尿病治療専門施設での2年間を除き、心療内科医として働きました。

　九州大学病院心療内科での10カ月では、計8人の心身症の患者さんの入院治療を病棟主治医として受け持ちました。1年近くいて、たった8人かと思われるかもしれません。しかし、この8人が簡単ではないのです。当科を受診される患者さんの多くは、他の病院で治療は難しいとされ、時には最後の望みの綱のようにして紹介されてきます。さらに、外来では効果的な治療は難しいと思われる患者さんが入院となります。また、心療内科の患者さんの多くは、薬（向精神薬を含めて）でどうにかなるという部分が小さく、治療は心理療法的な対応が中心となります。しかし、こういった患者さんをどうしたらいいのかという確立した「答え」は、少なくとも当時は殆どありませんでした。先輩達のある程度の指導やアドバイス、一応の治療方針はあるものの、患者さんへの実際の対応は、受け持った若い医師がさしたる知識や技術もなく、とにかく頑張ってやるしかなかったのです。

　同時に受け持つ患者さんは3、4人と少ないのですが、他の診療科のように

多くの患者さんを受け持ってたくさんの仕事をして疲れるのとは全然違った「疲れ」があると、若い医師達の間でよく声を掛け合っていました。この「違った意味での疲れ」は、今思えば、患者さんや治療の（上記のような）特徴によるものと思われます。一生懸命治療しているのだけれど、患者さんがよくなっているのかどうかその結果がよく見えないし、自分が果たして何をやっているのか、それでいいのかどうか確かな手ごたえも感じられませんでした。今日言われるところの、いわゆる「燃えつき症候群」につながるような、その徴候のような「疲れ」だったのかもしれません。

　筆者は、心療内科の病棟での 10 カ月の間に、3 人の摂食障害の患者さんを受け持ちました（その他には、気管支喘息、1 型糖尿病と心因性嘔吐の併発、斜頸、転換性障害、パニック障害の患者さんを各 1 人）。3 人の摂食障害の内訳は、神経性無食欲症（AN）が 2 人、神経性大食症（BN）が 1 人でした。近年は、当科の入院病床のうち 2/3 程度は摂食障害の患者さんが占めていますが、当時はそれほど多くありませんでした。受け持った摂食障害の患者さんは 1 人だけという先生もいたので、3 人は同期の中でも特に多かったと思います。今思えば、筆者が摂食障害に興味を持ち、嫌がらずに引き受けるから自然と多くなったという面もあったかもしれません。心身症の中でも摂食障害は特別なところがあって、それに対する治療者側の親和性や苦手意識のようなものが大きいのではないかと思われます。研修医の時期を除いて、摂食障害とは関わりを持たなくなる心療内科医も少なくありません。

　以下に、筆者が受け持った 3 人の摂食障害患者さんのプロフィールと、筆者が受けた印象や彼らを通して学んだことについて、述べたいと思います。

最初に受け持った摂食障害の患者さん
―他の精神疾患との関連が大きいと思われた AN 男性例―

　一番長く入院していたのは、AN の男性患者さんです。高校 2 年生でした。筆者が初めて心療内科の病棟にやって来たその日に、彼の外来主治医から、「先生の患者さんが、昨日から入院しているよ」と言われました。そんなふうに、すでに自分がその患者さんの病棟主治医になっていることを知らされ、その後は、外来主治医の指導を受けながら、彼の治療に携わっていくことになったのです。この患者さんは、元々人間関係など周囲への適応に困難があったのですが、高校受験に失敗したという挫折体験が発症の契機となりました。受験

失敗で母親と自分の人生コースを完全に外れてしまった、母親に申し訳ない、取り返しがつかないことをしてしまったという、大きな罪悪感、絶望感がありました。父親も社会適応、特に対人関係が難しい人で、父親への希望を失っていた母親はその分息子に大きな期待をかけていました。息子の挫折は母親にとっても受け入れにくいことであり、受験に失敗した息子に対してがっかりした様子を見せてしまったこともあったようでした。

　入院当初はやせ願望は認められませんでしたが、「行動制限」（6章参照）による治療を行い、経鼻経管栄養も用いて3カ月で約7kgの体重増加をした頃から、体型へのこだわりが明らかになってきました。「腹が出てきた」と、しきりに気にするようになったのです。食事摂取は入院中一貫して難しく、かなり無理をしながら食べていました。また、入院時より、意欲低下、抑うつ感が顕著で、対人関係からの引きこもり、極端な口数の少なさがありました。うつ病かもしれないと考えて、抗うつ剤を処方しましたが、はっきりした効果は認められませんでした。病棟からの逃亡を繰り返すようになり（と言っても病院の敷地内までで、それ以上遠くには出ませんでした）、引きこもり傾向が増し、殆ど無口となりました。入院していることが耐えられないようで、かといって食事摂取がかなり難しく、退院すれば食べられなくなることが考えられ、患者さんの希望に沿って退院を許可することは難しかったのです。

　「お母さんに会いたい」「家に帰りたい」と涙ながらに訴えるようになっていました。その一方で母親に対して非常に遠慮があり、「お母さんに来てもらおうか」との治療者側の提案に対して、「お母さんに悪い」「迷惑をかける」と首を縦に振りませんでした。母親を強く求めながら、自分が母親を求めた時の（彼にとっては、母親に迷惑をかけた時の）、母親の評価をとても恐れている様子でした。しかし、彼が本当は母親を強く求めており、今の状態を救うのは母親しかないと感じましたので、「我々の責任で、お母さんに来てもらう」と、本人のためらいにもかかわらず、やや強引に母親に連絡し来院してもらいました。そして、母親が彼のいた個室に入った時の彼の反応に、我々はとても驚かされました。「お母さん、来てくれたとね！」と、彼にしてはびっくりするほど大きな声を出し、母親の腕を強く握り、見つめあって、涙を流し続けたのです。母親が来院したのは夜中に近かったのですが、個室のベッドで力なく横になっていた彼が、母親の顔を見ると起き上がって、叫び、母親の腕を強くつか

んだのには、大きな衝撃というか感動を覚えました。それまでいかに彼に働きかけてコミュニケーションを取ろうとしていても殆ど手ごたえがなく、自発的な感情や意志は殆ど感じられなかったのに、母親が来ただけでこんなにも力強く反応することを、目の当たりにしたのです。

　その後、母親の付き添いを開始し、他の家族にも協力を要請し、家族の付き添いは漸減しながら4カ月間続きました。こちらの対応も、決めたことを守ることが第一というものから、課題の実行が可能になるように支持的に援助するというようにしていきました。そのせいか、表情の明るさ、発語、自己主張が多少認められるようになりました。目標体重達成後、三度の外泊訓練を実施しましたが、外泊中の体重の減少は認められず、外泊によってむしろ明るくなる傾向が認められました。しかし、日常生活にも周囲の強力なサポートを必要とする状態で、家族は入院の継続を希望しました。ところが、患者さんは、自分で退院の期日を設定しては実現しないので落ち込むことを繰り返し、「退院させてくれないから明るくなれない」と言うなど、それ以上の入院治療の動機づけが得られませんでした。このような状態が続きましたので、外来治療に切り替えることが適当との判断に到り、退院となりました。

　実は、この方については、体重減少、食事摂取の難しさ、体型へのこだわりなど、一応 AN の診断はつくとしても、極端な口数の少なさやエネルギーのなさなど、通常の AN らしくない部分が大きいとして、他の病気の併発について検討する必要が指摘されていました。脳腫瘍などの身体疾患について諸検査を行いましたが、特に問題となるものはありませんでした。精神疾患としては、統合失調症の鑑別が必要なのではないかという指摘もあり、精神科に診察をお願いした結果、その可能性も否定できないとのコメントをいただきました。筆者がこの患者さんの退院後の診療に関わることはありませんでしたが、大分後になった時、この方がその後統合失調症の診断を受けていたことを伝え聞きました。あくまでも伝聞であり、それが正確な診断だったのかどうかもわかりませんが。

　このように、筆者が最初に治療に関わった摂食障害の患者さんは、男性例であり、他の精神疾患との関連性が大きいなど、典型的な摂食障害ではありませんでした。当初は、当時の AN の治療モデルに従って、行動制限をしてオペラント的に（ワンポイントメモ3参照）体重を増やすという治療を苦労しながらやっていたのですが、やがてそのような治療が難しい状態となり、精神科で

ワンポイントメモ❸ オペラントとは？

　オペラントとは、ある行動がその前後の環境の変化によって、生起頻度が変化する過程のことを言います。つまりある行動をした結果自分にとって都合のよい状態が生じればその行動の頻度が増し、逆に都合の悪い状態が生じれば頻度が減少するということです。簡単に言えば『飴と鞭』で、『飴と鞭』を上手に使うことによって適切な行動を増やすことができ、不適切な行動を減らすこともできるという原理です。飴と鞭を使うなどと言うと、一見、動物の調教のような、人間の扱いとしては適当ではない気がして、あまりいい気がしないという人もいるかと思います。しかし、このオペラントの原理は、人間の行動のかなりの部分を決定しており、とても人間的なものなのです。誰も給料（報酬）をもらえなければ仕事に励むことはないでしょうし、異性にもてたいという動機がいかに多くの積極的な人間活動につながっているかということもあります。また、褒められることで人間は支えられ成長し、また適切に叱られることによって現実を知り、やっていいことと悪いことの区別がつくようになったりもします。

　行動の生起頻度が高まることを『強化』と言います。そして、ある刺激が行動の直後に出現するとその行動の生起頻度が高まった（『強化』された）場合、その刺激を『強化子』と言います。人間の行動は、オペラントの原理の影響を多分に受けて決定されています。人間は我々が普通に思う以上に、『強化子』を得るという動機のために、活動しているのです。そして、それまでに生きてきた環境の中で、何が（プラスにあるいはマイナスに）評価されて、何が評価されていなかった（無視されていた）か、つまり何が『強化子』として与えられてきたのかということが、その人の行動、ひいては生き方を形作る上で非常に重要になってくるのです。本当は『強化子』として与えてもらいたかったものを与えられなかったことから、仕方なく別のもので代償するしかなく、それが病気の症状となったのかもしれません。

　例えば、子どもが困ってどうしていいかわからなくて親に話を聞いてもらいたいのですが、親は子どもの気持ちに関心を持つ余裕がないという状態が続いたとしましょう。そういう場合、子どもはちゃんと聞いてもらえなかったという寂しく悔しい思いをして、親の関心を得ることが何よりも大きな願いとなるかもしれません。しかし、その願いがかなえられないという不都合な状態が続けば、親に聞いてもらうことで気持ちを整理し解決策を考えるという適応的な行動は減っていきます。そういう状態の子どもが、体重が減ることによって、周りの人達の関心（称賛でも心配でも構いません）を得たとすれば、その関心は大きな『強化子』となり、体重が減るような行動に一層励むようになるかもしれないのです。このように、摂食障害などの『こころの病気』の人達の多くは、自分のやっていることと、それについての周囲の適切な評価・報酬（『強化子』）がつながっていなかったということが準備因子になって、行動や感情の混乱が生じているとも言えます。

　オペラント行動療法は、患者さんを操作的にコントロールする非人間的な治療の

> ように、時として受け取られがちなのかもしれません。しかし、患者さんの行動（感情も含む）の評価するべきところは十分評価し、不適切な部分は不適切だとし、それに適切な『強化子』を結び付けていくことで、患者さんは適切な行動をすることができるようになっていくのではないかと思います。そのようにして、それまでの混乱から脱して、本来の自分らしい行動を無理なくとれるようになることに、オペラント的な考え方に基づいた対応は寄与できるのではないかと考えています。

の診断（コメント）もあり、支持的な対応に変えていきました。

　筆者がこの患者さんへの対応でとても苦労したことの一つは、とにかくしゃべってくれない人だったということです。例えなにか話してくれたとしても、聞き取れないような小さな声でぼそぼそっと一言だけ言い、聞き返しても首をかしげて何も言ってくれないのです。こういう人にどうしたら口をきいてもらえるかということが大きな課題でした。話すことをあからさまに求めず、話してくれるのを待つ姿勢で臨んだのですが、何か聞いて返事が一言返って来るのに 20 分くらいかかったりすることもありました。患者さんの答えを耐えて待つことや、話すことに抵抗の大きい人に抵抗を少しでも少なくするような話しかけの仕方などを、学ぶための訓練をしたという印象があります。心療内科では、患者さんの話を傾聴するということがとても大切にされますが、最初に受け持った患者さんを相手にその特訓をさせてもらったということになります。患者さんとコミュニケーションを取る工夫として、サッカーボールを二人で蹴り合ったりもして、その時だけは少し頬笑みを見せてくれました。サッカーは、彼が好んでいることがわかった殆ど唯一のものであったのです。しかし、それでも、患者さんとの関係が深まったと感じることはありませんでした。

　こういった患者さんの話を聞く努力も、よかれと思ってしたことなのですが、患者さんにかえって無駄な苦痛を強いた面が大きかったのかもしれません。多くの心療内科の患者さんにとっては、話をしっかり聞いてもらうことや、そういうことを通して治療関係を築いていくことは大切なことであると思うのですが、この患者さんにとってはどうだったのでしょうか。

　7 カ月間、結構力を注いだ患者さんですが、自分のした治療が患者さんの役に立ったのか立たなかったのか、意味があったのかなかったのか、あまり判然

としないという感じが残りました。10kg あまり体重が増えて目標体重を達成できたことで、治療はまずまず成功だったのではないかというのが、大方の評価ではありました。そのように言ってもらえたことはありがたかったのですが、あのようなやり方で体重を増やしたことがこの人の人生にとってどれだけの意味があったのか、確たる自信はありませんでした。体重も大切だけれど、この人の場合、問題の焦点はもっと他にあったのではないか、それについて自分は大したことができなかったのではないかということを、感じていたように思います。

　ただ、このような経過の中で、家族が病態の重さに気づき、これまでの対応を反省し、彼を支える家族の態勢ができていったことは、その後の患者さんにとってよかったのではないかと思われました。

　このように、筆者が初めて受け持った摂食障害の患者さんは、摂食障害として典型的な症例ではありませんでした。摂食障害は均一な疾患ではなくその病態は様々であり、それぞれの患者さんにはその人の病態に見合った治療が必要です。後になって筆者がそのように強く思うようになった、伏線だったのかもしれません。

治療への抵抗が大きく、中途退院となった AN 女性例

　次に紹介するのは、10代半ばの AN の女性です。2 カ月弱の入院でした。最初の男性例と違って、本当に摂食障害らしい摂食障害でした。

　一言で言えば、入院に対して非常に拒否感が強く、入院の全期間を通して治療に強く反発し、一刻も早く退院したいと要求し続けた患者さんです。本人にしてみれば、入院することに全く納得はしていなかったのに、外来主治医が強く指示し親もその言うなりになって、無理やり入院させられたということだったのでしょう。「自分は入院させられて体重を増やされる。自分がそんなに嫌な思いをするのに、弟が家でのほほんとしているのが許せない。自分が増やされる体重を、入院するまでに弟も増やしておかないと納得できない」と、入院前の患者さんは主張しました。そして、家族に強要して弟に無理やり大量に食べさせ、10 kg 以上の体重増加をさせたといいます。患者さんの強い要求に親は従い、姉のために食べることを弟に求め、弟は言われるがままに食べて肥満

になったのです。自分は食べずに身近な家族(特に姉妹)に食べさせ、相手を太らせて相対的に自分がやせることによって安心するということは、AN ではよくあります。このような行為は兄弟葛藤の存在により増幅されますが、親をめぐって弟をライバル視するような思いがあったのではないかと思われます。また、入院当初より、「お母さんが私を本気で治す気があるなら、入院中ずっと付き添ってくれるはずだし、そうでないと私も治す気にならない」と、繰り返し主張しました。母親の愛情を独占したかったのでしょう。また、「脂肪を取る手術をして二度と体型が変わらないようにしないと安心できない」と、強いやせ願望を表出しました。そして、「入院は自分の本意ではない」「医者と言ってもただの専門の知識と技術を持っているだけである」「私は自分で治療する。この病院で得た知識により一人でやって行くことができる」と、医師達の言いなりになりたくない、病院と縁を切りたいという態度をとり続けました。

　こういう状態であったため、入院後 1 カ月以上たっても、なかなか本格的に治療を開始することができないでいました。そこで治療者側は、患者さんの考え方、行動の問題点について患者さんとともに検討し、当科における治療を説明し納得してもらう作業を続けましたが、治療についての気持ちは変わらず、逆に彼女の方から容認できる治療のやり方が提出されました。それによると、AN の入院患者さんに対して当時は必ず行っていた「行動制限」は一切行わず、母親の付き添いを退院まで施行し、主治医はよきアドバイザーに徹する(アドバイスはするが患者さんに対し何も要求しない)というものでした。しかし、母親が入院前と違って患者さんの言うなりにならなくなったということもあり、患者さんの要求は簡単には通らず、追い込まれた患者さんから病棟主治医(筆者)に譲歩や懇願の手紙が来るようになり、面接をしてほしいという要求も繰り返されるようになりました。しかし、当時の筆者からすれば、これらの手紙や要求は、自分の都合のいいことばかり言って、なんとか治療から逃れようとしているだけの内容のように思えました。外来主治医を含めた治療者側と患者さんとの緊迫したやりとりが繰り返された後に、患者さんは、「母親の付き添いと食事を常食にすること以外は病院の方針に従う。もしそれで治療が進展しなかったら治療者側の思うようにしていい」と譲歩しました。しかし、その条件を飲めば、次々とまた別の条件を出してきて、患者さんの要求をコントロールできなくなるとの判断から、そのような条件付きではここでは治療できないと、治療者側は返答しました。患者さんも、その条件が認められないならやる

気はないと拒否し、交渉は決裂しました。そして、「今回はこれ以上の治療は無理であり、治療動機がある程度できてから、入院の仕切り直しをしましょう」ということで、退院となりました。外来通院にも同意しないため、患者さんは受診せず、家族のみの外来治療ということになったのですが。

退院が決まった後の患者さんの様子を、昨日のことのようにはっきりと覚えています。それまでは常に自分の要求ばかり主張し、それをあまり認めない筆者を激しく責めることの多かった患者さんでした。それが、退院できるとなったら急に素直な様子となり、にこにこして、これまでの非礼を詫び、こちらの苦労をねぎらってくれたのです。その変わりようは見事でした。しかし、どちらが本当の彼女だったのかとかは、あまり悩まなかったように思います（どちらも本当の彼女なのでしょう）。ただ、主張が通るかどうかというだけで、そんなふうに全く態度が変わるのだと、感心したのを覚えています。

この患者さんについても、筆者はその後の治療には関わっておらず、その後の経過については何も知りません。彼女はあれからどうなったのでしょうか。

治療への反発が強く、治療しようという気持ちが乏しいこのような患者さんに、治療に取り組んでもらう方向で対応しなければならない時に、治療者、特に経験の少ない治療者は、「何という奴だ！」という、受け入れられないような思いを、多かれ少なかれ持つと思います。聞き分けのないことや患者さんから「不当に」責められることに対する怒りを生じたり、治してあげたいという思いを失いかけてしまうこともあるでしょう。そのような気持ちになることは、ある意味で自然なことだと思います。患者さんへの否定的な思いは、「なぜこのような状態で入院させてしまったのか」という、外来主治医への不満にもつながりがちです。もっと事前にしっかり説明して、もっと治療をする気持ちにさせてから入院させてくれたら、できることもあっただろうに、こんな状態では治療なんかできないではないかと。筆者にもそういう気持ちが全くなかったと言えば、嘘になるでしょう。ただ、そういう気持ちにいつまでも強くとらわれ続けることはありませんでした。それ以上に、AN という病気がすごい病気で、普通なら起こりそうもないようなことが次々と起こるのだなと、興味深く感じていた方が大きかったのかもしれません。

今回、この患者さんの経過を振り返ったり、彼女の要望を書いた手紙を読み返してみて、今ならあのような状態で入院した患者さんに対して、どう対応す

るかなと考えました。彼女の無理難題と思われるような主張も、それを頭から否定するのではなく、それを取り入れながら治療を進めていくこともできたのではないだろうかという気も少ししました。彼女の「無理難題」は彼女が根本的に必要としながらも、これまでの人生の中で得ることができなかったものであって、だからこそあのように物狂おしく求めたのかもしれないと思ったりしました。彼女の要求をそのまますぐに許すというのではありませんが、彼女が深いところで本当は何を求めているのかを見極めたうえで、それに応えていくこともできたのではないかと。例えば、母親の付き添いも、今だったらむしろ彼女にとって必要なこととして、積極的に取り入れたかもしれません。しかし、当時は、そのようなことをしたら患者さんの欲求をコントロールできなくなり、彼女の言うなりのような関係になってしまい、治療が保てなくなるのではないかという不安が強かったのです。実際、患者さんの要求を取り入れながら、それに流されないで治療していくには、しっかりとした治療の枠組みや、洗練されかつ力強い対応の技術が必要です。その当時はまだ、当科の治療自体が、患者さんのこころの声を聞き分けてそれに応じた治療を行うというのではなく、決まった治療に患者さんを合わせるという段階だったのだと思われます。

優しいBNの患者さんに森田療法（？）を試みる

　3人目の摂食障害の患者さんは、20代前半のBNの女性患者さんでした。前にも述べましたように、その当時はBNの治療をどのようにしたらいいのかという、治療モデルは殆どありませんでした。ANの場合は、入院治療において、食べたがらない患者さんに食べさせて体重を増やさせるという、誰の目にもわかりやすいある意味手ごたえのある仕事があります。しかし、BNの患者さんの場合、体重自体に大きな問題はありませんし、入院前は毎日のように派手に過食嘔吐していたのが、多くの場合入院すれば殆ど過食嘔吐は止まってしまい、目に見える問題は当面どこかに行ってしまいます。そして、この病気の人は、困っていた問題が今一時的にでも目の前から消えた場合、それを自分の問題として意識し続けることが、非常に難しいのです。一体入院中に何をしたらいいのか、治療者も患者さんも目的を見失い、手持無沙汰となってしまいます。しかし、何もしなくていいのかと言えば、退院したら殆どの場合また過食嘔吐がぶり返してしまうのです。治療者は無力感でいっぱいになります。今

は、BN の標準的治療として、『BN の認知行動療法』[1]があります。実を言うと、筆者はこの『BN の認知行動療法』の有効性について、多少うさんくささを感じている〔序章『診断基準だけではわからない患者さんのありかた』(6頁)参照〕のですが、この治療マニュアルの出現によって、とりあえずこんなふうにしたらいいという方法があります。しかし、当時はありませんでした。

　このような状況の中で、当時は比較的珍しかった BN のこの入院患者さんに対して、上司から、日本発祥の心理療法である『森田療法』で治療しなさいという指示が出されたのです。この指示はある意味「天才的？」だったのかもしれません。と言いますのは、20年以上たった今日、心理的に重症の患者さんの新しい、ある意味革命的な心理療法として『マインドフルネス』[2]というのがよく用いられるようになってきており、その根本的な考え方が森田療法と共通していると言われているのです。「マインドフルネス」は西洋人が東洋の考え方を取り入れて始めたもので、日本人の森田という人が始めた森田療法と通じるところがあっても、不思議はないわけです。

　森田療法では、「あるがままの体得」を重視します。一方、患者さんは「あるがままの自分」を受け入れることができず、症状にとらわれ、症状があるから何もできない、だからまず症状をなくさなければならないと考えます。しかし、症状をなくさなければならないということに固執することで、かえって症状にとらわれることとなり、症状はかえって維持、増幅されます。ですから、森田療法では、症状があってもそれはそのままにして、自分がするべき日々の仕事を励行することを課題とします。それによって、症状へのとらわれから離れ、症状は自然に軽くなっていくのです。

　上司は次のように言いました。「BN の患者さんには過食したいという雑念が浮かぶ。そのような雑念が浮かんでもかまわないが、日々の自分のするべきことをしていけばいい。それによって過食という症状から離れることができる」。わかったような、わからないような説明です。こんなふうに患者さんに言って、患者さんが過食から離れることができるのか、筆者には自信がありませんでした。森田療法を深く理解していれば利用できるところはたくさんあったかもしれません。しかし、森田療法を使って治療したことはおろか、これまで勉強したことさえもなかった筆者にとって、森田療法で BN を改善させるなどという芸当を行えるはずもありませんでした。こんな言葉が役に立つとは自信が持てないままに、「過食したいと思ってもその雑念にとらわれないで、

自分がするべきことをやっていれば、したいと思わなくなるんじゃないかな」みたいなことを言っていました。

　この患者さんは優しい方で、相手を批判したりすることができない人でした。こんなわけのわからない治療とも言えないようなことをされて、こころの中は混乱していたのではないかと思います。入院後も過食嘔吐は続いていました。しかし、こちらに対していつもにこにこして、「過食嘔吐が止まらないのは、自分が悪いからです」と言っておられました。ひょっとして、まずい治療によるストレスも過食嘔吐を続けさせていた一因かもしれないと、今振り返れば思えなくもありません。本人が怒らない代わりに、彼女と同室の年配の女性が筆者に腹を立てていたそうです。そんな役にも立たないバカみたいなことばかり言って、困っている患者さんを助けようともしないダメな医者だと。その方は自分に対して同じようなことをしている身近な誰かと筆者を同一視して、怒っていたようなのです。

大学病院での研修を終え、関連病院へ出張

　九州大学病院心療内科では、若い医師達は専門的な知識は乏しいまま、上の先生達の指示やアドバイスのもとに、その治療方針に従って患者さんに対応していました（本で学んだ知識よりも、実際の患者さんや治療経過から学んだ「生きた知識」を大事にする価値観があったように思います）。言われたことが果たしてどれだけできていたかは疑問なのですが……。しかし、10 カ月が過ぎ、九大病院の病棟を離れ、自分の裁量で、自分の責任で患者さんを診療しなければならない時がやってきました。ちょっと離れた他県の関連病院への 1 年間の出張でした。筆者が勤務したその病院は、その地域で心理面の治療を行う唯一の治療施設でした。他に精神科や心療内科の病院がなかったので、心理的問題を抱えた幅広い範囲の患者さんが集まってきていました。精神科の専門知識が必要な疾患については原則的に診ないようにしていたのですが、地理的な問題でやむを得ずちょっと診なければならないこともありました。そういうことで、幅広い範囲の、重症度も様々な心理的疾患の患者さん、特に心療内科で診るべき患者さんを、大学病院の心療内科病棟で 10 カ月間経験し学んだことを基礎にして、自分で診療する貴重な経験を持ちました。大学病院から非常勤で時々来られる先輩の先生方もおられましたし、一緒に赴任した同僚もいたので、

アドバイスをもらったり話を聞いてもらったりする機会もあり、恵まれた環境だったのではないかと思います。

　大学病院の病棟のようにどの患者さんも「大物」というわけではなく、筆者のように経験が浅い治療者でも何とかなっていく人達も少なからずいて、心療内科医をやっていく自信のようなものも生まれてきました。しかしながら、当然のことですが、頑張ったのだけれども簡単にはいかなかった人達もいました。そのような患者さんをどうしたらよかったのか、今後自分がどのようになれば対応できるようになるのかということが、その後も筆者の課題として残り、心療内科医を続けて行くモチベーションにもなりました。

　そういった患者さんの中でも、次に述べるAN［むちゃ食い/排出型］の患者さんは、その病院にいた1年間で最も印象に残った患者さんです。筆者の摂食障害の概念を根本から形作ったと言ってもいい人でした。その人に与えられた宿題を、その後もずっと胸に抱き続けて、摂食障害の治療をやってきたような気もします。

出張病院で出会った重症AN患者さん
―『中核的摂食障害』の原型を与えてくれた女性―

　その患者さんは、20代前半の女性でした。筆者がやってくる2〜3年前からその病院に暮らしていて、筆者の前の年に出張していた先輩や、またその前の先輩も、彼女の治療に携わっていました。家に帰ってもすぐに調子を崩し再入院になり、もう何年も正月を自宅で過ごしたことはなかったということでした。この病院にやってくる前は、某大学病院の精神科に数回入院しました。入院中は厳しい治療で体重を増やしても、退院した後はすぐに体重を減らすという調子で（入院も度重なると体重もあまり増えなくなったのですが）、最終的には入院中に逃げ帰り病院に連れ戻すことができなかったため、その大学病院での治療は続けられなくなったということです。

　出張病院に赴任して間もない頃にはじめて彼女を見た時のことを、はっきりと覚えています。眼が釘付けになったと言ってもいいと思います。彼女が自分の病室（個室）の前にある洗面台で手を洗って、それから廊下を横切って部屋に戻る間のわずかの間でした。同じ身長の人の40％位しかない極端な低体重で、顔面には薄皮一枚の皮膚が張り付いていました。薄いその皮膚を通して頭蓋骨がこんなにもはっきり見えていて、それでいて気味の悪さはなくむしろ美しく

見えたのは、元々よほど整った顔なんだろうと思いました。ただ、歯が殆どなくなっていたため、口元はくぼんでいました。目は大きく、空ろに動いていました。長い髪の頭は大きくはないのですが、華奢な身体がそれを支えるのに苦労していたのか、ゆらゆらとしていました。そして、ゆっくりと廊下を横切って、部屋に入りました。廊下には他の患者さんやスタッフもいたのですが、彼らには構わず、一人超然と自分だけの世界を泳いでいるようでした。

　この患者さんについては、その病院にそういう人がいるということを前もって聞かされていて、できるなら受け持ちたいものだと思っていました。しかし、主治医に指名されたのは同僚の他の医師でした。ところが、その医師とこの患者さんの関係がうまくいっていないことが、しばしば話題に上るようになりました。患者さんは主治医を嫌って、それを理由にして治療にまともに取り組みませんし、主治医も大きな負担を感じているようでした。彼女が大好きだった前の主治医と全く違っているということで、余計に不満が大きかったのだと思います。前の主治医は優しい人で、彼女にしてみれば、お願いすれば何でも許してもらえる先生だったのです。しかし、今度の主治医は、頼まれても治療的でないと思ったら、「うん」とは言いません。それは、ちょっと頑固な位なところがありました。そういう状態が、4月から8月まで続きました。関係の修復は、不可能なくらいの状態となっていました。

　ちょうどその頃、主治医が夏休みを取ることとなりました。そういう場合、他の医師にその間受持ち患者さんの面倒をみてもらう「代医」になってもらいますが、主治医から代医になってほしいと依頼されました。それまでは、いかに関心があっても、主治医ではない者が関わることはよくないので、その患者さんとは口を聞いたこともありませんでした。しかし、代医となれば、話は別です。数日の間毎日顔を出して話を聞きました。患者さんも息が詰まるような主治医との関係に悩んでいました。別の医師が来てくれることをとても嬉しく思ったようで、にこにこ満面の笑みで歓迎してくれました。そこでいろいろな話を聞きましたが、一番印象に残っているのは、点滴についての彼女の思いです。

　この患者さんは、あまりのやせや栄養不良のため、生命の危機に直面するほどの身体状況となることが多く、危機を回避するためにこれまで点滴やIVHを繰り返し受けてきました。IVHというのは、末梢の細い静脈からではなく、

体の中心部の太い静脈からの点滴です．通常の（末梢からの）点滴が薄い液しか入れられないのに対して，（カロリーや栄養成分をたくさん含んだ）濃い液を入れることができるために，栄養の著しい不足が長期にわたって続くような場合などに用います．

　彼女の治療経過で不思議だったのは，非常に低体重になって生命の危機となった時（体重が23〜24kg位）にIVHを施行されるのですが，体重がやや回復した時（25kg位）に必ずと言っていいほど，IVHのルート（管）が抜けるのです．IVHのルートを入れるのは簡単ではありません．容易に抜けては困りますので，抜けないようにしっかりと固定されており，普通には抜けません．しかし，彼女の場合は25kg位になったら必ず抜けるのです．抜けるはずがないものが何度も抜けるのは，それは抜けたのではなく抜いていると考えるのが自然なのですが，カルテの記録には，「自然抜去」となっているのです．

　これは，彼女が「自分は何もしていない．知らないうちに（寝ているうちに）抜けたのだ」と，頑なに主張していたからでしょう．このように体重のことに命をかけていて，太らされることを頑なに拒否しているような人と普通の人（医療者）が対面したら，相手の命がけの訴えに普通の人が負けてしまい，相手の主張したことが事実として通ってしまうということによると思われます．自分がやっていることを「やっていない」とそこまで否定されたら，「自己抜去」ではなく，「自然抜去」になってしまうのです．患者さんのこころのうちを考えたら，絶対に「自己抜去」だと思うのですが……．

　話はそれましたけど，点滴が話題になったのは，これまでだったらIVHをしていたような体重になっても，彼女が強硬に拒否してIVHも点滴も施行されていなかったという状況があり，点滴が彼女にとって特別な大きな意味を持っていると感じた筆者が，それについてどんなふうに思っているのか，聞いてみたのです．

　「点滴は（IVHは，なおさら），自分が起きている間も，寝ている間も，常に体の中に入っていって，その一滴一滴が血となり肉となっていることを思ったら，居ても立ってもいられなくなる」と，彼女は苦しくてたまらないような表情をし，涙を流しました．その時の彼女の涙は，本当の苦しみをあらわしているように思えました．「こんなに苦しんでいる人がいる．苦しんでいる内容はくだらない（普通の人からしてみればつまらない）ことかもしれないけれど，今

まで自分が触れることのできたどの苦しみと比べても、確かにこの苦しみは大きいようだ」と感じました。

　「やせる、太る」という客観的にみたらそれほど大きな意味を持つとは思えないことが、この病気の人にとってはこんなにも重大なことであり、このような苦しみを生むのだと、この病気の不思議さに驚かされました。こんなことで、人間はここまで苦しむことができるのだと。自分の命を助けようと援助してくれているすべての人を裏切って、IVHのルートを密かに抜いたりすることはとても後ろ暗いことでしょう。自己嫌悪の沼にはまっていくようなものだと思います。しかし、それにもかかわらず、太ることの怖さは普通の人にはとてもわからないくらい根深く激しいものであって、それから逃れるためにはどんな後ろ暗いことでもやってしまうのです。それが、摂食障害の真実であり、治療者はその真実から逃げないで、向き合う努力をする必要があるのです。

　代医をしていた何日間の対話を通して、患者さんは筆者に好感を持ち、筆者に治療を受け持ってほしいと、看護スタッフなどに話すようになりました。また、帰って来た主治医も、患者さんとの関係修復は難しいと感じており、筆者に主治医を引き受けてもらえないだろうかと、依頼してきました。そこで、9月から筆者が主治医となりました。摂食障害患者さんの主治医交代、特に本人や家族の要求による交代は、よほどの理由がある場合を除いてしない方がいいと思います。それは、この病気の本質が「嫌なことからの回避」であり、患者さんは（時には家族も）主治医を交代させることで、自分のすべきことを回避しようとするからです。しかし、この場合は、治療関係が修復できないところまで来ており、治療を続けて行くためには交代も致し方なかったと考えます。

　ところで、その時点の彼女の状態と言えば、極度の低体重にかかわらず食事は殆どせず、しかも下剤を乱用して下痢が止まらず、非常に危険な状態でした。体重は 22 kg 〔BMI (Body Mass Index) は 8.5 kg/m^2。BMI の基準値は 18.5〜24.9 kg/m^2〕でした。筆者はこのままでは、脱水が進行してショック状態（血圧が極度に低下する生命の危機状態）となることを予想しました。本人が食べたり飲んだりできればいいのですがそれも期待できず、医学的には点滴による補液が必須な状態でした。これまでもこのような状況が何度も生じていて、その度に点滴やIVHを受け入れるように説得されたのですが、彼女はそれに対して激しく抵抗してきました。結局はこころならずも受け入れさせられるの

ですが、その後間もなくIVHを引き抜くというような行為に到っていたのです。筆者は、このようなことを繰り返すのは、「面白くない」と思いました。ここで「面白くない」と言ったのは、患者さんがよくなるわけでもなく、誰のためにもならないことを、治療者が心ならずもさせられ続けているという状況についてです。患者さんと治療者のこういった関係を変えたいと思いました。

　患者さんに現在の身体の状況と、これから高い確率で起こるだろうショック状態について説明し、点滴が必要であることを話しました。しかし、患者さんは、点滴の恐怖を訴え、点滴を受け入れることを決断できないでいました。以下は、その時の面接です。

患者　（500 mLの点滴で）あれだけ水分が入ったら、それだけ自分の手ではなくて、他から栄養が入っている感じで怖い。（点滴をしている時間が）長いから、してる時イライラする。（点滴の）「針を取って」と言いたくなる。母は「絶対にIVHしてくれ」と言う。それに対して「嫌だ」と言えなくて、曖昧な返事しているうちに、母はだんだん真剣になってきて、また「嫌だ」と言ったら悲しむだろうと思って、（私は）「先生にIVHしてもらうように相談するわ」と母に言ったけど、そのあと言ったことを後悔した。母は、「自分から先生に頼んでよ」と何回も念を押して帰って行った。でも先生に頼むことはできなくて、だけど（頼まなければ）裏切ることになる。どうしたらいいか。もし「IVHしない」と言ったら、両親は明日の夜にでも（説得のために）来そう。「自分からするって言いなさいよ」と言われても、それは母達がそうしろと言うからで、強制的な感じになる。「自分の体だから（自分の好きにさせて）」ってのどまで出かかって、でも言えなくて。（中略）

　いつ何が起きてもおかしくないとわかっているけど、わかっててもIVHしたくない。怖いし、苦しいし、誰もその苦しみはわかってくれない。がまんできるものならがまんする（けどできない）。

治療者　どうしたらいいの？

患者　どうしようとか、どうしたらいいか、自分で全然わからない。

治療者　僕の本心としては、「IVHする」と（自分で）言ってほしい。でも、しないなら、自分で（親に、「しない」と）言うのが本当。

患者　私が両親に言ってみます。「今週は（病院に）来なくていい」と両親に言ってもいいですか？

治療者　どういう意味ですか？

患者 また来て、いろいろ言われるのかと思うと、うんざり。(IVH しないことで、両親を)裏切ったし、顔見るのがつらい。
治療者 両親が来ないようにするのがいいか、それとも逆か、それについては(受け持って間もないから)あなたのことをまだわかってないから、判断できない。あなたのこころと身体について知っていくことを、しばらくは中心にしたい。また話を聞かせてください。

　患者さんも家族も、この生命危機に際して、必要な医学的処置を受け入れるかどうかという自分達自身の重大な問題を、自分で決められないでいました。その問題に向き合うことを避けて、治療者にその責任を預けようとしているように思えました。『自分達は無力で、何もできないし、決められない。だから先生に決めてもらう』というように。これまでもずっとそういうことがなされてきたのだろうと、感じました。
　こういう場合、患者さんや家族は、変化のために自分の殻を破る第一歩を踏み出すことをしようとしていません。彼らのペースにはまると、治療者は病気を改善させるという難しい問題を受け持たされながら、何もできないという無力な状態に置いていかれることになります。つまり、ここで治療者の意見や指示で IVH を始めたとしても、患者さんは「先生が一方的に決めたことだから」と言い始め、近い将来の拒否や自己抜去につながることが考えられました。「自分は納得していないのに無理やりされたからできないのだ」というのが患者さんの言い分になります。もし、自分で決めるとそれを実行する責任がついてくるので、自分で決めることを避けているとも言えます。
　ですから、本来自分がするべきことをするかどうかということについて、治療者の方から指示や意思表示はなるべくせず、できるだけ患者さん自身に決めてもらうという方法を、筆者はよく使っています。自分でやると言ったからにはそれに対する責任がついてきて、やらないわけにはいかなくなります。それで、それまでできなかったこともできるようになったりするのです。今思えば、この究極の危機状態で点滴や IVH をするかどうかについて患者さん自身に決めてもらったことが、このやり方を意識して用いた最初だったような気がします。

　その後も、検査を頻繁に行い、医学的データを詳しく説明するなど、危機状態であることを意識してもらうようにしていきましたが、点滴や IVH を患者

さんの意思に反して行うことはありませんでした。ところが、あらかじめ言っていたように、上記の面接の2日くらい後から、血圧が急低下するなど身体状況がひどく悪化し、自覚的にも、呼吸困難、両肩の締め付け感、胸部・腹部の疼痛など著しい苦痛が生じました。それまで経験したことのないような苦しさの中にいる患者さんに、治療者は、「生命の危機状態である」こと、「水や電解質の補給が早急に必要である」こと、「それらが口から摂取でき吸収できれば次善の策としてそれもいいが、下痢や全身状態などからそれもできないだろう。点滴するしかないと思う」ということを伝えました。患者さんは、「IVHしなくていい?」と聞き、治療者は「それは、今は(しなくて)いい」と答え、患者さんは点滴することに同意してくれました。そして、1000 mL の点滴を行い、危機を脱することができました。

　娘の生命の危機に駆け付けた両親と話し合いました。母親は IVH を施行することを望んでいましたが、治療者は、「身体的には IVH するのが一番だと思うが、今後のことを考えれば今は無理をせず、次善の策でも (IVH ではなく) 点滴で対応するというのがいいと思う」と話しました。「ここ 1～2 週間のことだけを考えれば IVH をした方が安心だろうけれど、今無理して IVH したら、病気を治していくための治療関係が築けなくなってしまう。今後ずっとこの病気とつきあっていかなければならない。その長い経過を考えれば、今同意なしに IVH することはやめた方がいいのではないか。短期的に見れば無理にでも IVH した方が、生き延びる可能性は少しは高いだろうが、長期的に考えれば同意を得てからにした方が、生存率はむしろ高くなるのではないか」。そんなふうなことを、言ったと思います。両親は納得してくれました。これまでの治療経過を振り返って、治療者の言うことに納得してくださったのだと思います。

　このように、患者さんの同意なしには IVH は行わないという方針は立ちましたが、やはり医学的 (身体的) にはこの時点で IVH を行った方がよいことに変わりはありませんでした。患者さんと話し、「下痢や嘔吐のある今の状態では栄養状態の改善はなく (期待できず) 危険だから、もう少し元気になるまで IVH しよう」と提案しました。患者さんは「いつ?」と聞き、「今すぐにでも、(それが無理なら) 明日の朝でも」と言いますと、「今すぐは困る、明日の朝 (なら)」と答えました。このようにして、無理やりではなく、患者さんの同意を得て、次の日の朝から IVH を始めることができました。

　AN の治療は、このように、家族や医療者が必要だと思う医療処置を、究極

的な状態であっても患者さんが強く拒否することが少なくないという、難しい問題を抱えています。いかに生命を守るためとはいえ、患者さんが拒否することを無理やりしていいのかなど、医療倫理の焦点ともなったりもします。この究極の選択を迫られた時点において、筆者が優先して考えたのは、今後有効な治療を行っていくためにはどうしたらいいのかということでした。これまでのこの患者さんの治療では、周囲の人達や医療者は何とかして患者さんに栄養をつけさせようとしますし、患者さんはそれに対して強く抵抗していました。どうも、お互い綱を引かれれば引き返すという『綱引き』のようの状態になっており、周囲が医学的処置をしようとすればするほど、患者さんの抵抗は大きくなっていたように思えました。

　しかし、患者さんの中にも、死ぬのは嫌だ、苦しみたくない、家族と仲よく暮らしたいなど、よくなりたいという思いの芽のようなものはあったのではないでしょうか。こちらが綱引きの綱を強く引くことによって患者さんの不安が強くなり、折角のそういう芽も消えてしまいます。しかし、こちらの対応によっては、そういう芽が消えずに育っていく可能性もあるのではないかと思いました。

　勿論、彼女がIVHに同意した最大の理由は、その前に経験したショック状態が余程身体的に苦しくて、再びそういうきつい状態になることが怖かったからだと思われます。しかし、体重が増えることに対するどうしようもない恐怖や抵抗感を治療者に理解してもらえ、ぎりぎりまで尊重してもらえたということも、彼女が自分自身の問題に向き合い、最終的に自ら点滴やIVHを受け入れるために必要だったのではないかと思うのです。摂食障害の治療というものは、患者さん自身の経験を契機にして進んでいく面が大きいのですが、その経験を生かすような準備をすることも治療の大きな役割なのです。

　IVHを始めた後は、脱水の改善もあり、顔色も多少よくなり、体重も2週間で数kg増えました（その大半は、脱水の改善によるものです）。身体的な危機状態がひとまず去り、体重が増えることへの心理的抵抗が再び高まり、早く家に帰りたいという気持ちが強くなり、それが面接での主な話題となりました。早く家に帰りたいという気持ちが強くなったのには、このまま入院していれば意に反して体重をもっと増やされてしまうという強い不安も、大きく働いていると思います。彼女にとって入院しているということは、『際限なく体重が増やされてしまう恐怖』との戦いだったと言えます。しかし、それでも長く入院

を続けていたのは、家族というものが彼女にとって唯一と言えるほどに大切なものであるにもかかわらず、家族の中に居場所がないという、家族をめぐる複雑な葛藤があったからだと思われます。自分の思いを言葉では全く伝えることができないため、体重を減らすという行動で家族を操作し、どうしようもない寂しさをまぎらわすことが繰り返されていました（後出）。そして、そのことで家族に対する思いはさらに後ろ暗く罪の意識の強いものとなり、自分の思いを伝えることがさらに難しくなるという悪循環となっていました。しかしIVHを受け入れた後にある程度の身体的改善が得られたことで、彼女の罪の意識や（身体的危機に対する）家族の不安は多少和らげられ、退院した自分を家族は受け入れてくれるのではないかいう期待が出てきたのではないかと思われました。

　しかし、筆者としては、患者さんが治療を受け入れてくれてようやく危機を脱し、いい方向に歩み始めたのだから、この歩みをもっと先の方まで延ばして、できれば二度と入院しなくてもやっていけると思えるくらいまでのところまで行きたい、行けるのではないかと思っていたのです。今思えば、まだまだ経験も浅い新米の医師が、よくそんなに大それた望みを抱くことができたものだと思います（逆に、新米の医師だからこそ、向う見ずにそんな期待を持てたとも言えますが）。心理学用語で、「自己効力感」というのがあります。それは、何かをする前に自分にはそれをすることができると思う自信のようなものなのですが、自己効力感が高いほどその行動の実現性が高くなると言われています。病気が改善するかどうかについての自己効力感は、普通は患者さん本人がどう思っているかということについてのことでしょう。しかし、治療者が、この患者さんは治るだろうとか、よくなるだろうと思うことも、摂食障害の予後に影響するのではないかと思うのです。以下の経過は、筆者のこの大それた自己効力感（？）が何をもたらしていったかというふうにも、読めるかもしれません。

　そういうわけで、病気を本質的に改善させるような前向きな治療目標を、患者さんとの話し合いの中で何とか設定したいと筆者は考えていました。しかし、患者さんは一旦は40 kg（という彼女にしてみれば非常に重い体重）を目標体重とすることを了承したのですが、その後「40 kgの目標体重は無理、30 kgでいい」と言ったり、筆者が出した3つの選択肢のうち、最低限の目標である、『早期に退院し、また悪くなれば入院を繰り返す』を選んだりしました。この最低限の目標は、当時の筆者の考えからすると、治療しないも同然の、目標にもならないような目標で、いくらなんでもこれは選ばないだろうと思っていた

ものです。しかし、これが AN の患者さんの本音と言えば本音なのでしょう。治療者はなるべく高い目標にしようとしますし、患者さんはこれ以上の治療はもうしたくないと、綱引きのようになっていたようです。これからどこまでどういう治療をするのかということについて、かみ合った話し合いはできず、決まらないまま時が過ぎていきました。

　体重や治療に関すること以外の話題では、家族関係についての思いなどは、かなり本音でしゃべってくれたのではないかと思います。しかし、IVH を始めて 1 カ月半位経った時に、ルートが抜けました。IVH を再び始めることを拒否したため、頑張って食事を摂ってもらうことにしましたが、体重は目に見えて低下していき、それから 1 週間足らずで再び開始せざるをえませんでした。しかし、その 10 日後に再び抜けました。患者さんが自分で抜いているのだと、勿論筆者は考えていました。以下は、その翌日の面接です。

治療者　どうして IVH 抜けるのか、疑問。
患者　……
治療者　あなたはこれからどうするつもり？
患者　もう IVH はしない。今度抜けたらしないと決めていた。(IVH を) 入れるの嫌だし、40 kg までなるの、できそうもない。ならなくていい。構わない。体重増えて、そこまでなりたくない。なろうと思ってない。病気でもいい。死ななければいい。働けなくてもいい。病気であろうとなかろうと死ななくて、きつくなければいい。
治療者　僕の治療方針、プレッシャーになってる？
患者　絶対に(体重)増えなければならないと思ってしまうし、それが何週間も続くということは、私には無理。(中略)
治療者　(「死ななければいい」という患者さんの言葉を受けて) 何で、命がなくなったら困るの？
患者　お父さん、お母さん、悲しむだろう。お父さん、お母さんいなくなったら、私いなくなってもかまわない。先生に悪いけど、私の人生だから、どうなっても私の勝手。(涙)
治療者　お父さん、お母さんの努力、無にするつもり？
患者　したくないが、家に帰りたい、もう。
治療者　両親が病気の原因だから(そう思っているから)、苦しめるの？
患者　両親が原因だとは思ってない。私が原因。

治療者 じゃ、どうして両親を苦しめる？
患者 苦しんでない。
治療者 あなたがこんなになっても、両親苦しまない？
患者 ……
治療者 両親が原因じゃなかったら、こんなに苦しめてはいけないよ。

　ここで「両親が病気の原因だから…」と治療者が話したのには、以下のような背景があります。幼少時から両親は共働きで不在なことが多く、特に母親はとても仕事熱心な人で、患者さんは預けられていた祖父母の家で母親の帰宅を毎日夜遅くまで待つなど、とても寂しい思いをしていました。入院中も母親を求めるところが非常に大きく、母親の関心がどこを向いているか（患者さんの方か、それとも他か）が、病状に決定的な影響をもたらすことが治療経過の中で明らかになり、家族や医療者達の共通認識となっていました。彼女がこの病気になってから、父親はこれまでの育て方を反省し、娘の治療のために力が注げるようにと、自ら希望して閑職に異動しました。しかし、母親は仕事が生きがいで、病状が悪化して付き添いが必要な場合でも仕事の方を優先しようとする様子に、周囲が違和感を持つことも少なくありませんでした。患者さんにとって家族はすべてと言っていいほどの存在であり、その中心として、母親への思いがありました。入院中に病状が多少安定し、少し安心した両親が夫婦で旅行の計画を立てると必ず病状が悪化し、計画が実行されたことはなかったということも、よく語られるエピソードでした。家に帰りたいが、自分が受け入れてもらえるのか、家族の中での自分の居場所があるのかといった家や家族に関することが、彼女の中で最も大きな価値（生きている意味）だったように思われます。

　筆者が、「両親が病気の原因だから、苦しめるの？」と聞いたことについて、安易に病気を家族の誰かのせいにしているように感じられた方もいるかもしれません。しかし、「両親が病気の原因だから、苦しめるの？」と聞くことで筆者が焦点を当てたかったのは、家族関係と摂食障害発症の因果関係ではなく、患者さんが最も大事な人達（家族）との間に作り出している現在の矛盾に満ちた関係についてでした。患者さんは両親（特に母親）を強く求めるのですが、相手がひどく苦しむような求め方（自分の命を危うくすることによって相手を振り向かせようとする）をします。相手は求められることによってひどく苦しみます。ひょっとして、母親が患者さんから遠ざかろうとするような態度をしばし

ば見せたのも、そういう苦しみから逃れたかったということが大きな理由になっていたのかもしれません。また、患者さんも大切な相手をそのような目にあわせる自分に罪悪感を持ち、両者の関係は苦痛に満ちたものとなっていました。患者さんはこのような矛盾について、ある程度気付いてはいましたが、いつも直視できているというわけではありませんでした。患者さんがしていることは大切な人達を苦しめることであり、そのことによって自分の居場所をさらになくしている矛盾に、もっと向き合ってほしかったのです。このことは家族関係の核心的な部分であり、実際に彼女がしていることであるにかかわらず、それを意識することを回避しようとしており、その問題をはっきりと指摘しておくことが必要だと、筆者は感じていたのだと思います。

それから半月後に、患者さんから、体重測定時のごまかしを告白されました。以下は、告白のあった面接の記録です。

治療者 (今日は)体重、大分減ってたね(この日の体重の測定結果は 26.2 kg だったので、前日の 27.6 kg から 1.4 kg の減少でした)。
患者 体重、あまり変わってない。
治療者 どういうこと？
患者 (鉄製の重りを取り出し)毎日体重測っていたから、何回も何回も嘘つかなければならなかった。昨日、お母さん達来て、みんなをだましている気がして、今日やめようと思った。
治療者 自分の方からよく言ってくれたね。
患者 先生が気付いてくれないかと、ずっと思っていた。
治療者 正月に家に帰してあげたいけど、今の体の状態では無理。IVH して、もう少しいい状態になろう。IVH が抜けた状態では、(身体状況は)悪くなるから。
患者 いや！(顔を布団で隠す)

その日の午後、患者さんは無断離院(病院からの逃亡)しました。次に示すのは、その時に残された手紙です。

　　私は、1.5 kg の重りを持って、体重を測っていました。まだ、IVH をしていた頃からずっとでした。最初は 1 kg くらいでしたが、増えないと IVH

を増やされると思い、1.5 kgにしました。IVHがなくなってからも、ずっと1.5 kgの重りを持っていました。私は、本当にIVHをしたくない。"そのためなら何でもする"という心境なのです。"私の中に悪魔がいる"と言いましたが、全くその通りです。先生がどんなに手を尽くしてくれても、もう無駄だと思っています。先生を裏切ってばかり。こんな私、もう見離してください。退院した方がいいんです。

まもなく居場所がわかったと家族から連絡があり、病院にできるだけ早く連れ戻すように家族を励ましました（病院から自宅まではかなり離れており、患者さんはその途中にある親戚の家にひとまず行きついたのです）。その後、父親から、「どうしても病院に行きたくないと言っている。無理やりでもないと連れていけない」と言ってきたので、「そうして（無理やりにでも連れて来て）ください」と答えました。さらにその後、患者さんから電話があり、「IVHされるから行かない」と言いましたが、「どうしていやなのか、ゆっくり聞きたい」と答えました。何とかその日のうちに両親に連れられて帰院しましたが、次に示すのは、帰院後の父親との面接です。

父親　私は強く厳しく、「うちには入れん、病院に戻れ」と言いました。〇子は「とにかくいや」、「どういう状況でも行かん」と言う。私は（発症後）8年間の苦労をぶつけ、見境なく感情出して怒った。「今の病院しか引き受けてくれる所ない。戻らないなら、今すぐ自殺しろ」。しかし、どうあっても言うことを聞かないので、考えあぐねて先生に電話した。先生が「力づくでも連れてきなさい」と言ったので、そういうやり方もあるのかと思った。車まで抱きかかえて連れて行った。（連れて行かれないように）〇子は、柱やなんかつかんで相当抵抗したが、車の中に入れられるとおとなしくなった。その時、「こういう形で行きたくない。先生と電話して自分の足で行きたい」と言った。（おとなしくなった彼女の様子を見て）手荒くすることが親の愛情でもあると思った。連れていけるという自信ができた。

翌日の、患者さんとの面接です。

治療者　昨日（離院する前に）、僕がIVHについて言ったことはどう思ったの？

患者　「検査の結果で、IVH しなければならない」と言ってたのが、頭にある。他にもいろいろあったけど、IVH されることで頭がいっぱいで。途中から、されるくらいなら家に帰った方がいいと思っていた。

　　　（連れて戻された時の）お父さん、悪魔のように見えた。（抵抗した時）自分の中によくそんな力があったと思う。あんな声出したのはじめて。牢屋に入れられるような気持ちだった。あそこまでお父さんが頑固と思わなかった。でも、ここまで連れて来た時、（お父さんは）「悪かった」と言った。

治療者　暴れてどうだった？

患者　すっきりした。「やめて！」「馬鹿！」こればっかり。（そういうことを）お父さんの前で今まで言ったことなかった。（言いながら）恥ずかしいという気なかった。一回あんなふうに言ってみたかったのかもしれない。でも、それをお父さん、お母さんに言ってた気がしない。自分に（向かって）言ったのかもしれない。

　　　「この車、ボロやから好かん！」「お父さん、運転ヘタ！」。あんな文句言ったのはじめて。お父さんは聞こえないふり。お母さんは、「そうやねえ、そうやねえ」と言っていた。「（私のこと）子どもみたいだった」と。

治療者　いい体験だったね。

患者　お父さんに本当の姿みせたような気がして、顔合わせるのイヤ、もう。「○子、変わったな。今まで、仮面の○子だったのか」。「何があっても病院に行かない。お父さんが何言っても、一歩も譲らんからね」と、私。病院に来るまで、家には帰れないし、病院にも行かないと言ったから行くところない、風来坊のように外をさまよい歩かないといけないと思った。また病院に帰って来て、よかったのか悪かったのかと思って。でも、病院しか居る所ない気がする。

　　　昨日、帰りそびれてしまったし、帰る気がしないというより、帰りたくない。家族で暮らすと言っても、うわべだけで暮らす気がする。あんな姿見たから、みんな忘れて仲よく暮らそうと言っても、私にはできそうもない。

　　　昨日、1.5 kg の重りを持って測ったのを言えて良かった。だましてたから、体重測るのがイヤで朝がイヤだった。病院にいるのがイヤと言ってたけど、それも理由だったからまだましになった。

治療者　昨日みたいなこと（離院）、またしたい？

患者　しない。しても家に帰れない。入院してから一回家に帰ってやろうと積もり積もっていたから、IVH すると言われて、もうどうにでもなれ！と。

人に迷惑かけようがかけまいが、先生や看護婦さんの心配も頭になく、ただそれだけしか考えてなかった。お父さん、お母さん、生易しくないな。内心、私が願えば折れるに決まっていると思っていた。

治療者　IVHは？
患者　やっぱりする気がしない。IVHをしないでお母さんが付く（付き添い）というの、はじめて。お母さんといると何となく頑張れそうかなという気がしないでもない。私としては、IVHしないで何とかやってみたい。それで正月帰れなくていい。帰りたくない。ここ1～2カ月帰らないでも、どうってことない。このままの体重が続くのはよくない。お母さんが付いてくれているから、ある期間見てあまり（体重）増えないようだったら、IVHしようと少しは思う。

　病院から逃亡したことが契機となって、家族関係の変化が生まれはじめたように思われました。父親は、それまでもこれでいいのかという疑問は持ちながらも、患者さんの要求（自分の身体を人質にした、ある意味で脅し）に対して、最終的には折れて言う通りにしてきました。しかし、逃亡した患者さんを病院に連れ戻す過程で、子どもの回復を願う親の本心を患者さんにぶつけ、だめなことはだめだ（ならぬことはならぬ）と言って、力づくでも治療に連れ戻すことができたという経験をしました。それができたことによって、娘との本音の付き合いが以前よりも可能になったのではないかと思います。患者さんも、それまで両親に対し内心では「自分（患者さん）のことを大事にしてほしい」という大きな望みを持っていながら、それを受け入れてもらう自信がないため素直に表すことができず、屈折した行動によって両親を操作することによって、望みを密かに満たしていました。しかし、この『治療からの逃亡→力づくで連れ戻される』という、究極のぶつかり合いの中で、双方がはじめて本音と本音でぶつかりあうことができたのではないでしょうか。母親は、これまで患者さんの病状の悪化に際して、仕事を休んで患者さんの付き添いをするように、治療者側からしばしば要請されていました。しかし、母親の付き添いについての態度は積極的なものではなく、患者さんが危機を脱したと思うとすぐに、「これ以上仕事を休むわけにはいかない」と言いはじめ、いつも短期間に終わっていました。しかし、今回は生命危機というわけではなかったのですが、患者さんの回復努力を支えるという意味で、付き添いに同意してくれました。

「AN の患者さんは病院から逃亡することがあるが、それは治療にとって必ずしもマイナスではない。うまく利用することによって家族関係の転換点となり、従って治療の転換点となりうるので、その際の『治療者の指導』→『家族の対応』が非常に重要である」というのは、少し後に言及させていただく鹿児島大学の野添新一先生に教えてもらったことです。AN の患者さんが病院から逃亡する際に行く先は自宅が殆どで、それ以外は非常に稀です。患者さんは家族に、「病院には絶対に戻らない」、「これからはちゃんとやるから家でやらせてほしい」と、訴えます。家族が「病院に戻って治療を受けてほしい」と頼んでも、娘の態度は変わりません。

　こういった場合、多くの両親は、患者さんを病院に連れ戻すことに、大きな迷いと困難を感じています。患者さんの「これからはちゃんとやる」という言葉を信じて、娘の言うようにやらせてみたいと思う親もいるでしょう。また、簡単には信じられないにしても、こんなに病院に戻ることに抵抗し、家に居させてほしいと訴える娘に対して、無理にでも連れ戻していいものかという迷いがあります。これまでも患者さんと両親の間で、いろいろな状況で、似たようなことが幾度となく繰り返されてきたはずです。嫌なことから回避した患者さんは、「今度はちゃんとやるから自分のやり方でやらせてほしい」と家族に頼みこみますが、その言葉が実行されることはまずありません。しかし、患者さんと両親は同じようなやり取りの連続から抜け出せないでいるのです。

　病院からの逃亡は嫌なこと（治療＝現状を変えること）からの回避が最も劇的に生じたものです。その過程を通して患者さんと家族の関係が再現され、それに対する適切な治療的介入により家族のあり方が変化していく、治療上重要なポイントとなりうるものだと考えています。治療者は、このような（病院から逃亡するような）事態を想定して、両親にあらかじめ次のように対応法を伝授しておきます。「患者さんにとって治療するということは、食べて体重を増やすというこれまで最も嫌がっていたことをするのですから、そこから逃げたいという気持ちは当たり前の感情です。そこで、入院している患者さんの中には、そういう嫌なことから回避したくて、病院から逃げる人がいます。逃げたとしても、逃げる先は通常自宅しかありません。逃げたことがわかった時は、こちらからも連絡しますし、そちらからもすぐ連絡してください。逃げたからと言って、治療の上で必ずしもマイナスということではありません。ただ、ご家族がその時どういう対応をとるかということが非常に重要で、それによってそ

の後の経過がかなり変わってきます。家に帰って来た時、かわいそうと思って家に入れ、やさしい対応をする家族もいます。しかし、そのようにして治療からの回避を許してしまえば、それからも嫌なことがあれば回避し続けます。親が回避を許すことで回避を強化することとなり、治るチャンスがさらに失われてしまいます。逆にここで親が勇気を出して心を鬼にして病院に連れてきてくださることによって、回避できないことを知らせることになり、それが転機となって、治療が格段に進んでいくようになることが少なくありません。両親の対応次第でどちらにもなるのです」。

　最近では、もうちょっとマイルドにして、少し家にいてもらってから、場合によっては2、3日家で過ごしてもらってから連れてきてもらうということもしていますが、以前は「家に一歩も入れないでください」というような厳しい対応もしていました。現在ではそんなふうに言われてもできない家族が増えてきているのではないかと思われますし、治療者側としても、そのような『勇気』のいる対応をしにくくなったような、治療環境の変化があるような気がします。時代やそれに伴う患者さんや家族の変化にもより、どちらがいいとは一概に言えません。しかし、どちらにしても、治療からは簡単には逃げられないことを、この『逃亡→病院に連れ戻される』という出来事を通して、患者さんは経験するのです。親もまた、連れ戻す経験を通して、それまでよりは娘（患者さん）への対応の仕方について理解が進み、より自然で適切な親子関係が持てるようになっていくことが少なくありません。

　この病院に連れ戻される過程で、患者さんは力いっぱい抵抗し大声で文句を言い続けるなど父親に思い切り感情をぶつけ、父親も彼女にそれまで言わなかった本音をぶつけています。また、父親は「○子変わったな。今まで仮面の○子だったのか」、患者さんは「お父さん、お母さん、生易しくないな」と、これまで見えなかった相手の側面を垣間見ることができました。それまで見せることができなかった自分の大事な部分を見せてしまったことで、患者さんは家族に顔を合わせたくない、照れくさいと言っています。しかし、これまではなかった本音をぶつけ合う経験が、それ以後の家族関係のあり方に変化を及ぼしていったと思われます。摂食障害の患者さんにとって、家族とは殆ど自分の世界全体であると言ってもいい場合が少なくありませんが、家族関係が変化することは治療が進む大きな要因となります。治療の中で起きるこういった大きな出来事が、患者さん自身の変化のみならず、家族関係にも変化をもたらし、

摂食障害の改善を促進していくことは少なくありません。

『逃亡→病院に取れ戻される』という過程は、治療者が患者さんの回避を許さなかったという以外に、患者さんを見捨てなかったという意味を持っていると考えます。治療の場からの逃亡は、患者さんが治療者を見捨てることであり、患者さんはそのようなことをした自分を治療者は当然見捨てるであろうと思っています。しかし、そのようにして自分が相手を否定し見捨てても、相手は自分を見捨てなかったという経験を患者さんはするのです。このような経験を患者さんはその人生において持ったことはなかったかもしれません。逃亡に限らず、患者さんは治療者を否定し見捨てるようなことを繰り返し行います。そのようにしてもひどくは傷つきもせず、見捨てもしない相手に出会うということは、摂食障害にならなければならなかった人達の人生にとって、とても大きな意味を持つと思うのです。

30 kg を超えたら正月の外泊を許可すると決めたこともあり、体重も順調に増加していきました。付き添いの母親とは言い合いをしたりすることもあり、母親は一緒にいるのがストレスでもあったようでした。しかし、できるだけ付き添いをするように頑張ってくれました。患者さんにとっては、一緒にいることで安心する面が大きいようで、「お母さんがいると、どうしてかわからないけれども食べやすい」し、「体重が増えることがそれほど苦にならない」という話も聞くことができました。父親については、「ここ 1 カ月、お父さんのこと、全面的に信じられる」と話していました。

多少体重も回復し、血色もよくなり表情も明るくなり以前に比べて改善したことが、病院の中の奇跡みたいに、多くのスタッフにより語られたりしました。
次は、その頃の面接です。

患者 お母さんが自殺する夢を見た。私の病気を苦にして。いきなり葬式の場になり、妹が出てきて「あんたのせいよ！」とつかみかかって来た。起きて、「夢でよかった」と思った。夢の中で、「私がよくならないといけない、こりゃどうしようもないな」と思った。夢だとわかった瞬間、「すごい幸せ、みんな生きてるんだな」と思った。これはお母さんが、付き添いから帰る日に見た夢。「お母さんが生きてるのよかった」と、心（しん）から思った。怖かった。お母さんが死んだの自分のせい、家庭がめちゃくちゃになったのも、

妹とだめになったのも自分のせいで、八方ふさがり。（病気が）よくなったとしても悪い立場、改善しない。（夢の中で）お母さんが死んだ瞬間、すごいたくさん考えた。

　昼間、お母さんにそのことを言おうか言うまいか迷って、「お母さん、絶対死なんでよ」と言った。お母さんは、「絶対死なんから、安心しなさい」。そう言わないと、お母さん、死んでしまう感じがした。昔も、「お母さん、死なん？」「絶対に死なんでよ」と、幼稚園の頃から言ってた。小学生中学生の頃は、もう言わなかった。いつもお母さんいなかったからかもしれない。（言ってた時は）相当、頻繁に言ってたと思う。

治療者　（人生）最初の記憶は？

患者　お母さんの自転車に妹と3人乗り。寂しい感じ。3人乗りして帰る時、暗い、寂しい（祖父母の家で待ってる私達を迎えに来て帰る時の記憶）。お父さんは殆ど家にいなかった。私の病気を苦に両親が心中するんじゃないかと思ったことある。誰かが私のために死んだとか、すごい罪悪感。

治療者　じゃ、どうしてこういう状態を続けてきたの？　どうやっても、自分は人を苦しめる存在とあきらめてるの？　それとも、そういう存在ではなくなろうと努力しないだけ？

患者　半々。

治療者　あきらめてるの、どうして？

患者　（病気が）長いし、治るという確信もないし、本気で頑張ろうとしないというのあるし、でも治って親孝行したいというのあるし、この頃すごく毎日が悔しい。本当はもっとすることあるのに、こんなところにいるのすごく悔しい。自分のせいなのに、誰かがいじめてここにいるような。神様がいじめているような。運が悪くて、こんなところにいると。でも、最後は自分のせいと思う。でも、神様のせいにできたら楽な気がする。何で、私ばっかり、こんな目にあわせるの？　私のせいとするとみじめ。神か悪魔が私を支配して……。一日一日、そうでも思ってないとやってられない。そうしないと、どうにかなりそう。自分のせいと思っていても、自分のせいにしたくない時あるでしょ。お母さんといると、相当昔のことを持ちだし、「元はと言えば、あんた（お母さん）があの時〜しなかったのがいけない」と言う。取るに足りないことで。

治療者　でも、元気にしゃべるようになったね。

患者さんは、母親が死ぬということを一番恐れているのですが、この夢を見ることによって、その母親を自分が殺すようなことをしているのだということを、自覚したのではないでしょうか。自分がよくならないとどうしようもないと実感しています。母親を失いたくなければ自分がよくならなければならない。例え、見捨てられる不安から病気になったのだとしても、見捨てられないためには病気を治すしかないと、考え始めたようです。

　母親が付き添いを一時中断して帰る日に、母親が死ぬという夢を見たというのは、とても興味深いと思います。患者さんにとって、それまで側にいた母親がいなくなるということは、母親が死んでしまうということと殆ど同じことだったのではないでしょうか。母親が自分から離れてしまうことをあそこまで恐れ、それを回避するために自分の命を危険にさらす（身体状況をさらに悪化させる）という、普通では理解し難い行為の連続も、そういうこと（母親が側にいなくなるということは、彼女にとって母親の死を意味する）なら理解できそうな気もします。母親が自分のせいで自殺するという物語（夢）の中には、自殺させるほど自分が母親を苦しめていることへの自覚の芽生えとともに、自分が母親を非難したり困らせたりして苦しめたために、母親が付き添いをやめて帰ってしまう（母親の死）という意味もありそうです。

　神様に責任転嫁するような話も出てきました。摂食障害は自ら引き起こした病気という面があり、人のせいにしていたり、自分は変わろうという努力をせずに人に治してもらおうとばかり考えていては、治るものも治らないと筆者は考えています。しかし、本人の責任を超えた部分というものもあって、それを誰かのせいにすることで自分を楽にするということがある程度あってもいいのかもしれません。それがメインになってはいけないことは、勿論ですが。

　年末の体重測定は、29.8 kg でした。30 kg になっていたら正月の外泊許可という約束でしたので、本人はあきらめていましたが、治療者は「帰っていいよ。頑張ったから」と、1週間の正月の外泊を許可しました。患者さんは、「エッ、本当ですか、嬉しい」。だんだん喜びが広がっていく感じでした。

　治療上の約束（〜できたら、〜を許可する）をした場合、患者さんが少しでも条件をクリアできなかったら許可しないというのが、筆者の通常のやり方です。約束を守るということ（『現実原則』を受け入れることと言ってもいいかと思います）の大切さを、摂食障害の患者さんは本当には知っていないので、治療の中でそれを学んでもらいたいと思っています。しかし、この場合、目標の体重にはわずかに及ばなかったにしても、患者さんなりに頑張ったことを、彼女の

わかるかたちで評価してあげる方を優先させたいと思ったのです。患者さんの現実原則はまだ非常に未熟で、約束の厳格な適用はかえって前向きにやる気持ちを削いでしまうのではないかと、感じたのだと思います。

　外泊中は、食事の量はやや少な目であったけれども、体重はほぼ維持することができました。夕食は家族で食卓を囲み、嬉しそうだったそうです。毎日スーパーに買い物に行ったり、食器洗いや洗濯の手伝い、家の中の整理など、好きな家事で貢献することで自分の居場所を確認できたようでした。しかし、今回は家で何とかやれたにしても、体力のなさを実感し、家で普通なみのことをするには、もっと改善しなければならないと思ったそうです。

　外泊後の面接で、治療の目標について話し合いました。

治療者　治療の目標について、どのように思っている？
患者　32 kg か 33 kg になったら一回外泊。35 kg になったらもう一回外泊し、調子よかったら退院。
治療者　この位(の目標)なら(実現)できそうという感じ？
患者　(うなずく。)大丈夫かなって感じ。
治療者　35 kg になったら、(今と)体力違うって感じ？
患者　違うと思う。それぐらいだったらできるんじゃないかな。今のままだったら、絶対退院できないから。
治療者　(その目標は)妥当なところだろうね。もっと時間があれば、もっと欲を出すんだが。それと一つ気になるのは、偏食が多いこと。
患者　そうかな？
治療者　でもだんだんよくなるかな？
患者　よくなると思う。前に比べたら、随分よくなった。
治療者　それでは、33 kg で外泊、35 kg で退院としましょう。退院後、体重減っていかない？
患者　大丈夫な気がする。〇〇大学病院を退院した時は、悪くなればまた行けばいいと思っていた。散々みんなに迷惑かけた。お父さん、お母さん、あんなに熱心だってこと今まで気付いてなかったが、今度はすごく感じた。1年半ぶりに帰って、家だったらどんなに楽しいかわかった。
治療者　外泊中、お母さんは？
患者　優しかった。病院にいる時より。嬉しそうだった。
治療者　あなたが病気になって、一番こころを痛めているのはお母さん。あな

たがよくなって一番喜ぶのはお母さん。いい親孝行ができたね。

　患者さんが出してきた治療目標は、(彼女の現状からすれば)現実的なものと思われ、治療者の考えとほぼ一致していました。その後 2 カ月で 3 kg 増えて 33 kg となり、外泊しました。しかし、外泊から帰ってきた後は、体重増加は殆ど見られなくなりました。3 月末の治療者の転勤がせまっており、治療者がいるうちに目標体重に達することは難しい状況となってきました。今後の治療をどうするかを話し合う面接で、患者さんは、「35 kg で退院と言っていたが、3 月いっぱいで(主治医の転勤に合わせて)退院したい」という希望を述べました。患者さんと母親は 3 月いっぱいの退院を求め、治療者と父親はそれでは病気がまた悪くなる可能性が大きいと反対しました。患者さんは退院することが自然であり、自分はもう退院しても十分やっていけるというようなことを言っており、母親はそれに同意し、さらに母親なりの他の理由も付け加えていました。しかし、彼女達が言うことには根拠がなく、治療者はそのことを指摘し、今約束通り体重を増やしてから退院するべきであると話しました。父親も同様の考えでした。

　患者さんはやはり体重をそれ以上増やしたくなく、筆者の転勤による時間切れを利用して逃れようとしたのです。主治医がいれば(主治医が許してくれないので)増やさないわけにはいかないが、いなくなれば嫌なことから逃れられると思い、親や主治医を試したのだと思います。しかし、簡単には騙されないだろうとある程度予想はしていたようで、「ダメ」と言われると、「やっぱり」と言い、わりとあっさりと希望を引っ込めました。相手を試している間の、駄々をこねたような屈折した感じと、その後のあきらめ納得しスッキリした感じは、対照的でした。

　自分の弱いところを知っていてそれを許してくれない治療者がいなくなると思えば、自分の弱さがまたどうしようもなく出てきてしまいます。こういった根深いやせ願望や周囲への試しは簡単にはなくならず、今後も続くのだろうと思われました。摂食障害の患者さん(特に『中核的摂食障害』の患者さん)とつきあっていくためには、こういう変わりにくい根っこの部分に対して、そういうものが厳然とあることを治療者が認め、それから逃げないで、辛抱強くつきあっていく必要があります。

　このような『周囲への試し』→『周囲がだまされる』→『嫌なことからの回避』ではなく、『周囲への試し』→『回避の遮断』→『やるべきことをやる』

というようにしてもらう必要があると思いました。そこで、以下のような取り決めをしました。

　①筆者の転勤後も入院を続ける。
　② 35 kg になったら外泊し、それで体重が減らなければ退院。
　③退院後は、筆者の転勤先に通院する。

　この取り決めをした後は、体重の回復のペースは戻り、筆者が転勤して間もなく退院となりました。取り決め前後の変化は明白でした。摂食障害の患者さんの行動が、周囲の対応により全然違ったものになることの、一例です。
　退院後は、近県の筆者の転勤先まで通院するようになり、半年くらい通院していました。しかし、通院は突然終わりました。通院を終わらせたきっかけは、筆者の一言だったのではないかと思っています。患者さんは、両親と一緒に機嫌よく定期的に通院してくれていました。しかし、なかなか体重を増やせないで、現状維持かやや低下気味という状態が続いていました。このような状況について、どうしたら打開できるのかというようなことを、毎回外来で話し合っていたと思います。しかし、なかなか変わらない現状に、筆者の忍耐が薄れて、前の受診よりもやや体重を下げた患者さんに対し、「いつまでこういうことをやっているのですか？」というようなことを、口走ってしまったのです。そして、その言葉には、先の見えないことに対する筆者のいらだちや悲観的な思いが、含まれていたと思います。その時の顔色が変わった患者さんの表情を、今でも覚えています。それまでにこにこしていた表情が、凍りついたようになったのです。それが、彼女の顔を見た最後でした。
　直接的には(筆者の)言葉でしたけれども、ここでもっと重要な意味を持ったのは、言葉よりもそれを発した治療者のこころの状態だったのではないかと思います。重症の摂食障害患者さんの、病気に打ち勝って治療していこうという思いはとても脆弱で頼りないものであり、患者さんの力だけで維持していくのは難しく、治療者の持つ『肯定的なもの』とでもいったものに支えられているのではないでしょうか。例えば、人間に対する信頼感とか、人生や将来への希望などといったものです。彼女達はそういうものをわずかしか持っておらず、治療者がそれらをしっかり持ち続けることによって、治療が支えられているという部分が大きいと思うのです。逆に、治療者が治療や患者さんの将来に対して悲観的な気持ちになってしまうなど、治療者がそれらを見失い、そしてそれ

を患者さんが感じてしまった時、患者さんは治療に向かう勇気を失ってしまうかもしれません。こういう部分は心理療法の中でも単なる知識とか技法を超えた部分であり、摂食障害の治療は人間と人間の関わり合いという部分が大きいのではないかと考えます。患者さんに通院をやめさせるような言葉を吐いてしまったのではないかという痛い思いは、今後そんなことをしないですむためにはどうしたらいいのかという課題を筆者に与えてくれました。

　その後、ある時期ごく短期間、ご両親とは多少の関わりを持ったこともありましたが、その時を除いて患者さんの消息は不明でした。どうしているのだろうか、元気にやっているのかと、時々思い浮かべていましたが、近頃、思い立って 20 数年ぶりに連絡を取ってみました。自宅にかけた電話をはじめに取ったのは彼女でした。すぐにこちらのことをわかってくれて、明るく元気そうな声でいろいろ話してくれました。今は両親と一緒に住み、介護を含めて両親の世話をしながら、大きな合併症もなく過ごしているとのことでした。体重は 35 kg を少し切るくらいということで、最後に診た時とあまり変わらないようでした。あれ以来、医療機関にはそれほどかかっていないそうです。20 数年前も、家事が好きで、大切な家族に家事で貢献することが自分のできること(存在価値)であり、そのような生活をすることが希望であると言っていましたが、今はそのように生きておられるのだなと思いました。彼女の中には摂食障害的な部分は、まだ多く残っていると思います。というより、摂食障害を持った人として生き続けているのだと思います。しかし、彼女の無事と、彼女なりに幸せな生活を送っておられるようだということを知って、本当によかったなと思いました。

鹿児島大学への国内留学

　筆者が九州大学病院を一時離れて他の病院に出張していたこの頃、九州大学心療内科内分泌研究室(摂食障害の治療を担当しているグループ)と、鹿児島大学第一内科の心身症グループは、摂食障害患者さんの治療について合同カンファレンスを行っていました。半年に一度、症例の治療経過をそれぞれ持ちより、宿泊施設に泊まり込みで夜遅くまで議論を戦わせました。福岡と鹿児島で交互に開催され、太宰府(福岡)と桜島(鹿児島)にちなんで『太桜(だいおう)カ

ンファレンス』と名付けられていました．鹿児島大学第一内科には野添新一先生がおられ，当時我が国でも最も積極的に摂食障害の治療をされ，良好な治療成績をあげておられました．筆者は合同カンファレンスを通して，鹿児島大学の治療に納得のいくものを感じ，上司に頼んで1年間の国内留学をさせてもらいました．筆者が行かせていただいた頃は，鹿児島大学の心身症グループが最も精彩を放っていた時期で，素晴らしい治療が行われており，多くのことを学ばせていただきました．1年間で10人近くの患者さん（そのうち5人が摂食障害）の入院治療を受け持ちました．

摂食障害の治療を勉強するためにやってきたということで，最初に3人の摂食障害の入院患者さんを前任者から引き継ぎました．まず，そのうちの一人に関する印象深い経験について，述べさせていただきます．

カルチャーショック

患者さんは30代半ばの，AN［むちゃ食い/排出型］の女性でした．都会に出て就職し結婚もしたのですが，離婚し，帰郷しました．帰郷後は仕事を掛け持ちするなど強迫的に働いていたそうですが，30歳頃から過食嘔吐がはじまり，体重減少が進んでいきました．自己防衛的で身構えやすいという特徴があり，治療への抵抗が強く，入院後も本格的な治療に入るのに通常よりも時間がかかったとのことです．入院時の体重は33 kgでしたが，40 kgを目標体重とした行動療法を施行されました．体重は，36 kgくらいまでは不規則ながら増加していました．しかしそれ以後は，1日2000 kcalの食事を提供されているのにかかわらず，体重の増加がなくなり，横ばいが1カ月くらい続いていました．筆者が鹿児島大学にやってきたのは，ちょうどその頃でした．そして，やってきて半月あまりたった頃，九州大学では決して見たこともなかったような治療介入が，その患者さんに対して行われたのです．

増えるべき体重が増えないという状況に対して，食事を一挙に1日2000 kcalから1000 kcalに減量するという，思いきった対応でした．この患者さんの食事は，治療開始時の1000 kcalから，徐々に増やして2000 kcalまでになっていましたが，1400〜1600 kcalくらいでもそれなりに体重が増えていたのに，2000 kcal食べているはずなのにかえって体重が増えなくなっていたのです．このような状態に対して，「2000 kcalの食事を消

化・吸収する『力がまだない』のだから、実力に見合った食事にすることが必要」ということで、1000 kcal にしようというのです。ここで『力がない』というのは、消化・吸収する力がないという身体的な意味以上に、肥満恐怖のために限られた量しか食べられないとか、食べてもこっそり吐いているなど、心理・行動面の問題を主に想定してのことなのですが。

　カンファレンスでの野添先生のアドバイスに従って、食事を現行の 2000 kcal から 1000 kcal に減らさなければならないことを患者さんに話しました。患者さんはその提案にショックを受け、「どうかそのようなことはしないでください」と懇願しました。しかし、願いがかなわないとわかると、今にもどうにかなってしまうのではないかというような弱々しく不安定な様子（筆者にはそのように見えたのです）を示し、落ち着きなく歩き回り、主治医や看護師に不安を訴えました。患者さんが耐えきれないのではないかと筆者も不安になり、他の先生達に、「このままで大丈夫ですか？　何か（落ち着かせるような）処置をしなくてもいいのですか？」と相談しました。ところが、先生達はみんなにこにこと笑っており、「（介入に対して患者さんがそんなふうに反応することは、）よくあることだから心配しなくていい」と、言うのです。それでも、筆者は心配で、もう少しマイルドな対応にした方がいいのではないかとか、ちょうど週末になるので、その前に精神安定剤か何か処方しておいた方がいいのではないかなどと、いろいろと頭を悩ませました。結局、他の先生達の保証もあって、何もしなかったのですが……。
　ところが、とても心配だった週末が過ぎ、週明けに見かけた患者さんは、何もなかったような意外とすっきりとした表情で、落ち着いた病棟生活を送っていたのです。そして、（さすがに 1000 kcal の時には体重はやや減りましたが、）その後カロリーを漸増していってからは、極めて順調に、体重が増えていったのです。それまでとはうって変わった、定規で線を引いたような右肩上がりのきれいな直線で増加していったのです。

　十分の量の食事を出しているはずなのに体重がそれに見合ったように増えないということは、摂食障害の入院治療においてよく見られることです。そういう時に治療者がどのように患者さんの現状を把握し、どのような対応をするかということが、治療の成否に大いに関わってきます。しばしば見られるのは、それだけの食事を食べて体重が増えないのだから、食事が足りないのだと考え

て、提供する食事を増やそうというやり方です。また、増やさないまでも、なぜ増えないのか疑問を残したまま、そのまま様子を見るということも多いと思われます。いずれにしても、患者さんが本当にちゃんと食べているのか、排出行為はしていないだろうかという検討は、あまりなされていません。

　こういう場合、食事や体重について、本当に起きていることは何なのでしょうか。患者さんがしばしば主張するように、ちゃんと食べているのだけれども、よくわからない原因のために体重が増えないのでしょうか。それとも、患者さんは本当のことを言っていないのでしょうか。その強い肥満恐怖からすれば、例え入院中であったとしても、摂食障害の患者さんが食事を残してこっそり廃棄したり、排出行為をしたりすることは、決して不思議なことではありません。しかし、もしそのようなことをしていたとしても、患者さんがそれについて素直に認めることは殆どありません。患者さんはそのことについて明らかにされることに対して大きな不安を持ち、抵抗をします。その強い反応（疑う相手への非難や被害者的な反応など）は、治療者に少なからぬ不安や対応困難感を抱かせます。それについてはできるだけそっとしておきたい、そういう場面から距離をとりたいと治療者が思ってしまうのは、ある意味で自然であるとも言えます。ですから、ここは治療者と患者さんの双方が触れないようにしがちな、摂食障害治療の『アンタッチャブル』となりやすい部分なのです。

　ここで、この患者さんに対する鹿児島大学の先生達の対応と、それについての筆者の考えを述べたいと思います。「食べ物を捨てているだろう」とか、「吐いているのではないか」といった、素朴で直接的な追及はそれほど執拗にはされなかったように思います。患者さんが違反行為を認めなくても、これからはそういうことができないような状況に患者さんを置けばいいのだという、考えなのかもしれません。「2000 kcal を消化吸収する力がまだないのだから」という言葉は、直接違反行為を指摘しているわけではありませんが、言外に「ちゃんと食べることができないでいる」、「体の中に保持することができなくて、排出してしまっている」という、治療者側の認識を含んでいます。そして、患者さんの実力に見合った 1000 kcal に食事量を下げることで、肥満恐怖は比較的耐えやすいものとなり、また自分の行動が注目されているという意識から、それらの違反行為をしなくてもすむようになることが多いのです。

　しかしながら、人からどう評価されるかということが何よりも大切な価値である摂食障害の患者さんにとって、食事を 1000 kcal に下げられるというこ

とは、大いにプライドが傷つけられる、何としても避けたい状況であり、患者さんはこれまでと同じ食事を出してくれるように治療者に懇願します。しかし、2000 kcal を摂取する実力がないという治療者が指摘する事実は、いくら患者さんがごまかそうとしても、ごまかせるものではありません（治療者がごまかされなければですが）。摂食障害の患者さんは人にどう見られるかということを一番に考えますから、治療においても、自分の弱点を治そうと努めるよりも、自分のプライドを満たすことを優先しようとします。ですから、このような患者さんにとって、プライドが傷つくけれども自分の実力に見合ったことをしていくということは、そのような経験が非常に乏しいだけに、かなり大事なことだと思うのです。ちょっと荒療治ですが、できていると見せかけているところから、ガーンと落とされて、そこから地道にやっていくことによって、多少なりとも地に足がついたような考え方や行動ができるようになっていくように思われることが少なくありません。

　1000 kcal に減らすことは治療の後退ではないか、残したり吐いたりで 2000 kcal 全部は吸収されていなくても 1500 kcal くらいでも体内に残っていた方がいいのではないかと、思われる方もいるかもしれません。しかし、それは摂食障害を体の病気と考えているからであって、こころの病気だという認識が乏しいのではないでしょうか。確かに 1000 kcal に下げることは、純粋にその時点だけの栄養補給という点に限れば後退かもしれません。しかし、患者さんはこのままでは、肥満恐怖と食事摂取の葛藤を、ずっと続けていかなければならないのです。そのようなこころの問題を解決していくことが、優先して取り組まれるべきことだと考えます。

　残念なことですが、行動や身体（体重）についてしっかり取り扱っていく治療は、心理面だけを扱う治療をしている先生方から、あまり理解されないことが多いような気がします。患者さんに嫌なことをさせるとか、強い反発を引き出すとかいうことは、心理療法の名に値しない、何か乱暴でレベルの低いもののように誤解されることさえあります。しかし、それは行動や身体を心理的に扱うやり方がまだ一般的ではなく、上記のような困難の解決法を含む、その有効な活用法があまり知られていないからだと思います。むしろ、摂食障害のように行動や身体に及ぶこころの病気は、行動や身体をしっかり扱ってこそ心理面も上滑りでなく扱えるのだと思いますし、患者さんの本音の感情や行動を治療的に引き出すことは、摂食障害の治療において、結構本質的な治療要素だと思

うのです。この本の重要な役割の一つは、行動面や身体面をしっかり扱うからこそ、心理面にも一層の効果をもたらす治療の方法を、紹介していくことだと思っています。

　この患者さんの体重の経過と治療者がするべき対応について、鹿児島大学の先生達の考えたことは、次のようにまとめられると思います。『1400 kcal や 1600 kcal というもっと少ないカロリーでも体重は増えていた。それが 36 kg くらいになったら、2000 kcal でも増えなくなった。基礎代謝（絶対安静にしている状態で、身体を維持するために必要なエネルギー）からしても、この体重でこのカロリーをとれば、体重は増えるはずである。ということは、この患者さんは、2000 kcal の食事を本当には全部食べていない。もしくは嘔吐している。36 kg という数字は、患者さんにとって乗り越えがたい数字であるのだろう。それ以上の体重になることには大きな抵抗があり、2000 kcal の食事を取ることはこの患者さんにはまだ無理なようである。無理の上に治療を積み重ねても、効果はない。今の本当の実力の所から、やり直すしかない』。

　食事を一挙に 1000 kcal に半減させ、こちらを不安にさせるような患者さんの反応にもかかわらずそれを断行し、それが契機となって治療が順調に進んでいくようになったというこの体験は、筆者にとって、「カルチャーショック」と言ってもいいくらいのものでした。何がショックであったかというと、患者さんがあんなに弱々しくどうにかなってしまいそうな様子を見せていたのに、振り上げた手を下すことなく、自信を持って治療を進めていったことです。そして、その対応が間違ってなかったことは、その後の経過が見事に証明しています。そういう対応は、当時の九州大学心療内科ではありえないものでした。患者さんが不安定な様子を示せば、患者さんの不安を軽減しなければならないとして、食事を 1000 kcal に減らすという方針を引っ込めたり、少なくとも減らし方をもっとマイルドなものにしたり、精神安定剤を使ったりしたと思われます。筆者がその時考えたようにです。そうすれば、治療者の不安はその時は小さくなるでしょうし、他から誤解されたり批判されることも少ないかもしれません。しかし、そのようなやりとりは患者さんが周囲の人達との間でこれまで行ってきたことと同様であり、患者さんが弱さを見せれば周囲の人が患者さんが嫌がることをひっこめてくれるという関係の中で、摂食障害の進展を食い止められなかった一因となってきたかもしれないのです。一見冷酷で厳しい対応ですが、そのことによってむしろ患者さんは自分の力を発揮できるように

なるのだということを、この介入は教えてくれました。こういった治療者の態度や介入の方法が、患者さんも治療者も摂食障害という病気の前に無力になってしまうというよくある状態を打破し、人間の本来の力を引き出す可能性を持っていることに、筆者は感動したのです。

　鹿児島大学の先生達の、患者さんの反応に対するこのように落ち着いた態度を支えているものとして、しっかりとした病態理解と、現状の科学的認識がありました。鹿児島大学では摂食障害の病態を「回避」ととらえています。そして、この時の患者さんの様子も、弱々しい姿を見せることで相手を不安にさせ、嫌なことから回避しようとしている状態と、認識されています。「回避を遮断」することが、治療の最も重要なポイントであり、そういった「優しくない」対応をするのも、患者さんのためだという「プロ意識」があります。「回避の遮断」というような、相手にとって基本的に嫌なことをすれば相手に嫌がられますが（それが自分にとって本当に大切なことだったということを、多くの患者さんはやがて理解するようになるのですが）、相手のために相手に嫌がられることをするという「矛盾」を含んだことをするには、そういう自分達を笑うユーモアのようなものが必要なのではないでしょうか。「放っておいていい」と言われた時の先生方の笑いは、どこかそのようなものを含んでいると思われました。勿論、個々の患者さんをろくに見もしないで、「回避」という考え方を無理に当てはめることがあっていいわけはありません。先生方はそれまでの数カ月の入院の間にその患者さんを観察（行動分析）し、筆者よりも患者さんをよく理解していたのでしょうし、その時点の様子もしっかり見た上での、「回避」であるという判断だったと思います

　以上、筆者が鹿児島大学で受けた「カルチャーショック」について述べました。こういうショックは、やはり違った環境にやってきた時の生の体験によって、最も典型的に得られるものなのでしょう。このショックを受け、発想の転換を持ったことで、筆者の治療の可能性は結構拡がったと思います。しかし、九州大学に戻って、これを周囲に伝えようとしましたが、それは決して容易なことではありませんでした。それがそれほど違和感なく受け入れられるようになるまでには、かなりの時間がかかりました。あるカルチャーのもとでのある考え方が、別のカルチャーの中に定着するためには、カルチャーとカルチャーの、またそこにいる人間同士のぶつかり合いの物語があります。そして、その

物語の中で、また新たな考え方や価値が生まれてくるのだと思います。そういった点も、以後のページで多少なりとも表現できれば幸いです。

その人の人生について問いかける行動療法

　次にもう一つ、鹿児島大学で経験したことで、とても印象的で、治療者としてのあり方という点で、その後の筆者に少なからぬ影響を与えたエピソードについて述べたいと思います。

　患者さんは、16歳女性、AN［むちゃ食い／排出型］の患者さんです。元々両親と姉の4人家族でした。頭がよく指導者タイプの母親に対し、父親は精神的に未熟（マザコン）で気が弱く、両親の結婚生活は最初からけんかが絶えなかったそうです。父親はアルコールに依存し、母親がすべての面で一家を支えなければなりませんでした。娘達には幼いころから自立が求められ、母親へのぎこちない愛情表現は甘えとみなされ、受け止めてもらえませんでした。

　14歳の時に姉といっしょにダイエットを始めました。娘達がダイエットや勉強に打ち込むようになると、今までぎくしゃくしていた家庭内が、とてもうまくいくようになったように思えたということでした。ところが、気軽に始めたダイエットが、いつのまにか母親の注目を姉妹で競いあう状態となり、心身ともに疲れ果てうつ状態となった姉が、自ら命を絶つという悲劇が起こりました。

　患者さんはその時の体重が35kgというAN［制限型］の状態でしたが、姉の死後過食となり、体重は病前よりも重い55kgとなりました。姉の死後精神状態が不安定となり後追い自殺も考えられたため、精神科病院に短期間入院しました。自己誘発性嘔吐も始まりました。学校への通学も難しくなり、長期の不登校となり、薬物の大量服用とともにリストカットを行ったため、再び精神科に入院。入院中拒食となり体重が減少しましたが、退院後に再び過食が始まっています。

　姉の死後、母親との関係は険悪になりました。父親はそれまで以上に酒にのめり込み、身体をこわして入院しましたが、離婚話の中で、責任はすべて母親にあると言ったとのことです。

　紹介され受診し、入院となりました。

入院後 1 カ月程度は、表情が硬く、こころを許さない傾向が強く認められました。青白い顔色をし、手足の冷感が強く、ストレスに対する身体的な過剰反応が生じているようでした。入院時 41 kg で、46 kg を目標体重とする行動療法が施行されました。幼児の頃から乳製品を摂ったことがないとして、給食中の乳製品（牛乳など）の摂取を拒否しました。しかし、摂取できない客観的な理由はなく、摂ることができるようになることの必要性を強く説得したところ、1 週間以内に摂れるようになりました。また、当初は自分のことを人に話すことを避ける傾向が大きかったのですが、参加していた集団療法での『一分間スピーチ』で、勇気を出して読書感想の発表をやりとげました。このように、これまではできなかったことを達成し、医療者や他の患者さん達から評価されたことが自己効力感を高め、彼女なりに積極性が出てきました。

　入院して 2 カ月くらいたった頃から、将来の問題、母親との関係を、面接で積極的にとりあげていきました。母親は依然として心理的に不安定であり、患者さんからのコミュニケーションを回避する傾向が見られましたが、自己効力感の高まった患者さんには、母親との関係を解決しようとする積極的な姿勢が見られました。母親との面会においては、なぜ摂食障害になったのか、将来はどうするのかについて自分の考えを示し、理解してもらうという大きな課題を達成しました。この頃から体重も順調に回復し、やがて目標体重に達しました。その後、試験外出、試験外泊などの応用問題をクリアし、退院となりました。退院時にくれたメモ用紙に書かれた手紙には、「不安もありますが、母と 2 人で頑張ってなんとかかんとかやっていきます」と書かれていました。

　両親の仲が決定的にうまくいかない家庭で摂食障害を発症し、さらに姉の死という大きな問題が生じ、これらの問題をどう整理し、これからどう生きていったらいいかわからないという、大きな問題を抱えていました。思い通りにいかない人生に絶望していました。人からほめられたい、優しくされたいという子どもらしい欲求を持ちながら、それを抑えていました。家庭内でそういう欲求がかなえられず、逆に大人としての振る舞いを強く期待されていたからかもしれません。

　しかし、元々、自分の問題に取り組み、人生を切りひらいていく潜在的な力は持っておられたと思います。牛乳を飲むことや、一分間スピーチでの発表など、それまでの拒否の様子からすれば意外なほど、やってみることに素直に応じ実行することができました。周囲からのプラスの評価を受け入れ、それを嬉

しく思っているのが伝わってきました。そういう肯定してもらったという経験が、彼女にとってとても栄養価の高いこころの栄養になったのだと思います。

　今から思えば、この方の気持ちはとてもよくわかるような気がします。しかし、当時はちょっと苦手なような気がしていました。特に、思い通りにならない時などに見せる、不機嫌そうな怒りもちらつく表情や態度などには、対応するのにちょっとストレスを感じていました。若くて気の強い女性に対する、一般の男性が抱く感覚と近いものがあったのかもしれませんが。当初は、食事摂取量がなかなか増えず体重増加が進まなかったので、行動制限の解除もあまりできませんでした。そういうことに対して不満があり、病棟主治医である筆者にこころをあまり開いてくれないということもあったのかもしれません。

　多分、そういった頃だったと思います。何とかこころを開いてもらうきっかけがほしいと思ったのでしょうか。野添先生に面接をしていただき、筆者はそばで聞いていました。細かいことはあまり覚えていないのですが、食事とか体重とかとは次元の違った、人生についてのお話だったと思います。この方の最も重要な問題が、食事や体重といった摂食障害の症状ではなく、自分がどう生きていくかということであり、そういう話をすることが大切だと先生は思われたのかもしれません。誰にとっても、摂食障害は単に食事や体重の問題ではなく、どう人生を生きていくかという問題であるのですが、この方の場合は、特にその問題が切実だったと言えます。

　「あなたはどう生きていこうと思っているの？」というような問いかけがなされ、患者さんは真剣に答えていました。これは普段の彼女のイメージからすると、ちょっと意外だったかもしれません。「そんな（抽象的な）めんどくさいことは考えたくない、考えていない」とでも、言いそうなタイプのように筆者は感じていたのです。野添先生とそういう話をしている間、穏やかで、幸せそうな表情でした。こういうことについて問いかけてくれる人にやっと出会ったというような、どこかホッとしたような気持だったのかもしれません。自分には決して見せてくれないようなその表情を見て、筆者は少し羨ましく思いました。そして、そのような話を患者さんとできるように、いつの日にかなれたらいいなと思いました。

　患者さんの心理面を重視しそれに焦点を当てた治療というものはたくさんあると思います。しかし、野添先生の対応は、そういったものとはちょっと違っ

ています。その人の人生全体を考えて、どうしたら少しでもより幸せな人生を送ってもらうことができるかと願う姿勢です。そういう人間的な対応は、特に心理療法の技法としてあげられることは少ないかもしれませんが、こころからそれを願っている治療者により行われれば、とても自然で有効な働きかけとなり、幅広い患者さんに通じるのではないかと思われます。

　鹿児島大学の治療は行動療法なのですが、行動療法には、こころや人生といった精神的なものは扱わないのだというイメージというか偏見があります。しかし、この行動療法のメッカのような施設にやってきて、このように患者さんのこころのど真ん中に働きかける治療をしていることに驚かされました。人は中身よりも見かけで判断するところがあります。「行動療法＝こころを重視しない治療」という浅い理解、偏見のようなものが幅をきかせてしまいます。しかし、行動や身体だけしか扱っていない治療が、重症の摂食障害患者さんを救うことができるでしょうか。

筆者の初期の軌跡のまとめ

　間もなく、この章を終えようと思いますが、最後に、この時期の筆者の軌跡について他のところに書いた文章[3]を引用させてもらいたいと思います。これまでの内容と重複する点もありますが、別の側面から補ってくれている部分もあり、この章のまとめに変えたいと思います。

　　私の摂食障害患者との付き合いは、医師になって2年目に大学病院心療内科病棟にやってきたその日に、すでに自分が重症の摂食障害患者の主治医にされていることを知ったことに始まる。研修医として心療内科病棟にいたその一年間は、先輩達から学ぶ基本的な知識や対応の心得だけを頼りに、理論武装もほとんどなく、大変な相手と丸腰で格闘したという印象であった。このころ目にした摂食障害は、神経性食欲不振症がほとんどであった。

　　摂食障害を治療するグループの拠りどころとする治療法としては、≪行動療法≫と≪認知行動療法≫があった。≪行動療法≫は、行動制限を用いて、食事をはじめとした患者の行動を治療者側が管理し、体重を増加させようとするものであった。≪認知行動療法≫は、患者の誤った認知（根深い誤った信念）を指摘し修正させることによって、病的な行動を適応的な行動に変容

させることを目指していた。しかしながら、≪行動療法≫に対して患者は概して治療動機が乏しく、強制的な治療と受けとられていることが多かった。また、≪認知行動療法≫については、摂食障害患者の認知はそう簡単には変わらず、たとえ変わったように見えたとしても行動の変容にまで結びつくことはとても難しいように思われた。これらの治療法以外に患者に対して行われていた対応としては、心療内科の基本的治療姿勢でもある、≪受容共感的対応≫があった。行動療法や認知行動療法といった治療の軸をサポートするために、≪受容共感的対応≫が患者に治療動機を持たせる役割を担わされていたのかもしれない。

　患者はしばしば≪行動療法≫に抵抗し、≪認知行動療法≫にもあまり反応しない。そのようななかで、病棟の主治医となった若い医師たちは、患者の側に立ち患者の話を受容共感し、親身になってアドバイスし患者を立ち直らせたいと模索していた。しかし、たとえ患者がそのような優しさに免じて、しぶしぶ治療に取り組むことを約束してくれたとしても、その約束は裏切られ、何の進展もなく主治医は困ってしまうのが常であった。そして、主治医が上級医からアドバイスを受け、患者にやるべきことをやるように前より強く促すと、患者は「信じていたのに裏切られた」と反応し、ますます収拾がつかなくなることもしばしばであった。

　私は、自分たちが摂食障害の患者に対して実質的に有効な援助が何もできていないと痛感し、彼女らにも太刀打ちできる本格的な心理療法──精神分析でも、行動療法でもいい──を学びたいと考えた。その数年後、上司のはからいで鹿児島大学第一内科の野添新一先生のもとへ一年間の国内留学をさせてもらった。

　鹿児島大学第一内科は≪行動療法≫の伝統があり、野添先生は神経性食欲不振症の治療にオペラント行動療法を導入し、それをもとに様々な工夫をし、良好な治療成績をあげておられた。〈行動制限〉を日本で最初に施行されたのも野添先生である。ここでは摂食障害の病態を〈回避行動〉ととらえ、回避行動を徹底的に遮断しつつ、適応的な行動を身につけさせるという考えで治療が行われていた。ここで特筆すべきは、「行動療法は患者のこころを無視している」というやっかみ半分の誤解とは逆に、このような枠組みの中で、患者のこころの核心に触れるような面接が行われていたということである。野添先生は、患者のこころがわかり、それに有効に働きかけることができる治療者だった。重症の患者にてこずり、先生に面接に入っていただいて、

『あなたはどう生きようとしているの？』というような患者のこころの芯に働きかけるような言葉で，患者が先生に信頼を寄せるのを目の当たりにした。

　鹿児島大学で学んだことの一つは，〈回避行動〉を徹底的に遮断するという一見患者のこころを無視したような対応が，実は患者が自分自身のこころに向き合うことを促し，こころの問題を取り扱う有力な手段になっていることであった．摂食障害の病因はこころにあり，治療は患者のこころに及ぶ必要があるが，常識的な働きかけではこころには届かない．あえて患者の身体面・行動面にこだわることにより，こころに届く治療ができることを教えてもらった．

文献
1) Fairburn CG（切池信夫，監訳）．摂食障害の認知行動療法．東京: 医学書院; 2010.
2) J. カバットジン（春木　豊，訳）．マインドフルネスストレス低減法．京都: 北大路書房; 2007.
3) 瀧井正人．対論的解題．In: 松木邦裕．摂食障害というこころ─創られた悲劇／築かれた閉塞．東京: 新曜社; 2008. p.211-37.

3章 九州大学心療内科に戻って出会った治療困難な患者さん達

　鹿児島大学から九州大学病院心療内科に戻ってからの5年余りは、筆者の治療の大まかな骨格ができ上がっていった時期です。摂食障害の治療に関わり始めた頃の原型的なものと、鹿児島大学で教えていただいたものを元にして、九州大学に戻ってからの様々な経験を通して、筆者の治療の基本型は培われていったように思われます。

　「摂食障害の交通整理的な3つの類型」の項でも述べましたように、九州大学病院心療内科には、以前より、『中核的摂食障害』、それも顕著なやせをきたした神経性無食欲症（AN）患者さんが多数受診し、治療を受けていました。これらの患者さん達について筆者の抱いていたイメージは、「非常にやせて身体的な危機状態となったために入院させられ、行動療法で体重はある程度回復するが、退院後には体重が再び急速に減少し再入院する」というものでした。

　鹿児島大学から戻ると、中堅の働き手として、筆者は多くの摂食障害患者さんの治療に取り組みました。その中でも、最も印象深かったのは、優秀なある先輩医師が受け持たれていた4人の患者さんです。その人達は摂食障害として特に重症な人達で、上記の重症AN患者さんのイメージがぴったりと当てはまり、その「身体的な危機状態」はしばしば生命の危機を感じさせるものでした。筆者は同期の医師と二人で、その患者さん達を引き継ぎ、その後何年かの間彼女達の治療に取り組むことになりました。その先輩医師の名前をとって、「○○先生の4人娘」とこっそり呼んでいた彼女達が、我々に得難い治療経験を与えてくれ、その治療経験を通して筆者の治療の基本型が形作られていったのではないかと思います。

　筆者の摂食障害治療へのモチベーションは、研修医時代に、重症の摂食障害患者さんに対して（筆者の自覚としては）殆どなすすべがないという状況を脱して、有効な治療ができるようになりたいと思ったところから始まりました。出張病院においても、鹿児島大学病院においても、そのような思いで治療に取り組んできました。そして、九州大学病院に戻った筆者の前に彼女達が現れ、彼

女達をはじめとした重症患者さんに正面から取り組んでいくことを通して、その希望を一歩ずつ実現していけたのではないかと思います。簡単には治りそうもない摂食障害患者さんをどうにかしたいというモチベーションは、現在でも変わりません。

　この章では、そのうちの一人の治療経験を述べさせていただきたいと思います。この患者さんの治療経過はすでに発表したことがある[1,2]のですが、紙面の制限で述べられなかったことや、今改めて考えることも含めて、もう一度振り返って書いてみたいと思います。

10年間にわたり10回の入院を繰り返したANの一遷延例

　筆者の外来をはじめて受診した時、患者さんは29歳でした。幼少時から「やや太り気味」で、19歳時（身長160 cm、体重57 kg）にボーイフレンドができ、「太っていては相手の人に悪い。やせて自信をもちたい」と考え、食事制限を始めたとのことです。1年後に47 kgで無月経となり、2年後に42 kgで九州大学心療内科（当科）に入院し、48.5 kgで退院しました。以後、様々な病院に計10回（当科2回、某精神病院1回、他院心療内科1回は、摂食障害治療専門施設への入院でした）の入退院を繰り返しました。殆どの入院において、患者さんの要求により治療枠がなし崩しにされ、治療目標達成に遠く及ばない退院となっていました。退院後は急速に体重が減少して再入院となり、入院時の体重は回を追う毎に減少する傾向にありました（最低体重28 kg）。また、26歳時より過食、意図的嘔吐、下剤乱用も出現しました。29歳時、筆者の外来をはじめて受診した時は、某院での半年の入院（入院時32 kg→退院時37.5 kg）を終えたところでした。因みに、退院後は飲食店のウエートレスをしており、1日約20本の喫煙がありました。

　両親と兄との4人家族で、父親は無口で影が薄く、母親は完璧を求めて患者さんに干渉することが多く、患者さんはいつも「よい子」でなければならないと感じていました。ANを発症した後は、患者さんの体重や食事に関して母親は非常に過敏になり、『食べさせよう、太らせよう』とする母親と、それに抵抗する患者さんとの間に有言、無言の争いが絶えませんでした。体重の減少が進むと、母親との葛藤がさらに高まって家庭内に居場所がなくなり、家出して親戚や知り合いの家に居候するか、回避的な入院をするしかなかったといい

ます。しかし、入院後患者さんが治療途中での退院を要求した時、その言い分を受け入れ退院を許すのも母親でした。父親は患者さんの病気に対し、傍観者的な態度をとり続けていました。3歳年上の兄は、患者さんから『最もよき理解者』として信頼されていましたが、「妹の病気が治るまでは結婚しない」と、患者さんを気遣い独身を続けていました。

入院までの外来治療経過

入院までの外来通院期間は11カ月間で、通院回数は17回でした。通院間隔は概ね、当初は2週間くらいだったのですが、次第に3週間、4週間と延びていきました。

【初回】37.5kg（標準体重の−29％）

やせて生気のない体と、それを隠すような地味な服装というのが、ぱっと見た第一印象でした。極端なやせ願望や母親との争いについて、また病歴の一部などを、患者さんは淡々と（感情を交えないように）語りました。「今の自分が、やせてて何もいいことないとわかっているのに、（太ることを）何で怖がるのかな」、「頭でわかっているが、いざ食事をする時とか、体重を測る時怖い」、「太ることが自分には許されないみたい」、「体重が増えたら自分に負けたみたいな錯覚。食べたら全部身になる気がする」。自己嫌悪や自己評価の低さが、すべての話題の根底にあるように感じられましたが、「（他院）退院後1カ月、体重を維持している。働きながら、今の体重を維持していくのが目標」と、現状維持で満足しようとしているのが印象的でした。

それに対して治療者が、「そういう目標では、ちゃんとした治療はできないのではないですか？」と口を滑らせると、「折角頑張ろうと思っているのに、やる気を失わせるような先生とは、やっていく自信がない！」と、それまで抑えていた感情が爆発したように、声を震わせ強く反発しました。患者さんのこの激しい怒りに触れて、へたをするとドロップアウトの可能性も十分あると考え、あせらず時間をかけて治療を進めていこうと考えました。

【第2回】37.5kg

「本当に現状に満足しているの？」と、治療者は一石を投じました。患者さ

んは,「満足というほどでもない。食事、仕事できて、悪いことしてないので満足というのもあるが、満足している自分に、まだまだダメだという気持ちがある。神様に、悪い自分、悪いこだわりを取り払ってくださいと、祈っている」と、本当には満足していないことを認めました。患者さんが、「(他院退院後)仕事して体重を維持することが、1カ月できた。次は、500gから1kg増える方向にもっていきたい」と言いましたので、1カ月で500g増えるのを目標とすることにしました。

【第3回】37.5kg

「体重上げなければいけないのだが、上げられない。ほんのスプーン一杯でも食べる量を増やせばいいと思うんだが、食事の時になると「維持できてるから大丈夫」と、その気持ちはどこかに行ってしまう」と、患者さんは食事や体重についての気持ちや行動を変えることの難しさを話しました。また、「自分を『悲劇のヒロイン』にして、それに浸っているのが好き。自分を自分で苦しめる、いじめてる」、「母親に「食べなさい」と言われるのを、渡りに船で(母親のせいにして)「食べん!」と。(私は)ずるがしこい」と話しました。治療者は、患者さんが自分を『悲劇のヒロイン』に仕立てることにより、周囲をけん制し、現実への直面を回避し、その場しのぎの安定を得ようとしているのを感じました。そこで、『悲劇のヒロイン』には付き合わず、なるべく関心を示さないこととしました。

【第4回】37.6kg

1カ月で500g増えるという目標でしたが、100gのみの増加でした。「母は、「食べるのが少ない」と言う。私は、「(体重は)維持できてる」と言い返す。維持できてることで満足していいのかと、自分でも思う」という患者さんの言葉を取り上げ、『維持でダメな理由』と『このままでいいと思う理由』を尋ねました。前者に対しては、「自分を鏡で見ていいと思わない。病気は自分自身きついし、家族に迷惑かける。これではダメだダメだという自分を抱えて行くのがきつい。世間一般の女の人の幸せが持てない」、そして、後者に対しては、「食べたら太るとか思いながら体重を増やすことが、(精神的に)とてもきつい」と答えました。

治療者は患者さん自身ができるだけこの葛藤を味わうことが大切だと考え、前者に乗じることも、後者に過度に共感することもしませんでした。そして、

ひとしきり聞いた後で、「今の自分と普通の体重の自分とどっちをとる？」と質問しました。患者さんは、「今の自分」とためらいもなく答えました。

【第5回】37.3 kg
「体重減っちゃって。ものすごく情緒不安定。母に当たる。母の一言一言にピリピリしている」。「自分が苦しんでいるという思いあるから、どうして（母は）私をいじめるの！と、急に泣き出したりとか。お母さんも可愛そう、（私が）急にカーッとなって」。「母に、（体重が）ちょっと落ち出したら、どんどん落ちていくんだろうが！！と言われた」。

【第6回】36.4 kg
患者 何のために何を楽しみに自分は生きているんだろうか？　結婚はあきらめ、恋愛しないだろうし、かといって死ぬ気になってるわけじゃないし。
治療者 楽しいことないの？
患者 ない。毎日同じことの繰り返し。病気長いし、よくなってるというのないでしょ。こればっかりは、本人がどうかしないと。
治療者 本人がどうかすればなんとかなるの？
患者 どうしたらいいのかわからないし、どうかしようという気力がない、どうにかしなきゃと思えば思うほどやれない。同じ所をぐるぐる回っている。輪の中から抜け出せそうで突破口は見つからず情けない。「自分から治そうと思えるようなきっかけをお与えください」と、神様に祈っている。ウキウキするようなきっかけでも、ツライのでもいい。自分がしようと思わなければまわりはどうしようもない。
治療者 それを何年続けてる？
患者 こうなってからずっと。10年くらい。
治療者 10年くらい、ずっと気持切り替わらなかった？
患者 （うなずく。）
治療者 あなたの生活は、10年くらいどうだった？
患者 変わらない。年ばっかりとっても、精神年齢は病気になった時のまま。何にもいいことないはずなのに、やせていることにどうしてこうこだわるのか。やせていたいのに、やせてることに自信満々ではない。そういう自分の気持ちがわからない。本当の自分の気持ち、どっちかわからない。
治療者 どっちか決めないといけない？

患者 どっちかに決められたらいいのに、決められず宙ぶらりん。やせてるのがいいと自信持てれば楽。それはそれでいい。そうじゃない自分があるから、それですまされない。太りたいという気持ちになれば、プラスになるんだろうな。

治療者 太った方がいいと思えば？

患者 食べれるし、気分的には楽。でも、人が太った方がいいと思わせようとしても、結局決めるのは自分。

治療者 きっかけがあったとしても、あなたがそんなきっかけに乗れるかと言えば……？

患者 だから、乗れるようなきっかけをくださいというわけです。

　患者さんから、初診当時の自己満足的な様子が薄れ、現状維持でいいのか、それとも変化しなければいけないのかという、葛藤が深まっているようでした。変わらなければならないが、変わることができない、本当に変わろうという気持ちになれないことに、悩んでいるように見えました。しかし、それはあくまでも患者さん自身の問題であるとして、治療者はどちらの考えにも味方することなく、患者さんの葛藤を明確にしていく質問を続けています。患者さんの状況からすれば、葛藤はあってしかるべきものです。しかし、葛藤から逃れようとするのがこの病気の特徴であり、本来持つべき葛藤をしっかり持ち続けてもらうのが、治療へのモチベーションにつながるのではないかと筆者は考えています。治療者がどちらかの考えに肩入れすることで、患者さんが悩むべき葛藤が消えてしまうということが多いのではないでしょうか。

　治療者の多くは、患者さんの葛藤する二つの考えのうち、治療者が望ましいと考える方に安易に味方する傾向があるように思われます。筆者がそのようにしなくなったのは、患者さん自身に考えさせ自分の責任で決めさせなければ本当の改善にはつながらないことを、治療経験の中で思い知っていたからです。いい方向に向かわせようとする治療者の思いが、患者さんの警戒心を高め反対の考えに傾かせたり、一時的には治療者のアドバイスに乗って来たとしても、それは本当の気持ちではなく治療者に合わせていただけだったということが、後に明らかになったりします。

　この日、友人から遠方への旅行に誘われたとの報告がありました。治療者は、体力面の問題などを考えて賛成はしませんでしたが、患者さんの意志は固く、強いて止めませんでした。「本当は食事のことなど心配で行きたくはないが、

たった一人の親友に『誘い甲斐がない』と思われると嫌なので、断れなかった」とも、言っていました。

【第7回】36.9 kg

　患者さんは旅行を振り返り、「友達に気を使い疲れた。食事がおいしいと思えない自分、楽しいことを楽しいと思えない自分が情けなかった」と話しました。友達に、「私は楽しかったけど、あなたは楽しいことを楽しいと感じてないようで、かわいそうだった。まず、自分が楽しいと思うようにならんと」と、言われたそうです。このように、旅行を通して、今のままでは自分は楽しむこともできないことを実感したのですが、変化することへの恐怖は相変わらず強いものでした。「一歩踏み出せばいいと思うが、突拍子もない世界に入りそうで怖い。今の世界、きついけれど、楽なことは楽。あえてきつい思いしたくない。この生活変えるのはすごくきついから、逃げてる」。治療者は、今の安住はいつまでも続かない（親の老化、死亡など）、いい友達と長く付き合うためにも友達の言葉を大切にする必要があるのではないか、安住するのも前向きに生きることもどちらもきついのなら、希望のあるきつさをとった方がいいのではないかなど、現状を変える必要性について、いくつか指摘しました。中立的態度を基本としながらも、変わることをちょっと後押しする対応に、一歩踏み出しています。

【第8回】37.2 kg

　治療者は、「入院して治療してみる気はあるか？」と尋ねましたが、患者さんは、「その気はない」とのことで、それ以上は勧めませんでした。

【第9回】36.3 kg

　「上司に見合いを勧められた。気が重い。でも、治すきっかけになるかもしれない。うまくいけばいいし、断られたらこれじゃダメだと思うきっかけにできるかもしれない」。

【第10回】36.1 kg

　「見合いの相手は好きなタイプではなかった。でも、今の自分はそういうことを言える身分ではない。もう、年だし、病気はあるし、理想を持つこともできないと思うと、ものすごく悲しい」、「食事をするのが苦になって仕方がない。

お母さんの目が怖くて怖くて、味もそっけもない。お母さんは食べてほしい一心で、私は食べたくない。食卓ではお互い目がギンギン」。

　食事量や体重がやや減り、母親との間に緊張が高まっているようでした。治療者は、母親に来院してもらい話し合うことを提案しましたが、患者さんは「お母さんは結局自分を正当化するんでしょ！」と反対しました。そこで、同席面接はしないことを患者さんに約束した上で、母親の来院を要請しました。

【第11回】36.0kg

　患者さんは、「見合いの相手は（再び）会いたがったが、タイプじゃないと思い、苦になった。こんな私をいいと言ってくれる人はそういないのに断るなんてと、落ち込んだ」、「見合いは治るきっかけにはならなかったみたい。恋愛する余裕がない」と、見合いの顛末について報告しました。また、母親と治療者が会うということについて、「自分自身に治りたい気持ちがあって病院に来てるのか、それともただ役目を済ますだけで来ているのか、そこがわからなくて。自分がそんな気がないのに、お母さんと先生が話しても（仕方ない）とも思った」と、心情を語りました。（治療者と母親が結託して）自分の意思に反して治療させられるのではないかと、警戒しているように、思われました。その一方で、「（先生に）手を切られるのは怖いという気持ちもある」と、母親に会いたいという治療者の希望をむげに断ることはできないとも感じているようでした。

【第12回】36.4kg

　患者さんは、「自分ではこのままでもいいのではないかと思うんですが、周りがそれでは許してくれないので揺れている。落ち込んでいます。私が治らないと家族みんなが幸せにならないというようなことを言われ、すごく負担」と、周囲から病気を治すように圧力がかかっていることを語りました。

　この日は母親も来院し、「このままずるずる行ってやせこけて倒れるんじゃないか。その前に手を打ちたい」と患者さんの体調を気遣う一方、「自分の中で本当に治したいというのが見えない。そんなんで入院させても結局だめだと思う」と、入院治療に対してあまり期待が持てない様子でした。しかし、逆に、ちゃんとした治療目標のある前向きな入院というものがあるのなら、入院させたいと思っているのではないかとも感じました。

【第13回】36.3 kg

　「昨日も母を発狂させてしまった。当てつけで食べないわけではないんだが、母がはがゆがって何か言うとそのせいにして、『渡りに船、これ幸い』で食べない」、「考えれば考えるほどパニックになる。これで一生終わるんだと思うと情けない。一体何やってんだろう」と、かなり追いつめられている様子でした。

【第14回】36.5 kg

　「年も変わって、これからどうしたらいいのか悩んでいる。仕事は楽しいが、病気の方、このまま放っておいていいのかな。イライラするだけで、自分でどうすることもできない。自分でできないんだったら、入院して根気よく治すしかないかなと思うが、お金をかけて入院しても治せるかなと思うと不安」と、患者さんの口からはじめて『入院』という言葉を聞くことができました。しかし、入院は九州大学病院ではなく、「A先生のところ（以前当科に入院した時の主治医が勤めている某有名精神病院）は入院させてもらえるんですか？　ここは今まで2回入院している。3回目は恥ずかしい」ということでした。

【第15回】36.7 kg

　「A先生に電話した。あちこちガタが来てるから、この際年だし、治さといけんと思う。お母さんは、九大に入院してほしい（精神科が嫌）。私は3回目ということが引っかかる。今度は（以前は拒否していた）自室内安静からやろうと思う。時間にピリピリする自分を根本から治さないといけない。きついのを乗り越えないといけない。今までが嫌だ嫌だと逃げてきたし」。入院して治したいという気持ちが、彼女なりに大分進んだようでした。患者さんの気持ちがA医師のいる病院に傾いているため、治療者はどこの病院でもしっかりした治療をしてくれる所なら構わないと思い、A医師に紹介状を書きました。

【第16回】35.0 kg

　前回まで拒否していた九州大学病院への入院を、患者さんは希望しました。その理由として、実際にA医師のいる精神科の病棟を見学してみて、（精神病患者のいる）その雰囲気に耐えられそうもないと思ったことや、兄の縁談がまとまりそうで、自分が精神科に入院するのは具合が悪いと思ったことをあげました。入院すると決めたからでしょう。患者さんは今の自分の問題点や、それを治すためにどんな入院にしなければならないかという考えを、以下のように

具体的に次々と話しました。「体重を増やすことも大切だが、まず下剤を切ることと、精神的に落ち着きたいと思う。食事もみんなと食べれるように。金銭管理（をしてもらう）が必要だし、行動範囲も病棟内までとすることは最低必要」など。また、『兄の縁談がどんどんまとまるのに、自分の病気（の改善）が追いついていかない』という焦りを話し、兄の縁談が患者さんの決断を促した大きな要因であることがわかりました。

　この日、入院予約をしました。

【第17回】36.0kg

　予約外の受診でした。患者さんは、「病棟から入院の連絡があり、いざ入院となるととても不安になってきた。入院するにあたって、先生とある程度取り決めしておいた方がいいと思って…」と落ち着かない様子でした。下剤乱用や、自分で決めて強迫的に守ってきた生活スケジュール（例えば、1日8回に及ぶ時間を決めた排便）や病的な食習慣などを、入院することで手放さなければならなくなることに、大きな不安を感じているようでした。そのため、治療方針や行動制限の内容が、自分の不安の許容限度を超えていないかどうかを確かめ、交渉しないではいられないのであろうと、治療者は感じました。主に禁止・許可事項についての交渉の中で、自分の要望が通らない場合、（なぜそれが許可できないのかについての治療者の見解などに対し）患者さんは「悪意にとられた！」、「そういう先生の言い方、すごく傷つく！」などと、非常に被害的、他罰的な反応をしました。入院後も、こういう場合の欲求不満耐性の低さへの配慮と、治療が患者さんの言うなりになってしまわないようにすることの兼ね合いが難しく、ポイントとなることが予想されました。

　しかし、その一方で、「きついんです。自分のやってることだが、こんなセコセコした生活から離れたいんです」と、現状を変えたい気持ちも、これまでになく強くなっていました。これまでの入院では入院中も続いていた下剤乱用や食事摂取のごまかし（こっそり捨てるなど）を繰り返さないために、「下剤は捨ててくる」、「個室ではなく大部屋にする」、「食事は食堂で人（他の患者さん）と一緒にする」ことなどを患者さんは自ら申し出て、自分を変えるために入院するのだという覚悟を示しました。このような話し合いの中から、入院の治療目標も以下のように明確に定めることができました。

　①目標体重は、43kg（標準体重の−19％）。

②下剤の使用を常用量まで減量する。
　③人と一緒に食事ができるようにする。
　④時間に縛られず（自分の決めた強迫的なスケジュールに追われず）、ゆったりした生活ができるようにする。

　こうして、患者さんは長い病歴の中ではじめて、行き場がないので仕方なくというのではなく、病気を治したいという自らの意思で、具体的な目標を設定して入院することになりました。

個々の患者さんに見合った目標体重や治療枠を設定する必要性

　ところで、この目標設定は、当時の当科*の入院時の取り決めとしては、あまり一般的なものではありませんでした。当時は、原則としてどのAN患者さんにも、大体同じ治療目標や治療枠が当てはめられていました。例えば、目標体重は、健康体重を目指すということで、標準体重の－10％とされていました（標準体重の－10％というのは、止まっていた月経が再び始まるのに必要な体重の目安でもあり、そういう意味からしても目標体重とする根拠はあったのですが）。それからすると、－19％というのは、かなり低い目標ということになり、上司から、「なぜそういう目標体重にしたのか」と、注意された記憶があります。しかし、その頃の当科のANの入院治療では、目標体重にかなり及ばないうちに体重が増えなくなり、治療スケジュールを完遂することもなく、中途で退院となることが少なくなかったのです。この患者さんも、これまでそのような入院を繰り返しており、経過良好とはとても言い難い状態でした。

　　　*当科：筆者の主な治療の場は、現在（1年余り前から）他に移っていますが、本書においては九州大学病院心療内科を当科と呼ばせていただきます。

　目標体重以外の治療枠、例えば行動制限の枠組みについても、当時の当科では、当初の行動範囲は自室内からとするなど、どの患者さんにも大体同じようなスケジュールが当てはめられていました。しかし、実際に患者さんがその枠組みを守ることができていたのかと言えば、比較的少数のおとなしい患者さんは別にして、重大な違反行為を隠れて行い続けた末に顕在化し、治療者側はそれをコントロールできなくなるという問題が、病棟内で頻繁に生じていたので

す。そして、こういった状況の中で、患者さんも治療者も目標を見失ったようなごたごたしたつらい時期が続いた末に、いかにしても治療を続けて行くことができなくなって、退院に到るということも少なくなかったのです［2 章『治療への抵抗が大きく、中途退院となった AN 女性例』(37 頁)参照］。

　こういうことがなぜ生じるのか理解する一つの重要な鍵は、重症な患者さんほど、これ以上の体重には決してなりたくないという容易に動かせないラインがあり、それ以上の体重になることに激しく抵抗するということにあります。この患者さんも、2 章『出張病院で出会った重症 AN 患者さん』(43 頁)で紹介した患者さんも、同じ問題が治療経過の中で繰り返し現れています。体重増加させることが治療の重要な要素であるような入院では、そのラインをどう突破するかということが、大きなポイントとなります。重症 AN 患者さんの入院治療を成功させるためには、その患者さんにとってどのくらいの体重がその乗り越えがたい体重なのか知っておき、乗り越えるための準備を前もって十分にしておく必要があるのです。

　さらに、そうやって十分準備した上で、患者さんが頑張ってその体重を乗り越えることができたとしても、その入院で最終的に到達できる体重については、それぞれの患者さんにおいて大体このくらいという、限界があると考えています。そして、その限界の体重は、単にやせ願望や肥満恐怖などの摂食障害の症状の重さだけでなく、もっと本質的には(広く深い意味では)、その患者さんの人間としての『総合的な実力』とでも言いたくなるようなものによって、決まってくるのではないかと思うのです。ある体重に到達し、その後もそれをまずまず維持していくためには、それに見合った『実力』が必要なのです。

　いきなり『実力』という、こういう場合あまり使われないような言葉が出てきて、一体何を言いたいのだろうと、読者は少し面喰われたかもしれません。簡単に説明しますと、『実力』とはその人の深い意味での心理的成長の度合いを表したもので、人生に全般的にどれだけ適応できるかということも『実力』に大いに関連しています。そもそも摂食障害にならなければならなかったのは、この『実力』が不足していたからだとも言えますし、『実力』が乏しいほど摂食障害は重症で治療は困難となると考えます。

　従って、患者さんの不足している『実力』の養成は、(特に重症の)摂食障害治療の中でなくてはならない重要な要素なのです。しかし、それは短期間に達成されるものではなく、時間をかけて培われていくものです。なぜならば、『実力』の養成は、認知の修正とか不安の解消といった限局的な変化とは違い、

人間としての全般的な成長のなかで実現されるものだからです。特に重症例の場合『実力』の不足は大きいため、治療者が十分な配慮と対応をしても、一回の入院中に十分なレベルまで達することは殆ど不可能です。従って、患者さんがその入院で到達可能な体重を予測する場合、肥満恐怖などの摂食障害の症状だけではなく、『総合的な実力』の程度とその養成が入院中にどの程度可能なのかといったことを考慮する必要があると思うのです。摂食障害の症状（低体重も含みます）の改善（通常の意味での摂食障害の治療）と、『総合的な実力』の養成は、一方がある程度改善することで、他方の改善もその分可能となるという、相互的に成し遂げられていく過程ではないかと考えています。

　『通常の意味での摂食障害治療』と『総合的な実力』の関係は、スポーツにおける『技術の習得』と『基礎体力』との関係に例えるとわかりやすいかもしれません。『実力』とは、スポーツにおける『基礎体力』です。『技術の習得』のための練習をするためには『基礎体力』が必要です。『基礎体力』が乏しければ、『技術の習得』のための練習もあまりできません。無理をして練習をさせても能率は上がりませんし、逆に体を壊してしまうことになるかもしれません。乏しい『基礎体力』に見合った練習（『技術の習得』）を能率的に行い、それを通して『基礎体力』も少しずつ養われ、『基礎体力』がもう少しつけばもう少し高いレベルの練習ができるといった、相互的な、螺旋階段的な進行を考えなければならないと思います。簡単に言えば、スポーツにおいて『基礎体力』に見合った練習しかできないように、摂食障害の治療においても『実力』に見合った治療しかできないということです。

　この『実力』という言葉(考え方)は、重症の摂食障害患者さんをたくさん診ているうちに生まれた、筆者の臨床的実感です。まだその意味を十分うまく説明できていないかもしれませんが、患者さんの病態の重さや治療困難性を理解する上で、そういうものを想定するとわかりやすいと思って用いています。いずれもっと理論的に説明することができるように努めたいと思いますが、今は、読者の中で仮説的にイメージしておいていただき、そういうものがあると仮定すれば理解しやすくなる、幾何学における補助線のように考えておいていただければ幸いです。

治療の中でしなくてもいい失敗をさせることのマイナス

　以上のような、それぞれの患者さんに見合った治療目標（や治療枠）が必要だという考え方に対して、実際にはそこまで到達できないとしても、目標は目標として掲げておいて、それぞれの患者さんにおいて、行けるところまでやれればそれでいいのではないかという考え方もあるかもしれません。しかし、その患者さんの『実力』からして実現不可能な『絵に描いた餅』のような高い目標で治療した場合、患者さんは治療の中で『できなかった』という体験をいたずらに繰り返すことになります。患者さんは、それを『失敗』として体験します。そして、多過ぎる失敗に押しつぶされた、これまでの彼女の人生を治療の中でも繰り返すことになるのです。彼女達はこの治療は自分には無理だと強く感じるようになり、前向きに治療に取り組むことを放棄します（元々治療しようという動機は乏しく、無理やりさせられているという意識だったかもしれませんが、実現不可能な治療を強いることは、それに拍車をかけることになります）。そして、治療に激しく抵抗し、かえって摂食障害の病理を存分に発揮するようになってしまうことが少なくないのです。このように、限界以上に無理なことをさせると、しなくてもいい（治療者側の配慮で避けることができた）失敗の可能性を高めてしまうことになります。

　入院治療では、患者さんは自分にとって不得手なことに取り組みますから（普通に食べるとか、減少した体重を少しでも回復するといったことが、彼女達にとっていかに難しいことか考えてみてください）、必然的に様々な失敗や困難を経験します（こういう失敗や困難は治療上不可避不可欠なものです）。しかし、失敗や困難から自分の人生を否定的にとらえ、それから逃れるという、これまでやってきた摂食障害の生き方を繰り返すのではなく、失敗や困難に再チャレンジし、ポジティブにとらえ直すことを学んでいく必要があるのです。従って、そこで経験する失敗や困難は、患者さんがどう頑張っても到達できない理不尽な治療枠によるものではいけないのです。治療者の力も借りながら精一杯頑張れば、ある程度は太刀打ち可能な目標の中での出来事であるべきです。入院治療が全体として成功体験であることで、患者さんは（摂食障害という）大きな挫折から立ち直る力を手にすることができるのではないでしょうか。そのような理由からも、目標体重をはじめとする入院治療の目標は、その患者さん

がその入院で頑張って十分に『自分のお仕事』をしたとして、行きつける範囲内とする必要があると考えています。筆者がこの患者さんの目標体重を、標準体重の−19％の43kgとしたのは、そのような考えからでした。因みに、正しい（？）目標体重を計算する計算式があるわけではありません。以上に述べたようなことを配慮しながら、医学的・心理的・環境的要素などを総合的に検討し、最終的には患者さんとの真剣なやり取りの中で、決まっていくように思います。

　健康になるためには標準体重の−10％が必要だから、どの患者さんにおいても入院の目標体重は−10％にしなければならないというのは、（健康であるためにはその体重が必要であるという）医師の価値観を無理に押し付けることであって、しばしば患者さんのこころの現実から大きくかけ離れています。AN患者さんの精神病理の深さや治療困難性は個々の患者さんによって大きく異なっており、重症の患者さんの場合は、一回の入院ですべてを解決しようとすることは不可能であり、段階を追って治療していく必要があるのです。個々の患者さんの病態を見ることなく、ただANだからこういう治療をしようということで機械的に治療されていった場合、その治療がかえって重症化・遷延化の要因にもなりかねないと思います。その時点の実力からして不可能なことを要求され、無意味な失敗を繰り返し、しかも適切な援助がなされなければ、患者さんは病気にもっと深く逃げ込むしかないのではないでしょうか。頑張ればやり遂げることが可能な程度の目標として、成功体験も少なからず重ねながら、人生を肯定的に生き直す初めての経験に、（入院）治療がなっていく必要があると思うのです。

どのようにして実現可能で有効な治療目標や治療枠を設定するか ―テーラーメイド医療―

　『医療者側の理想』と『患者さんの現実（実力）』のギャップによると思われる、実際上の問題を数多く見てきましたので、実現可能な入院治療目標を設定し、実質的な治療効果を得られるようにすることの重要性を、筆者は強く感じていました。治療目標や治療の枠組みは、個々の患者さんの個性や問題点に合わせて、一人一人バリエーションを持たせることによって、実質的な治療効果が得られるものだと考えます。今日では、『テーラーメイド医療』と言って、

ワンポイントメモ④ プロクルステスの寝台

　このように書いてきて、高すぎる治療目標という問題は、現在の摂食障害の治療現場の状況では、殆どあり得ないようになっていることに思い到りました。と言いますのは、現在では、入院期間はとにかく短ければ短いほどいい、長い入院はもっての他というドグマが、絶対的に幅をきかせているからです。増大する医療費に歯止めをかけるには、その内容にかかわらず入院期間を短くすることが絶対的に必要だとして、平均在院日数が長くなればなるほど医療機関の収入が減るなど、入院期間を短くしなければ経営が成り立たなくなるという制度が施行されています。このように、摂食障害がどういう病気かということに根差した適切な治療が考慮されるのではなく、ただ目先だけの単純な経済の論理が優先されています。それが果たして本当に経済的なのか(医療費を節約することになるのか)ということは、大いに疑問なのですが。医療情勢の変化による入院期間の短縮によって、摂食障害の改善が十分ではなくなり、以前より再入院が増えたという米国の報告[3]もあります。

　摂食障害の患者さんに対して、2週間の入院期間しか許されないとしたら(実際のところ、多くの治療施設で許されている入院期間は、そういったところなのです)、一体何ができるでしょうか。例えば、やせが進行して身体的にひどく悪化した時に、生命の危機を一時的に回避するための医学的処置をするとか、食行動がひどく乱れてしまった時に、過食の誘惑となるような食材から遠ざけたり、規則正しい食事を提供することで、食行動のリズムを一時的に回復させるなどの、応急処置的な入院が中心になるのではないかと思います。もし、病気を本質的に改善させるための入院をと思っても、2週間はあっという間に経ってしまい、この期間中にできることは限られています。摂食障害の治療が病院にとって非採算であることは以前から言われており、治療者や医療機関の半ばボランティア的な意思によって支えられてきました。しかし、採算性がここまで強く求められるようになってきた今日、少なからぬ医療機関が摂食障害の治療から撤退したと聞きます。

　ギリシャ神話に、『プロクルステスの寝台』という話があります。プロクルステスはアッティカ(アテネの周辺地域)の強盗で、その隠れ家に鉄の寝台があり、旅人に「休ませてやろう」と声をかけ、隠れ家に連れていき寝台に寝かせます。もし相手の身長が高く体が寝台からはみ出したらその部分を切断し、逆に寝台の長さに足りなかったら体を引き延ばす拷問にかけたといいます。余談ですが、その寝台はあらかじめ長さを調節できたので、旅人とは違ったサイズに調節され、切断や引き延ばしを免れた人はいなかったと言います。例えがひどすぎるのかもしれませんが、ある時代は高すぎる目標、ある時代は低すぎる目標が、患者さんの現実とは関係なしに当てはめられがちであることから、そのような連想をしてしまいました。

患者さんの個人差に配慮して各個人に最適な医療を提供することの必要性が指摘され、少なくとも建前のうえでは、そのような配慮に反対する人はいないのではないかと思います（もっとも、『テーラーメイド医療』という言葉は、遺伝子診断などに基づく治療の個別性に関して使用されることが多いのですが）。

　しかしながら、そのように患者さんの現実に合わせた治療をするということは、治療への抵抗の強い治療困難例においては、口で言うほど簡単ではないのです。と言いますのは、患者さんは自分が変わる（変えられる）ことをとても恐れていますので、変えられること（＝有効な治療が行われること）を必死で避けようとします。ですから、患者さんの意見をはじめからそのまま取り入れていたら、しっかりとした治療ができるような治療目標とはなりません。『患者さんの主張に負けた、患者さんの言うなりの（何の変化ももたらさない）治療枠』となってしまいがちなのです。筋金入りの摂食障害患者さんの主張（要求）に太刀打ちできる治療者は、意外と少ないものです。患者さんの言い分を聞き過ぎてしまう治療がある一方で、その主張を殆ど聞かない、決まった治療枠や治療目標による治療も存在しますが、そういうやり方にも患者さんの言いなりになることを避けるという効用はあるのかもしれません。特に大学病院のように、いろいろな経験値のいろいろな個性を持った治療者が治療に関わらざるをえない場合、治療の有効性を守ろうとして、患者さんの個性や能力をあまり考慮しない、治療者の裁量によって変えられる部分を小さくした、融通のきかない治療をせざるをえなくなるという面もあるのかもしれません。しかし、そのような機械的な態度が、患者さんの治療意欲を削ぎ、あるいは治療から逃避してしまう患者さんの言い訳とされ、治療が進まなくなってしまうという、ジレンマも小さくありません。このように、「病気を治す治療の力を守る」ことと、「患者さんがいかにその治療を自分のものとして受け入れ実行できるか」という二つの要素は、なかなか両立し難いものです。しかしながら、なんとかしてこの二つをかみ合うようにすることができれば、その分治療は大きな力を発揮することができるのではないかと思うのです。

　患者さんの問題に即した、実現可能でかつ有効な治療を行うための（入院）治療目標を（外来において）設定することは、摂食障害の治療を成功させる上で、非常に重要なポイントです。特に重症の患者さんにおいて、何を目的に入院し、どこまで治療するのかといった、治療の青写真を入院前にしっかり描いておけるかどうかが、入院治療の成否を分けることにもなります。そのためには、入

院前の外来において、時間をかけて患者さんに自分の問題に向き合ってもらい、困ってもらい(自分の問題に向き合わなければ、困ることはありません)、治療動機をできるだけ高めてもらうことが必要です。その上で、患者さん自身に自分の問題に沿った治療目標を出してもらうことができれば、それは本当の意味での『テーラーメイド医療』となるのではないでしょうか。筆者はこの患者さんとともにその過程を1年近くかけてやったと考えています。摂食障害の患者さんは自分の意思に反して治療をさせられていると、過度に感じる人達です。そこで、治療者側からは直接的には治療目標は出さず、患者さんから出てくるのを待つ姿勢をとりました。ただ、すべての前提として、「体重を増やさないことには病気は改善しない」、「自分が苦しむような病的な問題行動や生きる態度は止めた方がいい」、という治療者の基本的な考え方や姿勢はあり、それは患者さんに伝わっていたのではないかと思います。

『強度の強迫傾向を持つ神経症水準のAN遷延例』の病態と成因について ―『強迫的防衛』と『回避』―

以前、この患者さんの治療経過を学会誌に発表した[1,2]時に、その病態を『強度の強迫傾向を持つ神経症水準のAN遷延例』とし、その成因について考察しました。最も典型的と思われる摂食障害について、当時の筆者がどのように考えていたかということが記されており[1]、以下にそのまま紹介させていただきます。これは、前に摂食障害の三つの分類の一つとして紹介した『中核的摂食障害』の特徴と共通する点が大きく、筆者が『中核的摂食障害』について述べた最初の記載だったと思われます。

> 摂食障害の予後予測指標について過去多くの統計的研究がなされているが、ANについては、罹病期間の長さ、パーソナリティ障害の合併、親子関係の障害、そして嘔吐の存在が予後不良の予測因子として、最も多く報告されている。また、性格特徴という観点から、『強迫性性格—不食型のAN—予後良好』、『境界性性格—BN(神経性大食症)—遷延化』という関連を指摘する報告もある。
> しかし、これらの摂食障害(あるいはAN)全体としての予後不良の傾向とは別に、個々の重症例、遷延例はそれぞれ固有の予後不良因子(治療困難性、遷延化要因など)をもっており、その共通点、相違点からいくつかのサブグ

ループに分類することができると思われる。馬場[4]は、摂食障害の治療困難例をその病態水準から、神経性水準の患者、境界パーソナリティの患者、およびシゾイドパーソナリティの患者に区別し、その際、神経症水準の患者では、ヒステリー性格をもち、疾病利得傾向が家族関係の中で充足・強化されている場合や、強度の強迫傾向を持つ場合に、治療は困難に傾くと指摘している。本症例にこの分類を当てはめれば、『強度の強迫傾向をもつ神経症水準の AN 遷延例』であると考えられる。

本症例の心理社会的側面には、以下のような『変化することへの不安・抵抗』とでもいえるような傾向が顕著であった。

1) 病気のためにさまざまな苦痛を味わっているにもかかわらず、現状を変えることへの不安がきわめて強く、病的（AN 的）な存在様式に固執していた。
2) そのような状況の中で、患者は現実回避的でその場しのぎの精神の安定を、必死で追い求めていた。
3) 患者の強い抵抗のため、治療は妥協的なものになりがちであった。
4) 病状の改善を望む周囲、特に母親との間に強烈な緊張関係（食事や体重をめぐる『綱引き状態』）が存在したが、この関係は『変えられてしまう』という患者の不安を刺激して防衛を強めさせ、むしろ遷延化の要因になっているように思われた。
5) 患者は、低体重などにより自分が『無力でかわいそうな存在』であることを強調し、現状を変えようとする周囲の動きをけん制し、阻止し続けた。

以上のような特徴は、AN 患者一般に多かれ少なかれ認められるものであるが、特に『強度の強迫傾向をもつ神経症水準の AN 遷延例』において、その傾向は顕著であると思われる。

成田[5]は、精神科を受診する昨今の青年期患者の特徴の一つとして、『強迫性格』の増加を指摘し、その人格構造を精神分析的立場から以下のように説明した。人格の中核には傷つきやすい自己愛がある。自己愛の傷つきを防ぐために、周囲に強迫的外層を形成し、外界をコントロールする。しかし、コントロールが困難になると、外界は脅威として体験され、彼らは『どうしてよいかわからない、どうすることもできない』という無力感、孤立無援感を抱く。これを防衛するために、たとえば摂食障害の患者は自己の身体をコントロールしようとする。

この成田のモデルは、①なぜ病前は『問題のない良い子』である少女達がANの重症例、遷延例になりうるのか、②なぜ彼女らが、病気のためにこれほど苦しんでいるにもかかわらず、病気から回復することを恐れ、病気であり続けようとするのかなどの、摂食障害に関する謎への解答の貴重な手がかりを示してくれている。すなわち、(1)病前の一見非の打ち所のない優等生的な生き方が、実は『脆弱な自己愛』の『強迫的防衛』によるものであり、その傾向が強い者ほど重症化する可能性が高い、(2)病気から生じた苦しみは無力感・孤立無援感をさらに増大させ、患者はますます自己の身体のコントロールにしがみつく、などの側面が重要であると考える。

　また、野添[6]は行動論の立場から、ANの成立機序を現実場面からの回避反応であると考え、直面する問題を回避するのではなく、いかにして処理するかを再学習させることを、段階的な食行動形成の治療過程の中に組み入れる治療を提唱してきた。しかるに本症例においては、家庭内で母親との緊張が高まると(それから逃れるために)入院し、入院して体重がある程度増え肥満恐怖が増大すると中途退院するという、きわめて現実回避的な入退院のパターンが繰り返されていた。これは本症例の現実回避性の強さを示しているともいえるが、その一方でこのような回避的な入退院の繰り返しを許し続けたこと自体が、『回避条件付け』のメカニズムにより、ANの重症化、遷延化をもたらしたという側面も否定できないと思われる。なお、成田の『強迫的防衛』と野添の『現実回避』は、同じ病態をそれぞれの拠って立つ『精神分析』および『行動療法』の立場から説明し、『精神内界』と『行動面』の両面を補完的に表しているように考えられる。

上記の考察は、成田の『強迫的防衛』の説明を、紙面の関係でやや簡略化して紹介していましたが、原文の方が『強迫的防衛』の精神病理をより明確に表していますので、以下に原文のまま引用します[5]。

　人格の中核には傷つきやすい自己愛がある。自己愛の傷つきを防ぐために、周囲に強迫的外層が形成されていて、外界をコントロールすることによって尊大な自己像とその奥にある自己愛的全能感を維持しようとしている。コントロールが困難になると、外界は脅威として体験され、彼らは「怖い」と感じる。自己は無力となり、そのように自己を傷つける外界に対して怒りが生じるが、それが外界に投影されて外界はますます「怖い」ものになる。彼ら

は「どうしてよいかわからない、どうすることもできない」という無力感、孤立無援感を抱く。

　これを防衛するために、強迫神経症者は自己の衝動、感情をますますコントロールしようとする。摂食障害の患者は自己の身体をコントロールしようとする。家庭内暴力の患者はもっとも身近な対象（母親）を自己の一部であるかのようにコントロールしようとする。登校拒否の患者や対人恐怖症者はコントロールしきれない状況から引きさがり（退却し）とじこもる。嗜癖者は薬物によって無力感を逃れ、コントロール幻想を得ようとする。

変化することへの不安・抵抗の大きい摂食障害患者さんに、自発的な入院を促す方法

　一般に摂食障害の患者さんは、治療を受けることについて抵抗が大きく、まして入院治療ともなるとなおさらです。それは、彼女達自身が摂食障害という生き方を選んでいるのであり、それ以外の生き方をすることに大きな不安を持っているからです。この患者さんは特にそのような側面が強く、治療への抵抗が強く、（現実回避としてではなく）病気を治そうという動機を持ってする入院治療を受け入れることは、彼女にとって大事業でした。患者さんにそのような大きな作業をしてもらうためには、治療者は意図と方法をもった外来治療をする必要があります。その点について記した、症例報告の考察の中の一文も、以下に引用させていただきます[1]。

　　本症例のように『変化することへの不安・抵抗が大きい＝強迫性の強い』AN患者の病状を実質的に改善するためには本格的な入院治療を要するが、入院治療がどこまで成果をあげられるかは、外来においていかに患者の治療動機を高めさせておくことができるかにかかっているといっても過言ではない。しかし、「自分は現状に満足しており、何も困ったことはない」と言い張る患者に対して、言葉のみで治療の必要性をいくら説得しても、強硬な拒否にあうか、『その気はないのに無理にさせられた（と患者が主張する）入院』につながるだけである。このような患者が自発的な治療動機をもつためには、その前提として、『本当は困っている』という患者自身の実感が必要である。しかしながら、『困難を回避』し、かつ『困っていることを否認する』のが、重症例において特に顕著なAN患者の特徴である。したがって、彼らが

『困っている自分』を現実生活の中で体験し実感できるように援助することで、患者の中に潜在的に存在する『変化したい、病気から逃れたい』という気持ちを引き出し育てていく、一貫した治療者の姿勢がポイントとなる。そのような観点から、外来において本症例に、以下のような対応を行った。

　A．客観的・中立的立場
　　①患者の変化をあからさまに要求することや、逆に現状肯定につながる言動に共感することを避けた。
　　②家族内で起きる葛藤や変化についても、患者・家族のどちらにも必要以上に肩入れせずに見守り、交通整理的な役割を果たした。
　B．回避の遮断
　　③患者は『無力でかわいそうな存在』ではなく、『やればできる責任と能力をもっている者』であるとして、病気への安易な回避（体重を減らすなど）を見過ごさなかった。
　C．患者の自主性の尊重
　　④患者がどうしてもすると決めたことは強いて止めずに経験させてみて、現状のままではうまくいかないことに直面させた。
　　⑤入院治療を強要しなかった。患者から入院という言葉が出た後も、それが現実からの逃避としてではなく、治療のための入院となるように時間をかけた。
　D．質問による気づきの促しと、治療への動機づけ
　　⑥治療者の考えを押し付けるのではなく、中立的な質問により、患者自身が自分の気持ちを整理し明確にするのを助けた。特に、『現状維持でいいと思うのか、それとも変化することが必要と思うのか』を、折にふれ尋ねていった。

　自分の立場がおびやかされていると感じている人は、周囲から自分とは違った考えを言われた場合、その影響を過大に感じてそれを打ち消そうとします。そして、自分の考えや感情に固執し、反作用的に強めたりします。そこで、治療者は上記のA（客観的・中立的立場）やC（患者の自主性の尊重）の態度を守ることによって、患者さんが少しでも落ち着いて自分のことを振り返れるようにしました。また、『回避』は摂食障害患者さんの生き方や考え方のすべての基本となっており、B（回避の遮断）はこの病気の患者さんへの対応の一つの大きなポイントとなります。また、現状維持は回避の一つの形であり、患者さん

は自分自身や自らの生活について客観的に振り返ることをしません。そこで、治療者は中立的な質問をすることで自らを振り返らせ、客観的な視点を持ってもらうようにして、変化・治療への動機づけを促しました(D)。

家族への対応、家族が果たした役割について

　摂食障害(特に AN)患者さんでは、一般に現実適応や社会生活の発展が乏しく、人間関係の範囲が殆ど家族だけに限られたり、それなりの社会生活を持っていたとしても、家族間に独特の関係が見られ、家族関係のあり方が摂食障害の経過に大きく関わっていることが少なくありません。この患者さんにおいても、そういう点が顕著であり、先の症例報告でも考察しており、以下に示します[1]。家族関係のあり方を治療の主要なターゲットとするいわゆる家族療法の立場はとっていませんが、筆者の摂食障害治療において家族は重要な要素であり、患者さんの変化を導くために家族への直接的、間接的な介入を、殆どの症例で多かれ少なかれ行っています。

　　AN 患者にとって家族の存在は現実生活や精神生活のきわめて大きな部分をしめているため、家族との関係は患者の病状や治療への動機づけに大きく影響してくる。本症例において母親との関係が病気の遷延要因であったことはすでに述べたが、今回は治療者が母娘関係に対し中立的立場をとることや、患者の病気への回避を遮断したことなどで、母娘間の緊張関係を泥沼化させず、むしろ入院治療への追い風として利用できた。一方、兄の縁談が、今回自発的な入院を最終的に決断するための非常に大きな要因となった。これまでは、患者の病状が重いうえに、兄の縁談に対して病状を悪化させるなどの反応を示してきたため、兄は「妹の病気が治るまでは結婚しない」という姿勢を余儀なくされてきた。しかし、今回の外来治療期間中、患者は体重をほぼ維持し、精神的にも比較的安定していた。その中で兄は、膠着した家族関係を続けるよりも、むしろ家族内に大きな変化を生じさせることが、患者に現実を突きつけ治療動機を促す契機になるのではないかと考え、縁談を受けてみる気になったという。
　　AN の遷延例においては、たとえその発症・持続因子としてある家族成員・家族関係が推定されたとしても、それを扱われることへの家族自体の抵

抗や可塑性のなさなどから、直接の介入が非常に困難であることも少なくない。本症例においても、母親や母娘関係への直接の介入は、母親の可塑性のなさや患者の抵抗の大きさもあり、外来においてはあえて積極的には行わなかった。このような家族へのアプローチの仕方として、前述したような地道な対応を時間をかけて行うことで患者の状態をある程度改善させ、それにより家族の資源・変化を間接的に導き出し利用していくという方法が、より現実的かつ効率的である場合もあるのではないかと考える。

　筆者の摂食障害患者さんへの治療スタンスは、小児であったり、心理的によほど未熟であったり、知的発達に問題がある場合を除いて、患者さん本人を主な治療の対象とするものでした。勿論、摂食障害の成り立ちや治療において家族の果たす役割は大きく、治療が家族関係の変化をもたらすことができれば、その新たな交流が患者さんを変化させる部分は大きいと考えています。しかし、それとともに、患者さん自身が治療により変化することが、家族の変化を生み、それまで機能することが困難であった家族の力を引き出し、患者さんとの間にプラスの相互作用を生じさせることを、たくさん経験してきました。治療の主な対象を患者さん自身とするのか（個人療法）、それとも家族関係とするのか（家族療法）というのは、それぞれの治療者において、どちらへの働きかけがより多くの変化を生むのか、もっと究極的に言えば、その治療者にとってどちらの対応が可能か、どちらの対応を好むかということなのかもしれません。筆者の場合は、患者さん個人に対して、その生き方を問い、病気との向き合い方を問うていくなかで変化を促していくやり方が、自分に合っていると思い、より大きな成果をもたらしてくれていると思ってやってきました。個人の治療を主としながらも、家族にも効率的に対応し、治療に役立てるといったところでしょうか。

　この患者さんの外来治療においても、筆者はそのように患者さんに対応し、患者さんは体重を殆ど減らすことなく、それまでよりも自分に向き合うようになり、心理的にも比較的安定しているという状態を、1年近く続けました。そういう状況の中で、家族の患者さんへの態度も、それまでとは変わったのだと思います。患者さんは、「自分が病気を治そうと思えるきっかけを与えてくださいと、神様に祈っている」と言っていましたが、最も信頼していた兄が、そのきっかけを与えてくれました。縁談に応じることで、患者さんはこのままではいられないという危機感を高め、入院を決意することにつながりました。し

かし、兄の与えてくれたきっかけは患者さんの変化に導かれて生じたものだとも言え、大きく見れば、患者さん自身が治そうと思えるきっかけを引き寄せたということにもなります。

入院治療

225日に及ぶ入院治療経過を、第Ⅰ期から第Ⅲ期までの3期に分けて紹介します。

第Ⅰ期：治療導入期　　第1〜60病日　35.55 kg → 36.40 kg

【入院当日】両親を含めた入院時面接

患者　自主的に治療したいし、先生にも信用してもらいたい。その上で、これから始まる行動制限の内容を緩めてもらいたい。『させられてる』というのには耐えられない。でも、先生の言うことを聞かないと見捨てられるし、どうしたらいいかわからない。(悪いことを)隠れてとか、黙ってとか、しちゃいけないと思って。(だから)「太ってるの、怖い」とか(正直な気持ちを)言いたい。いい子でいようと思ったら、かげで悪いことするから、悪い子でいようと思う。

治療者　自由意思は尊重したいけど、(そのためには)うまくいかない時はどうするかという取り決めが必要。

患者　その時は先生の言う通りにする。

(患者さんから、行動制限の内容について様々な要望が出されました。)

治療者　あれこれ注文が多いと、治療にならなくなることがある。

患者　折角やる気を出したのに、挫かれた(泣いて反応)。

(ここで両親は、「あなたのわがままである、先生の言うことを聞くのが本当」と患者さんをたしなめ、患者さんはますます依怙地になるという、これまで家族内で限りなく繰り返されてきたと思われる情景が出現しました。両親に退室をお願いし、以下は二人で話しました。)

治療者　これからちゃんとした治療をやっていくには、お互いの治療の青写真が、大事な所では一致していることが大切。もしあなたの言う通りにしたとすると、僕の方にそれでやっていけるのかなという不安が出てくる。

ワンポイントメモ ⑤ 再び摂食障害の在院日数について

　今日では、通常の医療施設で摂食障害患者さんの入院がこのように 225 日という長期間に及ぶことは、まず許してもらえないといっていいのではないかと思います。しかし、この頃はまだ、入院の在院日数については問題にされていませんでした。入院期間を短くしなければならないなどとは誰も考えておらず、むしろ治療途中で治療が続けられなくなり早期退院となってしまうことを、筆者は情けないものだと考え、そのようなことにならないためにはどうしたらいいのかが大きな課題でした。ただ病院に住まわせておくだけのような入院の場合は別ですが、ちゃんとした治療をしながら入院を長く維持できるということはそれなりの技術があってこそなのだと、長い入院に誇りを持っていたくらいです。しかし近年では、中途退院は恥ずかしいことでも責められることでもなくなり、むしろ平均在院日数の短縮化に貢献してよかったと、こころの底でちょっと考えさせられてしまうような雰囲気さえあります。

　このような治療環境となっていることについて、専門家はどのように考えているのかという議論をしたいと考え、当科が主催したある学会で、『重症の摂食障害の治療に長い入院は必要か否か』というテーマで、ディベートを企画しました[7]。そして、長い入院が必要だという側の代表として筆者が手をあげました。相手方としては、常日頃「長い入院など全く必要ないし、(それどころか)治療自体してもしなくても摂食障害の予後は変わらない」と公言しておられる、ある有名な先生に出ていただけないかと、希望しました。しかし、その願いはかなわず、その先生の教室の他の先生が、代わりを仰せつかってお相手としてやってこられました。ところが、事前の打ち合わせの時、相手の方が、「(できるならば)長い入院がいいのに決まっています」と言われ、筆者のこのディベートに対するテンションは下がってしまいました。長い入院が必要か必要でないかというテーマで真っ向からぶつかるという、筆者の願いは肩透かしにあってしまいました。筆者は現在、在院日数のことを殆ど考えなくてもいい特殊な環境で摂食障害の治療をしていますが、それについてはまたお話しする機会があればと思っています。

　重症の摂食障害の治療において、我々に何ができるか、何をしなければならないかということを考えれば、考え直さなければならないのは、長い入院なのか、それとも医療経済的な圧力なのでしょうか？　読者はどのように考えられるでしょうか？

患者　(やや機嫌を直し、いくつかの小さな変更点を除き、行動制限の内容はほぼ外来での取り決め通りとなりました。)
　　　　私は無理にいい子になったりしたくない。
治療者　僕も物わかりのいい医者にはなりたくない。これからも、わからない

ことはわからないと言いますよ。

　これまでの入院と違い、今回は患者さん自身が病気を治そうと決意し、明確な治療目標を定め、行動制限の内容も取り決めたうえでの入院でした。それにもかかわらず、入院後患者さんはいきなり行動制限の緩和を要求し、応じない治療者を激しく非難するなど、治療の主導権をめぐって大きな揺さぶりをかけてきました。これは、行動制限という治療枠に入ることが、これまでの患者さんの生き方そのものともいえる『強迫的防衛』を手放すことにつながるため、それが強い患者さんほど大きな脅威にさらされることを示しています。患者さんは、全力を挙げて『強迫的防衛』を守ろうとします。

　心理療法に関わる医療者の多くは、患者さんの自主性を尊重したい、上から命令するような態度はとりたくないという考えや態度を、基本的に持っているのではないでしょうか。『させられている』というのには耐えられないと患者さんに言われると、患者さんの自主性を殺してしまう、わからず屋の治療者になってしまうのではないかなどと罪悪感を刺激され、言うことをきいてあげないといけないような気持ちが生じてきます。『正直でありたい』と言われると、その『正直な気持ち』に応えて信用してあげないと、患者さんをまた『不正直』にさせてしまうのではないかと思いがちです。筆者自身にもそのようなこころの動きはありますので、それはよくわかります。長い経過を経た摂食障害の患者さんは、そういう治療者のこころを読んで影響を与えることで、自分にとって都合のいい状況を作ることが非常に巧みです。それは患者さんが、摂食障害という生き方を守るために、周囲の人達に対して、全能力全エネルギーをかけてやっていることなので、治療者の方によほどしっかりとした認識がないと、負けてしまいます。

　患者さんの主張に影響を受け過ぎていると思われる医療者がいる一方で、患者さんの言い分(それにまつわる感情も含めて)を一切聞かないで、切り捨ててしまうような態度をとる治療者もいます。その根底には、患者さんの言うことを聞いていたら、その主張に巻き込まれて主導権を失ってしまうのではないかという、怖さがあるのではないでしょうか。医療者は正しく、患者さんは異常なのだと思っていれば、気分的にも楽でしょう。

　しかし、このような一見厄介で聞き分けのない患者さんの主張を、そのまま受け入れるのでもなく、切り捨てるのでもなく、治療者がしっかりと受け止め、理解し、その上でこちらの意見を返すことが、相互理解が進みしっかりとした

治療関係を結んでいくことにつながります。また、そのようなやりとりを通して、患者さんの未熟な人間関係や基本的な考え方が、少しずつ成熟していくと思われるのです。

　摂食障害の患者さんは、何事も『すべていい』、『すべて悪い』という二分法で、物事を考える傾向があります。治療に関しても、患者さんは自分が考えることが絶対的に正しくて、それに同意しない治療者の考えはすべて間違っていると、極め付けます。しかし、いつも自分の考えに自信満々というわけではなく、自分が少しでも間違っているのではないかと思うと自信がなくなり、全面的に間違っているような気にもなります。そこで、自分の小さな間違いや欠点も認められないということにもなります。このように全か無かの考え方は、患者さんの人生のすべての面を窮屈なものにしていきますし、患者さんが摂食障害から離れられないことにも、関係しているのです。

　ここでの治療者の対応は、患者さんの意見と対立し、患者さんの主張をすべて排除しているように見えるかもしれません。しかし、治療者が『すべてよい』、患者さんが『すべて悪い』と言いたいわけではないのです。治療を台無しにしてしまいかねない患者さんの要求は受け入れませんが、治療者も不安を持ち、限界のある一個の人間であり、そういう人間がちゃんとした仕事をしようとするからこそ、こういう態度を取っているのだと説明しています。そして、治療者のこういう説明が患者さんに多少なりとも受け入れられたからこそ、彼女の機嫌が多少直り、比較的冷静に治療の枠について話し合えたのだと思うのです。治療者が自らの限界を当然のように認め、限界のある人間でも堂々と自信を持って生きている姿を見せることで、完璧でなくてもいいことを示したとも言えるかもしれません。

　こういった場合、患者さんの強い要求に負けずかつ良好な治療関係を保っていくために、治療者の対応として重要なのは、①『強迫的防衛』を手放す患者さんの不安について十分に理解・共感し、それを患者さんに伝える、②患者さんの中の『変化したい＝病気を治したいという自分』と協力し、双方が納得できる治療方針を作っていく、③その一方で、患者さんの中の『今のままでいたい＝治療に抵抗する自分』に対しては譲歩しないなどの、一貫した姿勢です。この患者さんに対して治療者は、『物わかりがいいとはいえないが、患者さんとの間に共通理解を持とうと誠実に努力する治療者』というスタンスを取り続けることにより、患者さんの激しい攻撃をかわし、治療関係を保ちながらも治療の主導権を握ることができたと考えます。

【第 2 病日】35.55 kg（この患者さんの入院においては、体重測定は途中まで週に一度のみとしており、以下測定した日のみ体重を記載します。）

「どうせなら、すぐ始めてほしい」という患者さんの要望により、行動観察期間なしで、行動制限を開始しました。その内容（開始時）は、①行動範囲は当科病棟内、②外部との通信・面会は不許可、③金銭は医療者側が管理、④間食・嗜好品は不許可、⑤ベッド上安静 1 日 3 時間などでした。食事は出されたものを残さず全て食べる『全量摂取』とし、1200 kcal（1 日量）から開始して段階的に増加させました。制限解除については、はじめからスケジュールを細かく決めておくのではなく、1 ～ 2 週間ごとに、短期的な課題とそれが達成された場合の解除項目について、患者さんと話し合い決定していくこととしました。

ANの入院治療において、行動制限を用いて行動療法的な治療をするという点は、九州大学も鹿児島大学も共通していました。ただ、九州大学においては何 kg になったらどの制限が解除されるかというすべての予定を、行動制限開始時にあらかじめ決めておいて、目標体重までのスケジュールを表（達成した体重と解除制限項目の対応表：『行動制限表』）にしておくのに対し、鹿児島大学では、あらかじめ決めておかずに、短期的な課題とそれが達成された場合の解除項目を患者さんと 1 ～ 2 週間毎に決めながらやっていく方法だったと思います。それぞれ利点がありどちらがいいとか簡単に決められませんが、鹿児島大学式の方が、その時点の患者さんに合った課題（体重増加に限りません）や報酬（解除する制限）を選ぶことができるなど、治療者にとって自由度があります。しかし自由度があるということは、それに伴い、短期的な約束を結ぶ毎に課題や報酬を適切に選択し、かつその約束について患者さんを納得させなければならないなど、治療者の対応能力が要求されます。当然、患者さんの病態や治療法についてより深く理解・把握しておく必要があります。その点、九州大学式では、あらかじめ決めたスケジュールに則って進めていけばいいので、比較的初心の治療者にも使いやすいという利点はあるように思います。また、患者さんからしてみても、自分の治療の全体像が見えて見通しがつきやすいというのがありますが、体重さえ増やして制限が解除されればそれでいい（治った）と誤解してしまう患者さんも少なくなく、そうではないことを繰り返し教育していく必要があります。

また、鹿児島大学では、何 kg になったら（〜を解除される）というのではな

く、1週間の間に適正な体重増加（例えば、0.5〜1.0 kg）があったかどうかということが、食事や体重増加が適切になされたかどうかの判断材料となっていました。体重以外にも、前向きな態度とか行動の改善なども、制限解除の条件にすることもありました。そのように、その時その時の患者さんに対し、フリーハンドでやっていたという印象があります。

　筆者は、この患者さんに、どちらかと言うと鹿児島大学式のやり方を採用しています。なぜそうしたかは、あまりはっきりとは覚えていないのですが、鹿児島大学から帰って比較的間もなかったということもあり、その方が慣れていたからというのもあったでしょう。また、この患者さんが摂食障害として重症であり、治療への抵抗も大きいものがあって、今後治療に対してどのように反応するのか、その時の筆者には前もって予測がつきにくかったこともあったと思います。最初から細かいスケジュールを決めておいても、体重がある程度増えた時には患者さんの心理的な状況が変わっていて、その時点の実情に合わなくなっていたりすることが多いのではないかと思われ、その時の状況に合わせた対応のできる自由度の高いやり方の方が、この患者さんには合っているとの判断からだったのではないかと思います。

【第5病日】治療者と兄との話し合い

兄　母と妹、家の中ではうまくいかないが、離れていると、妹が帰ろう（退院しよう）とすると「かわいそう」と退院させる。なかなか親離れ、子離れができない。一つは、こういう病気だから突き放せない。

　　（妹には）逃げないでほしい。逃げることで自信がなくなる。進むのがきつければ止まって休んで、また登ればいい。

　　今度の入院も、私の結婚が少し引き金になっている。私が独身であることがプレッシャーに。私のせいで兄が結婚できないと。この結婚が長く続いた生活に終止符を打つことになってくれればいい。しかし、いつまでに治さないといけないというプレッシャーになるとよくない。

治療者　よく見ておられる。

兄　繰り返しているうちに、こういう流れで（同じ繰り返し）と巨視的になる。治療の中で乗り越えられないポイントがある。

治療者　そこのところを教えてほしい。

兄　具体的な体重か、体質が変わるのを感じるのか？　本人は 35 kg を目安においているかもしれないが、自分は 40 kg（は必要）と思う。半年で全快す

るのは無理と思う。きっと停滞する所があるが、それをどう乗り越えるか。いくつも壁があるかもしれないが、それをクリアしていくと自信になる。ただ入院しているだけではダメ。

　ある程度の体重になると、「家に帰りたい、働きたい」と言うが、その中に病気から逃げるという気持ちがある。

　今までの入院と今回とは違う。今までは家での生活がうまくいかなくて、自信なくして衰弱して入院。今回はある程度維持しての入院。自信はないけど治そうとして入院するのは立派なステップ。（今の妹の状態である）治したいけど、自信がないというのがいい。今までは、「絶対にできる！」と思って退院したのがうまくいかず、自信を喪失したというのがあった。

　兄は、患者さんの病態、母親との関係、これまでの治療の流れなどについて、とてもよく理解していると感じました。家族の中にこれだけ理解の深い人がいることは珍しいくらいで、治療の有力な協力者になりうると思いました。入院中に病気を治すことから逃げよう（退院しよう）とする時が必ず来て、そこが大きなポイントとなります。今まで母親が回避を許していたので、そこをブロックすることが肝要と思われました。今後そのポイントが来た時、家族をまとめて患者さんの回避を許さないようにすることを兄に依頼し、快諾を得ました。

　この兄のように状況をよく理解し患者さんへの対応もしっかりできている家族は珍しく、多くの家族は、患者さんとの関係についてどう理解したらいいのかわからず、迷い、苦しんでいます。そういう場合、家族が何に困っているのか、どのように考えているのか、時間をかけて聞きます。そういう中でなぜうまくいかないのかが見えてきて、それは逆に言うと、どうしていったらうまくいくのかということにつながっていきます。

【第7病日】34.85 kg

患者　まさか（体重が）減っていると思わなかったから、すごくショック。食事を（1200 kcal から）1400 kcal に上げてください。

治療者　ショックの中にどういう気持ちが一番大きい？

患者　体重で判断されるというのがあるから、先生の評価が怖いと思った。

治療者　体重が減ったことで先生にどう思われるのかが、そんなに気になったのは？

患者　先生の希望の制限と私の主張が食い違っていた（入院当日に、患者さん

と主治医がやり合ったことを指しています）から、（私が主張して変更した）制限が間違っていたととられるのが怖かった。先生が何でもすぐ体重できめつけてくるから怖かった。

治療者 体重も大切だが、それだけでは決めない。体重ですべてを決めるのはあなた達（摂食障害の人達）の方ではないのですか？ 今のことだけを考えれば「じゃ、（食事を）増やしましょう」としてもいいが、大切なのは、壁にうち当たった時にどうするかということ。今は、肥満恐怖の壁にうち当たった時のための準備期間。今のまま（の実力）では太刀打ちできない。

　それと、4～5日前まで、1200 kcal で「（多過ぎて）おなかがびっくりしている」と言っていたのに、（もう）1400（にするの）は早過ぎる気がする。

患者 （語気荒く）先生はくどいったらしい！ 私が「1400に上げたい」と言ったら、すぐ「そうしましょう」と同意してくれるものと思っていたのに、ダメと言われて、先生が何を考えているのかわからなくなった。

　いいです！ 先生の言う通りにします。じゃ、これでやめましょう！（と、面接室を出て行こうとする。）

治療者 （押しとどめ）面接終了は、僕が決める。座りなさい。

患者 （しぶしぶ座る。）結局私のわがままとしかとられないんだったら、いいです！ 先生の言う通りにします！

治療者 僕の言う通りにすることに、何％くらい納得しているの？

患者 50％。

治療者 僕は本当に納得したいからあえて物わかり悪くしているけど、納得させてもらえれば1400 kcalにもするつもりですよ。

（面接終了後、読んでほしいと日記を提出）

日記 今、複雑な気持ちです。でも冷静になると、やっぱり私が言ってることが間違ってたのかなと思います。「早く治りたい」というあせりなんでしょうね。先生、すみません。どうして、すぐ感情的になるんでしょう？ 先生に甘えたいんでしょうね。先生だけが私の理解者だと思うから、どうしてもわがまま言ってしまうんでしょうね。もっとこころにゆとりを持つようにします。

治療者 今のような、お互いの考えていることを理解しようとするやりとりが、大切なんですよ。

1200 kcal の食事では、この位の低体重の人でも、例え全部食べていたとしても体重は増えませんし、それどころか少しくらい減っていたとしても、不思議はありません。しかし、患者さんはこれまで太ることを最も恐れ、そのくらいの食事でも全部食べれば太るに違いないと思いこみ、食べることを極度に制限してきました。ところが、入院後、全量摂取という約束の元、彼女にしては珍しくちゃんと食べるということをしたにもかかわらず、体重が減ってしまいました。体重が減るということは、それまでの彼女からすれば、むしろ安心することだったはずですが、今は、彼女はとても不安になっています。これをどう理解したらいいのでしょうか。前と逆のように感じるようになったということは、摂食障害が改善したということでしょうか？

　AN の患者さんが、治療の過程で「もっと食べたい」とか「体重を増やしたい」とか言い始めることがあります。そのような時、やせ願望や肥満恐怖が減少したのではないか、病気を治そうという気持ちが高まって前向きになったのではないかと、思われるかもしれません。周囲の人は、そのような「よい変化」を評価してあげたいし、喜びたいと思うかもしれません。しかし、摂食障害はそんなに簡単な病気ではないのです。有効な治療をかなりした後であればまだしも、一見よくなったような患者さんの言葉には注意が必要です。摂食障害患者さんの食事や体重へのこだわりは根深いもので、長い経過の後摂食障害が緩解（症状がなくなった状態）した患者さんからも、食べることや体重が増えることへの不安がまだ残っていることを知らされることも少なくないのです（予後調査で患者さんの話を聞いた先生からも、そのような報告を聞きました）。

　体重に関する摂食障害の患者さんの思いは複雑で、基本的には体重や体型へのこだわりは変わらずしっかりある上で、その時その時の状況によって、いろいろな反応が生じてくるのです。この時も、患者さんは体重が減ったことで安心したという面も、あったのではないかと思います。しかし、体重を減らしたことによって周囲（医療者、特に主治医）が怒り罰を下す（新たな制限を加える）という強い疑い（≒確信）が、体重を減らすことへの恐怖を生み、食事を増やすことへの性急な要求となって現れたのだと思われます。

　では、なぜ彼女はそこまで怖いと思ったのでしょうか。一つには、体重を減らすと周囲の人、特に母親から強く批判され激しいバトルが繰り返されてきたので、周囲からの批判に敏感になり、それに対する恐怖が大きくなっていたという面もあったと思われます。しかし、より本質的に言えば、患者さんの『強

迫的防衛』の心理において、「外界のコントロールが困難になると、外界は脅威として体験され、自己を傷つける外界に対して怒りが生じ、それが外界に投影されて外界はますます怖いものになる」[本章『強度の強迫傾向を持つ神経症水準の AN 遷延例の病態と成因について』(96 頁) 参照] ということが、この時の『外界』の代表である治療者との間で生じていたのだと思われます。

　成田はまた、強迫的パーソナリティの患者は、内面に『よい (すぐれた) 自己』と『悪い (劣った) 自己』が両極化して存在し、自己愛を守るために、『劣った自己』を『すぐれた自己』にすべく奮闘し、『すぐれた自己』という幻想を維持しようとすると、述べています[5]。この患者さんにも『すぐれた自己』と『劣った自己』の両極化があり、強迫的頑張りにより『すぐれた自己』という幻想を必死で守ろうしていましたが、治療 (特に、入院治療) の中での彼女の頑張りは、自分を変えて病気を治そうという実質的な努力ではなく、表面的な成果によってよい評価を治療者からもらうことで、『すぐれた自己』の幻想を得ることが目的ではないかと思えるものでした。治療者は患者さんのそういう面に違和感を覚え、治療の過程が患者さんの自己愛の充足のみに終わるのはよくないと感じていました。例えば「体重を増やす」という一見治療の目的と合致したものであったとしても、患者さんの努力の目的が、『すぐれた自己』という幻想を守るためだけの病的なものであったとしたら、その努力は病気の改善にはつながらないと思われたからです。

　このように、摂食障害の患者さん、その中でも特に『中核的摂食障害』の患者さんは特徴的な心理を持ち、食事や体重についても、通常の人が考えないようなことを、殆ど常に考えているのです。そして、患者さんの考えは、その時その時の状況によって、揺れ動きます。昨日言っていたことと、今日言っていることが全然違っていたりするのは、よくあることです。彼女が今、性急に執拗に主張し要求していることは、今その瞬間の彼女の主観的状況の中で、その時点の不安を回避するために彼女が刹那的に思い浮かべたことなのです。もし、そのような要求を満たしてあげたとしても、患者さんの気持ちがおさまるのはその時だけです。次の日にはまた彼女は、その時に生じている (別の) 不安を回避するために、また新しい要求をするのです。もし、入院していなければ、患者さんは不安を回避するために、自分で様々な回避的な行動をするでしょうし、周囲への要求やバトルが繰り返されます。不安を解消するために様々な不適切

ワンポイントメモ ⑥ 『ダメなものはダメ』『ならぬものはならぬ』という対応

　摂食障害の患者さんが強く、執拗に自分の要求をし続けることはよくあります。その場合、患者さんは要求を入れてもらおうと必死ですので、「ダメだ」と簡単に却下されたり、通常の常識的な説明をされるだけではおさまりません。そこで、患者さんと治療者との緊迫したやりとりが繰り広げられます。患者さんは、自分の思い通りにしてくれない治療者に反発し攻撃します。しかし、そういう患者さんを受け止めながら動じない治療者の態度や、なぜ患者さんの言う通りにしないのかについての、それまで患者さんが考えてもみたことのなかったような説明（患者さんからすると新しい価値観が、そこには含まれています）から、受け取るものは大きいのではないかと思います。患者さんは治療者のそのような態度や説明に、簡単に納得するわけではありません。しかし、それまで自分が信じ込み押し通してきた考え方や態度がそのまま通らない状況におかれ、相手の考え方を即座に否定することもできず、否応なく自分を振り返る機会を与えられるのだと思います。

　これは患者さんの『意志の尊重』という観点からすれば一見逆のような対応で、こういう対応はできればしたくないと思われる読者もいると思います。しかし、筆者は摂食障害などの現在の多くの『こころの病気』の背景に、『個人の自由』とか『個人の意志』といったものへの、ある局面における肥大化した尊重があるように感じるのです。『個人の自由』とか『個人の意志』といったものを基本的に尊重したいのは当然として、それが大きな弊害を生んでいることが明らかな時は、『ダメなものはダメ』『ならぬものはならぬ』という対応が、最も有効な対応となることが少なくないと思うのです（『中核的摂食障害』はそういう対応が可能で、かつ有効であると考えています）。この患者さんの人生においても、今回治療者から受けたこのような対応をされたことは、おそらく殆どなかったのではないでしょうか。強く執拗に求め続ければ、周囲の人達は仕方なく折れてくれていたと思います。それだけにこのような対応には大きなインパクトがあり、患者さんにしてみれば「信じられない！」ということでもあったのでしょう。筆者は、摂食障害の心性を深く持った患者さんがこのような経験を持つということは、摂食障害的な生き方とは違った生き方を選べるようになるために、かなり本質的な意味を持っているのではないかと感じています。

　筆者の摂食障害患者さんへの基本的な対応を非常にシンプルに言えば、患者さんが「できなくて困っている」と言ったことについては、それができるようになるように一生懸命やってもらうということです。「病気を治したい」と言ったのなら、治すための努力をちゃんとしてもらいます。摂食障害を治すためには、身体面や行動面だけでなく、病気の核となる内面的な部分を変えていかなければなりません。患者さんがそれを嫌がったとしても、病気の核に及ぶような治療をさせてもらいたいと思います。しかし、それは簡単なことではありません。患者さんに難しいことを求めるのなら、こちらもそれだけのことをしなければならないのです。

な回避的行動を繰り返し、患者さんはますます食事や体重にまつわる不安を大きくする悪循環から逃れられなくなっていくのです。ですから、不安解消のために刹那的な要求を強迫的に繰り返す患者さんのそのようなパターンに対して、治療者は距離を取り、簡単に要求に応じないなど、冷静に対処することが重要なのです。

　治療者は患者さんのカロリーアップの要求には応じず、いずれくる肥満恐怖の壁に備えるため、カロリーアップは緩徐に、体重増加のペースは控えめにすることとしました。患者さんは、今は「体重を増やすのは怖くない」と言っていますが、それは全くあてになりません。意識的には本当に怖くないと思っているのかもしれませんが、それはまだ体重も少なく、体重を増やさなければ制限解除も退院もできない（自由になれない）、食事や体重を増やさないと主治医に罰を与えられる（と思っている）という恐怖があるなどの、今の状況で怖くないのであって、状況が変わると食事や体重に関する思いは全く変わってくると思っていて間違いはありません。

　重症の AN 患者さんの場合、この体重以上は決して受け入れられないというラインがあって、そこを乗り越えるのが、入院治療の一つの大きな課題なのです。そのラインを、『肥満恐怖の壁』と名付けて、そこに到るまでにしっかり準備しておく必要があることを、患者さんに繰り返し話しました。食事量アップを急がないのは、まだ体重も少なくある程度余裕のある状態で、肥満恐怖や欲求不満に対する耐性をつけたり、冷静に考える力を身につけたりなどの、心理面の課題に取り組んでもらうためだと説明しました。

　また、『肥満恐怖の壁』への治療者側の準備の一つとして、いつも中途退院の受け皿となってしまう母親と定期的に面接して、回避経路を遮断しておくこととしました。

【第 11 病日】

患者　自分の中で葛藤している。じっとしていると、お腹に脂肪がついたとか考えるが、自己暗示して、自制している。「1200（kcal/日）の今からそんなことじゃダメだ」と。太ることに喜びを感じるというのは無理だが、太るのを怖がっちゃいけない。

　私の性格は、思いこんだらやらなきゃいけないという性格。（その性格を利用して）「太ったらきれいになる」という言葉をうまく取り入れて、まっ

しぐらに太ってみてやろうじゃないかと、自分に言い聞かせる。人の言葉が信用できないから、その時の姿がどうなのか見てやろうじゃないかと。

【第 18 病日】
日記　第 16 病日　「太ることが怖い」と思ったとして、今の私に何ができるか。「食事を食べない、下剤を大量に飲む、食べたものを吐く、病院中を走り回る」。どれもできない、また、やろうとも思わない。それなら、「怖い」と思っても、その「怖い」という気持ちと戦うしかない。自分の真の理性を保てるよう、努力するしかない。

治療者　（日記を読んで）すごくいいこと書いてあるが、いざとなったら（もっと、肥満恐怖に向き合った時は）どうなる？
患者　イライラするだろうが、ここに書いてあることはしないと思う。しようと思ってもできない。変な人と思われたくないから。
治療者　それは病棟にいて、制限も人の目もあるからだね。
患者　今の時点では、二度と同じこと繰り返したくない。
治療者　制限がなくなっても、そういうことしない？
患者　しないと思う。今は看護師さんの目があるからではなく、自分で抑えなければならないから抑えている。やましいことがあれば、看護師さんの目が気になって仕方ないけど、気にならない。前の入院では、鼻注やエンシュア（経腸栄養剤。鼻注や経口で摂取する）を捨ててた。今は、食べるのを人が見てるとか、人の食べ方も、気にならない。
治療者　お母さんとの（お互い目がギンギンの）パターンを続けさせているものは？
患者　太るのが怖いというのが基本。それに対し、お母さんが太らせようとする。（お母さんとの関係を改善するにも）肥満恐怖を治すことが根本。
治療者　逆に肥満恐怖が減ってきたら、親子のパターンは変わっていく？
患者　そう思う。

　入院直後のやりとりの中では、自分にまだ『肥満恐怖』があることを、患者さんは否認していました。しかし、この頃は、それが自分の中にあることを認めるようになっています。それは、入院後の対応の中で、今の患者さんの状況で肥満恐怖があるのが当然であることを、治療者が繰り返し指摘・確認してき

たことにもよると思われます。(本当は)肥満恐怖が(あるのに)ないかのように背伸び(否認)しなくなったのは、自分の『実力』に見合った治療をする上で、大変重要なことだと思います。

　しかし、患者さんは、食事を食べない、下剤を大量に飲むなどの回避行動をしていないことについては、それが自分の『実力』によるものだという、過大評価(背伸び)をしています。入院中であり、行動制限という枠の中にもいて、それらに助けられて回避行動をしなくてすんでいるのだという意識は、まだありません。治療者は、そういう点について注意を向ける質問をしています。治療者の考えを直接はっきり言うというのでなくても、このように注意を向ける質問をしていくことで、将来の患者さんの認識や行動に影響を与えることができます。

【第 24 病日】

　大腸機能検査(下剤の過度の使用による排便機能の低下についての検査)を依頼した外科より、それまで使用していた刺激性下剤の使用を検査まで中止するように指示され、患者さんにそれを伝えました。

患者　アローゼン(刺激性下剤)を減らすのは怖い(涙ぐむ)。やっとカマグ(緩下剤)を 0.5 g 減らしたのに。カマグを寝る前やめようか？　アローゼンは(便を)出す！という感じで、やめたくない。

治療者　(考える)時間をあげましょうか。

患者　明日まで考えさせてください。

　患者さんの排便へのこだわりは非常に強いもので、以前あった乱用状態というほどではないものの、下剤の使用が続いていました。(大腸)刺激性の下剤は、乱用・連用により、腸管の神経にダメージを与え、排便機能を障害します。排便へのこだわりは、やせ願望、肥満恐怖と強い関連があり、摂食障害の患者さんの多くが下剤を使用し、乱用となる患者さんも少なくありません。乱用する摂食障害患者さんでは排便機能の障害が進行し、下剤の量をさらに増やさなければならないという悪循環におちいり、極端な例では毎日数百錠の刺激性下剤を服用していた患者さんもいました。こういう状態やその予防のためには、刺激性下剤を中止し神経の回復を待つしかなく、従って摂食障害の患者さんには、原則として刺激性下剤は処方しません。ただ、この患者さんの場合は、排便へ

のこだわり・不安が非常に強く，すぐには中止することができず少量のみ処方していたのが，ここに来て，外科よりの指示で一時的にも全部やめなければならない事態となったわけです．

【第25病日】

日記 いろいろと考えたけど，やっぱり「便を出さないと気が済まない」という考えは，肥満恐怖症の症状であって，「太りたい」と言いながらも，『便秘＝太る＝怖い』っていうことなのだとしたら，明らかに私はまだ太りたいと望んでないのだ．

　まだ，1400 kcal くらいの少ないカロリーのうちに，（下剤を）減らしておいた方がいいかもしれない．やってみてどうしてもダメな時は，また何か考え直すことにして，とりあえずはやってみる．

【第29病日】

患者 便を丸一日おなかにためていたということが今までありえなかったので，（一日出なくて）パニックになるかと思えば，それほどでもなかった．

　今日は，排便が少な目だったが，昨日出なかったことを考えると，そんなに気にならない．一度昨日みたいな思いをすると，少々のことならそう気にならなくなりそう．乗り越えなければならない壁だったんだろう．これから先も便のことに限らずあるだろうけど，壁にぶつかりぶつかりいかなければならないんだろうなと思う．

　制限解除の約束のこと，どうですか？

治療者 果物ナイフは返しますよ．

患者 調味料，嗜好品は？　楽しみを与えてください．

治療者 それはもっと普通に食べれるようになってからで，2000 kcal，普通食の段階で．こういう初期の段階で許可したことはない．

患者 じゃ，先生を代えてください！

日記 私は先生に何も期待できないのでしょうか？　期待すればするほどみじめにさせられる．不安な時でも不安を安らげてもらえない．厳しくすることだけが先生の治療法なんですね．優しくすることは先生には許されないことなのですね．他の先生もみんなそうなんでしょうか？　私には先生のやり方は耐えられません．先生の考えていることがわかりません．私が何か言えば，

それに反対ばっかりで…。私の言ってることは、そんなに間違ったことばっかりなんでしょうか？　これから先のこと考えると不安です。先生に何も言えなくなりそうです。

【第30病日】

日記　私一人じゃ治せない、先生に助けてもらわないと治せない。厳しくされるのも仕方ない。でも、優しさもあってほしい。先生はそれを無意味だと言われるかもしれないけど…。でも、私は期待してます。きっと、先生は私のことを認めてくれる、優しくしてくれるって…。期待してもムリかもしれないけど、期待でも持っておかないと、やりきれないです。でも、とにかく今は、このままの状態でしっかり自分をみつめながら頑張ります。

　入院してしばらくした頃は、「もうやせたいとは思っていない」、「食事をすぐに増やしてほしい」と、患者さんは言っていました。しかし、この頃には、自分の中に依然として排便への強いこだわりがあり、それは根強い肥満恐怖とつながっていることを実感しています。そして、それを改善していくためには、下剤を減らすなどの実際的な努力が必要であると思うようにもなっています。しかしながら、そのような前向きの行動をするために、制限解除というご褒美がほしいと、患者さんはしきりに求め、それがかなえられない時は（そういうことが多かったのですが）、治療者に対して怒りをぶつけています。
　この頃の患者さんにとって治療者というものは、自分のいうことをきいてくれる（制限を解除してくれる）優しい『よい先生』と、きいてくれない（解除してくれない）『厳しい先生』（悪い先生？）のどちらかしか、いなかったように思われます。そのように、治療者像は、いわゆる『分裂』をしていました。両極端ではない中間的な治療者がいるとは思えず、個々の治療者の中に両方の側面があるということも、認めることができなかったようです。治療者以外の人間についての捉え方としても、自分のありかたをそのまま容認してくれる『よい人』と、認めてくれず批判ばかりする『厳しい、怖い人』のどちらかしかなかったのではないでしょうか。こうした未熟な対人関係（対象関係）の取り方は、摂食障害の精神病理と大きな関係があり、人間を両極端ではなく、様々な側面を持った全体的な視点でとらえられるようになることは、摂食障害の改善と本質的に結びついていると思われます。
　このような対象関係しか持っていなかった患者さんは、実際の治療者をどう

理解し受け取ればいいのかわからなくて、苦しんでいました。優しくない、厳しいだけの治療者としてしか見えておらず、優しい治療者になってくれることを必死で求めていますが、治療者は基本的に態度を変えません。しかし、治療者の対応（態度や言葉）の中に、両極端ではない、患者さんの想定外のものがあって、それが彼女を治療につなぎとめ、ものの見方を少しずつでも変えていく材料になったのではないかと思います。患者さんにとってこの時点では厳しいだけの治療者が、今後どのように見えるようになっていくのかということが、この治療のかなり本質的な部分であるように思われます。

【第 35 病日】35.05 kg

患者 （1週間に、体重）300ｇアップを、先生がどう見るか心配。昼から腹が張り、ぼこぼこガスが溜っているので、1600 kcal（の食事）は、夕食後苦しいなという感じがある。夕食後、湯たんぽで、お腹をあっためる。

　　体重の方がトントン拍子になれば（増えれば）、頭の方がトントン拍子じゃなくなるかもしれない。

治療者 今の目標は？

患者 体重を増やす。週に 500 g。

　　制限解除になった時、自分でまた時間を決めて（自分の決めたスケジュールを強迫的に守る生活を）やり始めることにならないという自信は今のところない。（時間を）自分中心でなく、周りに合わせる（ようにしている）。安静時間をごまかそうとする時、誰のためでもない自分のためと思い、そういう時、イメージコントロールで、「きれいになって帰ろう」とやっているうちに時間が来る。（安静を守りたくなくなったら）この 10 分が自分をダメにする、この 10 分ができなかったら自分のためにならない、この 10 分が耐えられないとダメ、もっと気を長く持たないといけないと、言い聞かせる。

治療者 （言い聞かせることが）役に立っている？

患者 ごまかしたら、うしろめたい。先生に「守ってる」と言えない。堂々と言えるのはうれしい。

治療者 自信がついてくる？

患者 うん。やれてないことを「やってます」というのは、自分がきつい。イメージコントロールの時も、心身ともに胸張って生きていけるようになりたいと。嘘ついたり、人目を気にしてコソコソしていたの、もう嫌だというのあるから。

治療者 集団療法は？

患者 今は、人の意見も聞きたくないし、自分のことも言いたくない。自信がない。人の言葉に左右されてしまいそうな気がする。今の自分はできてない、ダメだという方に流されそうな気がして。

　今までの入院が鼻注入れたりして、体重どんどん増やして、体重さえ増やせば退院できるというのだった。今度は違うみたいだから。体重増やすためというのではなく、『結果が体重』ということで、体重のためということではない。カロリー増えても安静時間守るということしていたら、体重増えていく。それができるというのは、やればできるという自信になるだろう。

　行動制限を拡げてほしい(制限を解除してほしい)というのは、今のところ見合わせて、ある程度のカロリーや体重になっても、病棟内で今の生活を落ち着いてできるという自信がついてから、考えればいいのかな。

治療者 行動制限によって、ある程度(自分を)守ってほしい？

患者 うん、今は。(制限が)拡がれば拡がるほどいろいろ(問題が)出てくるから、それまで自分に自信をつけておきたい。ちょっと基礎を固めておきたいなと思う。(食事が) 2000 kcal、(体重が) 37～38 kg になっても今の生活できれば、拡がってもめちゃめちゃ動き回ることないんじゃないかな。苦しい時にも安静時間とれれば、自信になるかな。

　大分、自分に言い聞かせているところはあると思います。しかし、入院当初に治療者が話したことを、患者さんがある程度受け入れ納得するようになっているように思われます。やがて来る今はまだ乗り越えられない壁に対して、今はしっかり準備しておく猶予期間であること、体重を増やすことがすべてではなく、体重を増やすために努力する自分自身の努力が大切であることなど、入院当初には殆ど理解できず反発していたことです。しかし、今はそういうことが自分にとって重要なことであることを、実感を伴って考えられるようになっています。イメージトレーニングを自ら始めたのも面白いと思います。摂食障害の患者さんは、誤った強固な固定観念がありますので、それを和らげ変えていくためには、イメージトレーニングを繰り返すことは、役に立つのではないでしょうか。

第Ⅱ期：変化への抵抗期　　第60～95病日　36.40 kg → 37.90 kg

　患者さんは行動制限を遵守し、肥満恐怖はうそのように影を潜め、体重も比較的順調に増加していきました。これまでは入院中にもみられたという下剤乱用、1日8回に及ぶ強迫的排便習慣、食事をこっそり廃棄するなどの、体重増加を防ぐための大きな違反や問題行動は認められず、心理的にも比較的安定していました。

　しかし、その安定は、自分を不安にさせる材料を生活から徹底的に排除することによって、守られているように見えました。例えば、検査予定が気になって落ち着かないという理由で検査の中止を迫り、カロリーが正確でないからと常食を拒否し、「きっちり2000 kcalの食事を栄養士さんに頼んで、作ってもらってほしい」と要求しました。

　また、腹部不快感を軽減させようとして強迫的に使用したことから、湯たんぽをいくつも破損させました（一体、どのような用い方をしたら、湯たんぽが次々に壊れるのでしょうか？）。病気の根本的な改善のためには、これらの病的な習癖や態度を改めることが不可欠だとする治療者と、それを拒否し、体重を増やすこと(≒制限を解除されること)だけにこだわってカロリーアップをしきりに要求する患者さんとの『対立』が頻発しました。

　患者さんは、「自分は体重を増やす以外に何をしたらいいのかわからない」と悩みを深め、日記に「○月いっぱいで40 kgになり（入院時の目標は43 kgですが、自分で勝手に40 kgに下げています）、後は外泊させてもらい、○+1月中には退院したい」と書きました。

【第95病日】37.9 kg

治療者　（日記の記載の内容を取り上げ）ちゃんとした治療を受ける気がないんなら、○月中とか言わないで、今すぐ(○-1月)退院してもいいよ。ただ体重だけ増やして、また家に帰ったら減らすというようなことには、僕はつき合えない。

患者　頑張っているつもり。どうしたらいいのかわからない。

治療者　今日家族を呼んでいるから、帰りたいなら家族に話して納得してもらいなさい。

＜家族面接前の、兄、母との打ち合わせ＞
　治療経過、治療方針、現在の状況を家族に説明。特に、体重だけでなく、病気のもっと根本にある習癖や態度を変えさせようとして、半ば意図的に作っている緊張状態が、今クライマックスを迎えていること、患者さんの退院希望を受け入れないでほしいこと、家族の口から治療者の真意を伝えてほしいことなどを話し、快諾を得ました。

＜家族面接＞
患者　（泣きながら）帰りたい。もうやっていけん。
兄　うちの家はお前の家だから、帰ってきていいさ。でも、お前がそれでいいのか？
患者　今度は絶対同じこと繰り返さん。
兄　普通の人と一緒に暮らしていかんといかん。入院しているということは共同生活。これから一生の問題。
母親　中途半端に帰ってきて、あんたも家族も困る。
患者　体重は中途半端だが、気持ちは変わった。太るのは怖くない。
兄　ここにいるのが嫌なのはなんで？
患者　一生懸命やってるつもりなのに、先生との価値観違う。
兄　俺はここに来て 38 kg(になった)と聞いて、進歩したと思った。
母親　そんな泣き顔、見たくなかった。
患者　会うつもりなかったのに、先生が「退院していい」とか言って。
兄　急激に体重増えればいいとは思ってない。
患者　それなら、もう帰ってよかやない。もうやっていけん。
母親　泣き落してから！
兄　（母親に）黙りなさい。うちの家庭は、今まで変化なかった。でも、今ちょっと変化(兄の縁談)が起きてるの、あるよね。次の変化は両親のうちどちらかが死んだ時。こういう変化をとらえて、変えていかないといけない。(病気が)長いから、いっぺんにはいかない。
患者　でも、ここでは通じん。体重増えんと認めてくれない。
治療者　（体重が増えるために）100%努力していると言える？
患者　100%とは？
治療者　80%は、やってる？
患者　やってるつもり。

治療者 あなたのいう80％とは何なのかな？
患者 ……

　ここで治療者が「100％努力していると言える？」と尋ねたのは、体重を減らしたいと意識してやっている行動ではないのですが、頑固に残っている摂食障害に関連した習癖についてのことです。不安になることを避けようとして繰り返されるこれらの習癖は、摂食障害の病理と大きく関連したものであり、それをそのままにしておけば摂食障害の病理が温存され、いずれその病理が勢力を増し患者さんの内面や生活を支配してしまうようになることが考えられました。また、それらの習癖は、無意識的・間接的には体重を下げる方向の行動に結びつき、体重にも影響してきていると思われました。治療者は増えるはずの体重が増えない（想定したよりも増え方が少ない）ことにこだわり、1週間に500g以上増えることを制限解除の条件にし続けることで、習癖をできる限り修正したいと考えていました。制限解除は、行動制限の枠に入った患者さんの、最も大きな（目先の）治療動機となるものなので、治療者は患者さんにしてもらいたいこと（摂食障害の本質的改善）をしてもらうために、制限とその解除を『道具』として用いるのです。

兄 だから、体重だけじゃないわけよ。行動、習慣とか習癖など、体重以外の所でもあなたが今まで何よりも大切にしてきたものがあっただろ。それが治らなければあなたも困る、家族も困る。ある時は体重増えなくても、習癖が変われば立派な進歩。（入院する前に）家で35 kgを維持したの、進歩。入院して38 kgになったのも、進歩。ゆっくりでいいから歩かないと（前に進まないと）。自分の中で、そういう欠けた部分というのを補うというか。ここでダメだと思って放棄してしまっては…。
患者 ダメだと思って放棄しているわけじゃない。体重でないと評価されないから。
兄 体重に精神面がからんでいるからよ。
　今、体重が伸びないんだったら、日常生活の癖を直せばいい。それができたら自信がつく。○＋2月の僕の結婚式に、今と同じ38 kgでも構わない。堂々とした精神面で座ってほしい。
　先生との間も価値観の違いあるかもしれないけど、治りたい、治したいという目的は一緒。先生は今、精神面のことを大事に考えていらっしゃるよう

だ。

　病気を治すというのは、周りを大切にする大人になること。今までやってこれなかったのは、病気のこともあるけど、大人になってなかった。

治療者　精神面でも、(前に比べると)随分成長しましたよ。

日記(面接後に読んでくださいと言って持ってきました)
　少しは落ち着きました。今日は本当にすみませんでした。でも先生に、「退院しますか？」って言われた時はショックだった。「もう帰ろう、帰って自分で治してやる！」って思い、居ても立ってもいられなくなって、親と兄貴を説得しなきゃって突っ走ってしまった。今でも先のことを考えると不安でいっぱいだ。でも、私なりに、今の私にできる範囲で考えてみました。
　①煙草を半分に減らす。
　②必要以外は自室内安静。
　③湯たんぽを使うのも止めた。

　これまで繰り返し述べてきたように、『行動制限』という治療枠を患者さんとの間で取り決めても、患者さんが実際にその枠を受け入れ実行することは、決して簡単なことではありません。病気という生き方を手放すことへの抵抗から、その枠を守らず隠れて違反行為を繰り返すことは、ANという病態の本質に根ざしたものです。患者さんは一見約束を守っているように振舞いますし、違反が見つかったとしてもそれをなかなか認めようとしません。その傾向は、重症患者さんほど大きいといえます。鹿児島大学の心身症グループでは、このような患者さんの違反行為を『回避行動』として、積極的に発見するように努め、発見された回避行動は治療的に十分に扱っていました(『回避の遮断』)。しかし、『行動制限』を用いて治療しているいずれの施設においても、同様のことがなされているかと言えば、そうとは言い難いのです。患者さんの違反(回避行動)の殆どは見過ごされ、たまたま偶然発見されたとしても、それについて十分取り扱われることは少ないように思われます。患者さんの表面的な反省の言葉で、不問に処されてしまうことも少なくないのです。『行動制限』を用いた治療は、行動制限という枠がしっかりしている(約束事が守られている)からこそ大きな効果があり、枠があまり守られていないような状況では、効果も半減します(比較的軽症の患者さんの中には、そのくらいの治療でも自己治癒力でなんとかなる人もいるのかもしれませんが)。こういったことを前提にし

て、以下を読んでいただければ幸いです。

　一般に、行動制限をしっかり適用されたAN患者さんは、心身とも格段に落ち着きをみせるようになり、その上、自ら進んで体重増加に励むようになることさえ少なくありません。これは、患者さんがそれまでのAN的な病的な生き方をひとまずは手放し、行動制限という治療枠にともかくも身をゆだねた結果であると思われます。『強迫的防衛』を揺るがされる状況に追いやられた患者さんは、中途半端な自由の中ではかえって落ち着かず、むしろ別の枠にはまることで安定する傾向があります。患者さんは『行動制限』という枠にはまり、治療に積極的に取り組んで病気を治そうというモードとなります。入院前は、体重を減らそうという方向にすべてが向かっていたのに、『行動制限』に入ると逆に体重を増やす方に向かっていくのは、実際に目の当たりにすると、不思議な感じがすると思います。体重へのこだわりという点では変わりないのですが、ベクトルの方向が変わったのです。しかし、そのベクトルは患者さん自身の中から生じたというより、『行動制限』という『場の力』が、ベクトルをそのような方向に向かわせたものと思われます。これが自主的なものではなく、『場の力』がなくなればまた元の方向に戻ってしまいかねないものであることは了解しています。しかし、これまでマイナスの方向ばかり向いていた人が、プラスの方向に向かってくれるのは、特に治療の初期においては、かなり好都合なことではあるのです。行動制限による治療は、枠にはまりやすいAN患者さんの性質を利用しているとも言えます。

　AN患者さんが一つの枠を手放した時に、次の別な枠を求めることは、例えて言うならば、カニのような甲殻類が古い殻を脱皮した時、しばらくは非常に無防備な状態であり、一刻も早く次の殻ができ上がるのを待っている姿に似ています。殻のない柔らかな肉の露出した様は、『強迫的防衛』によって守られていない『傷つきやすい脆弱な自己愛』のようです。『傷つきやすい脆弱な自己愛』が傷つきやすいままであれば、何らかの殻（強迫的防衛）が必要であり、一つの殻を取り外したとしても、別な殻が切望されることとなります。従って、ANの治療は『強迫的防衛』を取り外すだけでは十分ではなく、一時的に別の『強迫的防衛』をあてがうだけでもだめで、『傷つきやすい脆弱な自己愛』の変化（成長）を促していく必要があるのです。

　こういった点への配慮がなく、行動制限が機械的に使用された場合、例え治療効果が現れたように見えても、患者さん本来の過剰適応的傾向による、一時

的な(入院中だけの)形だけの変化に終わる危険性があります。特に、重症例、遷延例においては、行動制限の適用に際して、表面上の安定の裏にしばしば以下のような問題が潜んでいます。こういう点が、行動制限による治療の効果が、しばしば入院中だけの限定的なものに終わる大きな理由であり、対応の工夫が重要となります。

(1) 病的な習癖、態度、考え方などがかなりの部分消し難く残存し、それらを改めることを強く拒否します。
(2) 行動制限はむしろ『強迫的防衛』の一時的な代用品としての役割をとり、行動制限の中では体重を増加させることに没頭しますが、退院後は AN 本来の(体重を減らす方向の)『強迫的防衛』に戻ります。

　これらは、いずれも、AN 的な『強迫的防衛』が非常に強いため、それを取り除こうとする治療に対し、表面的には従っているようにみえても、実質的には拒否している姿勢だと言えます。
　この患者さんの今回の治療において、(1)の残存する病的な習癖、態度、考え方を治療者は黙認せず、改めるように患者さんに求め続けました。この要求は『強迫的防衛』に対するさらに一歩踏み込んだ挑戦でしたので、患者さんは当然ながら強く反発し、「自分のペースで治療を行い、早めに退院したい」という、おなじみの回避的パターンで応じてきました。これまでの入院では、概して、このような患者さんの要求に対して妥協が重ねられ、目標に達する前の退院を余儀なくされていました。
　しかし、患者さんの回避的要求を受け入れることは、嫌(不安)なことを回避することによりますます嫌(不安)になるという『回避のメカニズム』により『強迫的防衛』をさらに増強させ、重症化・遷延化につながります。強迫性の強い AN の重症例・遷延例のこのような回避的パターンに対しては、むしろ、タイミングをとらえて徹底的にそれと『対決』し、もはや通用しない(そういうことを続けていては明るい未来はなく、周囲の人もそれがいいとは決して思わない)ことを患者さんに体験してもらうといった積極的な対応が、必要なのではないかと考えます。この患者さんの場合、治療者はそのタイミングで家族の応援を要請し、家族と患者さんははじめて正面から向き合い、本音で話し合いました。その中で、患者さんは、体重以外にも自分が治していかなければならないものがあることを、受け入れることができたのではないかと思われます。

(2)に関しては、患者さんの体重増加への努力を手放しで喜ぶのではなく、形を変えた『強迫的防衛』になっていないかを見極める視点がまず必要です。入院治療(特に行動制限下)においては、『体重を増やすことはよいことである』という強力なメッセージが存在します。彼女達は体重の増え方によって自分が評価され、行動制限の解除が決められていると考え、他の患者さんとの優劣も決まってしまうとさえ感じるものです。従って、体重が増えないことは人からの評価が下がってしまうことであり、『傷つきやすい自己愛』にとって大きな不安材料となります。そこで、体重が減ることで自己評価を高めていた入院前とは逆に、体重を増やすことで『傷つきやすい自己愛』を守ろうとする傾向が前面に出てくるのだと思われます。

　また、彼女達はあらかじめ決められたスケジュールに機械的・受身的に没頭することで、現実を回避し不安(肥満恐怖や無力感を含む)を忘れるという『スケジュールへの依存性』を持っています。そして、行動制限をそのようなスケジュールとして用い、何も考えずにそのスケジュールをこなしていく(体重を増やしていく)ことに没頭する傾向があります。AN患者さんが陥りやすい『入院治療の目的＝退院・行動制限の解除＝体重の増加』という単純な思いこみやスケジュールへの没頭は、AN患者さんの根本的な病理(『強迫的防衛』)が行動制限に投影されたもののように思われます。つまり、『行動制限』による治療がそのようなものに見え、そのように扱われるのは、彼女達の心理的特徴が強く反映しているのです。

　そこで、この患者さんの入院治療において、『行動制限』が新たな『強迫的防衛』や『(依存される)スケジュール』に成りきってしまわないように、行動制限の用い方として、以下のような工夫をしました。

　①行動制限解除のスケジュールは、行動制限開始時に細かくは決めず、できるだけ大まかなものとしました(患者さんにとって予測のつきやすい制限解除のスケジュールを用いるほど、制限解除が自己目的化しやすいため)。
　②行動制限解除については、短期的な治療課題とそれが達成された場合の解除項目を、その時点での状況に即し、患者さんと話し合いながら決定していきました(治療にある程度主体的に関わってもらうことで、自分の治療において今何が大切なことなのか考えてもらうという意味もあります)。

③体重増加のみではなく精神面・行動面の課題を、行動制限解除の条件として取り入れました(治療の目的・目標は、体重増加だけではないことを示します)。
④行動制限解除の役割が報酬としてのみでなく、治療課題(治療枠の消失による不安の克服など)となるようにしました。
⑤患者さんの性急な要求に屈さず、カロリーアップは控えめに、体重増加のペースは0.5 kg～1.0 kg/週と、比較的緩徐なものとしました(患者さんと一緒になって、体重が増えさえすればいいという『体重増加→制限解除』のゲームに興じないことが重要と考えました)。

これらの工夫は、患者さんが『行動制限』による治療を機械的にコントロールするのを困難にさせることを目的にしています。AN 患者さんの何事もコントロールせずにすまない傾向に対して、そういうことをさせないような工夫です。このような対応に対して患者さんは強い違和感・不快感を覚えて治療者に異議・不満を唱え、もっと単純な行動制限の施行(何 kg になったら何が解除されるかはっきり目に見える、制限解除の仕方)を求めてきました。しかし、治療者は譲りませんでした。患者さんにとってこのように自分がコントロールできず、先も見えにくい状態におかれ続けるということは、不安や欲求不満にさらされ、耐えさせられ続ける体験でした。それは彼女の最も苦手とすることであり、これまで全力で避け続けてきたものです。しかし、こういう状態から逃れられない中で、現実を少しずつ受け入れていったり、自己愛の傷つきやすさの耐性が高まっていったりなど、こころの成長がなされていったように思われます。

また、一般に AN 患者さんは、自己を周囲(家族および治療者)からの無理解や束縛による被害者であるとみなし主張することで、病気であり続けることを正当化し治療から逃れようとしますが、その一方で、周囲に依存しその保護なしでは生きていけません。この身勝手な依存は傷つきやすい自己愛を守る『強迫的防衛』の一つの側面であり、この依存を遮断する治療介入によって、患者さんは防衛を揺るがされ、自らの『周囲への依存・頼りなさ』に気づき痛感されることになります。今回治療者が行った突き放し(退院勧告)について後に患者さんは、「勝手にしなさいと言われ、見放されたと思って無性に悲しかった。はじめての心細さだった」と述懐しています。この時患者さんが深く

味わった悲しさ・心細さは、これまで患者さんが意識することを回避し続けてきた『無力感・孤立無援感』であったのではないかと思われます。

　このように防衛を引きはがされ、無力感に直面させられることは、患者さんにとって内面的な『危機状態』であるといっても過言ではありません。患者さんはこのような『危機状態』を回避するために、摂食障害になり摂食障害であり続けてきたとも言えます。この危機において患者さんは、これまで繰り返してきた回避パターン（中途退院＝『強迫的防衛』に守られた世界に戻る）をとろうとしましたが、今回は家族にはっきりと断られました。回避を遮断された患者さんがこの『危機的状況』を乗り切るには、これまで以上に治療に前向きに取り組み、病気を治していく道を進んでいくしかなかったのです。

　このように、なんらかの『危機的状況』をうまく利用することは、『強迫的防衛』の強いAN患者さんの変化を導くための有力な手段となると考えますが、それは勿論、患者さんをむやみに追い詰めることとは違います。『危機的状況』が患者さんや治療経過にマイナスの影響を及ぼさず、有効に機能するためには、以下のような条件が不可欠だと思われます。

　　①患者さんと治療者との基本的信頼関係
　　②家族の理解と協力
　　③医療スタッフ間の意志・対応の統一
　　④その『危機的状況』が患者さんにとってどのような意味を持ち、患者さんにどのような作用を及ぼすのかについての十分な理解
　　⑤『危機的状況』からの前向きの『逃げ道』として、より適応的な行動・生き方を患者さんが選べるように準備しておく

第Ⅲ期：認知・態度の変容期　　第96〜225病日　37.75 kg → 44.35 kg

　AN的な習癖や態度が全くなくなったわけではありませんが、それを指摘されれば素直に受け入れるようになりました。また、名言集を愛読書とし、こころに残った前向きな言葉をノートに書き留めたり、人に紹介したりしていました。また、それまで大きな抵抗を示していた集団療法への参加、荷物チェックなどを受け入れ、自分を変えていくために利用する姿勢が見られるようになりました。

【第102病日】38.45 kg

患者 （名言集の言葉は）先生が言ってたことと、似ている。以前は、（そんなふうなことを言われても）これが本来の自分だから、変えようとも思わないと思っていたし、変えようと思ってもやる前にあきらめていた。

治療者 （そういう言葉の意味を、自分の中に）具体化しようと思えるようになったのは？

患者 自分の欠点が見えてきた。（欠点は）この病気になってからのものもあるし、本来の性格もあるけど。先生にいろいろ指摘されて、そうなんだなと。自分ではそんなに言われるほどじゃないと反発したが、冷静に考えてみると、先生の言うことが自分の中にあると思って。

治療者 言われるのはきつかったんじゃないの？

患者 大分やりあいましたもんね（笑顔）。後で、冷静になったらわかるんですが、その時は泣いたり怒ったり。それも私の欠点。兄貴にいつも「大人になれ」と言われていた。

治療者 少し大人になった？

患者 そこがわからない。（自分の）悪いところわかったが、いい方向に向かっているのか、わからない。目に見えるものでないので、実感がない。（でも）わかっただけでも進歩だし、わかったということはすでに変えようとしているのかもしれない。

治療者 今は、変えたいと思ってる？

患者 じゃ、何を変えようとするのかと言われると困るが、自分の欠点が見えてくると…。例えば、人を極め付ける。嫌だ、嫌い、苦手と思うとすぐ態度に出る。でもそうなると、相手もそういう態度になる。そういう点、変えないといけない。よく見たらいい人かもしれないから、話してみてから。

【第105病日】38.45 kg

患者 朝食の時、テレビのチャンネルを自分の見たいドラマに変えたら、「それは昼からでもあるだろう！」と、（他の患者さんに）言われた。自分が悪かったのかなというのと、その人の態度への怒りがある。人の言葉、態度にすごく左右される。でも、よく考えたら、自分もそんなに考え込むことはなかった。目を合わせられない状態が続いたら嫌なので、後で話しかけたら、相手は普通と変わらなかった。私が悩んでた時間は、実に無駄だった。

「嫌だ、嫌い、苦手と思うとすぐ態度に出る」というのは、治療者との間でも繰り返されていたことでした。以前は、相手が間違っていて自分がひどい目に合わされているという被害意識が100％でしたが、この頃には、そういうところが自分の問題なのだと、ある程度客観的に見られるようになっています。
　他の人達（患者さん）との人間関係にも同様な問題があったことに気づき、これまでと違った対応ができたことが報告されています。

【第110～112病日】兄の結納に出席するための外泊
　第110病日：38.75 kg、第113病日：38.60 kg

【第112病日】外泊から帰院後の荷物チェック
　キャラメルの空き箱6箱、電話カード2枚、痩身効果のあると言われているお茶のパック1箱などの許可されていなかったものや、院内の図書館から借りたままになっている漫画26冊などが見つかった。

治療者　いろいろ出てきたね。
患者　（フーッと笑う。）
治療者　今度はどういうつもりで、（外泊から）帰って来たのかな？
患者　（外泊中は）前よりは人と目を合わせて話せたが、こころから打ち解けきれないというのがあったから、頑張らんといけんかなと。
治療者　どういうふうに？
患者　体重は目標体重（43 kg）になる。あと、先生に指摘された性格のこと。自分が悪いと思うところは直さないといけないかな。
治療者　どうやって直す？
患者　どうやって直す…（とつぶやく）。
治療者　自分の方法はありますかね？
患者　これから先、体重にしても性格にしても、何をどうしていったらいいか、まだわからない。ただ漠然と、今度は治って（家に）帰ってきたいと思っただけ。
治療者　漠然と思っただけで治るかな？
患者　だめでしょうね。
治療者　そういう点から、今までの経過、どう思ってる？
患者　ここまで（体重を）増やせたのはプラスだろうが、増え方が遅いというの

は、自分の気付かないところで悪いところがあるのかな？　自分を冷静に見れるようにはなった。今までは自分は間違ってないと一方的に思っていたが、人の意見を聞けるようになったし。

　　自分が気づかない悪い点がわからないと、対処の仕方がわからない。ただ迷うというか、何でも『病的』と考えないといけないのかなと思うと、そこで圧迫感を感じる。これは普通の人の感覚なのか、それとも特別な感覚なのかわかんなくなる。自分では当たり前と思っても、先生や看護師さんから見れば病的。やってて、よくわかんない。

治療者　どうすればわかるのかね？

（中略）

治療者　まだ、今までの自分が大事ですか？

患者　（自分を）変えたいと思いながら、どこかで変えたくない。そういう気持ちが足を引っ張っている。

治療者　（医療者に）「病的」と言われたら、病的（なんだということで）でいいんじゃないの。

患者　全面的に病的と言われたら、全部受け入れないといけないのか。

治療者　（一つひとつのことを）具体的に話し合う（といい）。例えば、集団療法に出ないということ、僕は納得がいかない（そこまで拒否することは普通ではないと思う）。

患者　……

治療者　「出たくないから出ません！」と言っている（正当な理由もなく嫌がっている）としか、聞こえない。早くよくなりたいと言うのに、治療のスケジュールは先送りしている。矛盾してるんじゃないの？

患者　……

　　本心を言えば、出たくない。なぜ出たくないかと言えば、理由はない。出たくないというわがまま。（以前試験的に出席した時）聞いて意味がないと思ったから。意味がないというのは私が決めることではないが、今の私が出るのは、先生達にいい子ちゃんに見られたいから。それでもいいなら参加する。

治療者　動機は何でもいいよ。

（中略）

治療者　（荷物チェックで出てきたもののことなど話題にし、そのことに対してどう対処するのか、患者に尋ねました。）

患者 申し訳ない。

治療者 (けじめが必要として、グループ食に戻す、コーヒーを 2 週間程度禁止、集団療法への参加などの、取り決めを行いました。)

患者 (表情険しく、目に涙をためましたが、取り乱しはしませんでした。)

　今までは意識しなかった病的な部分が自分には多数あり、それを直す必要があることを、患者さんは認めるようになっています。しかし、今まで病的とは思わず普通のことだと思っていた一つひとつのことが、はたして普通のことなのか病的なのか区別することがとても難しいと訴えています。「どうすれば区別できるのか？」という治療者の質問にも、うまく答えることができませんでした。変えたいと思いながら、変えたくない気持ちが足を引っ張っているとも告白しています。やっていいことと悪いことの区別、自分のしていることが病的か病的でないかの区別は、摂食障害の患者さんにとって本当にわかりにくいものなのだと思われます。

　治療者はそのような患者さんに対し、医療者から病的と指摘されれば病的なんだということにして、検討してみることを提案しています。そして、病的だとされたことについて治療者と具体的に話し合うという方法を示しています。

　荷物チェックで発見された違反の品々に関しても、患者さんはそれが問題であるとはそれほど自覚していませんでした。以前の入院の時に行われていた大きな違反に比べれば、何てことないくらいに思っていたのではないかと思います。読者の中にも、以前に比べれば軽微な違反であり、ちょっと気が緩んだんだろう、大目に見てもいいのではないかくらいに、考えられる方もおられるかもしれません。しかし、筆者は、このような比較的小さいと思われるかもしれない違反に対しても、しっかりと対応することが必要だと考えます。

　約束したことについて違反し、しかも見つかったのに、それを不問に付されることを期待するということは、摂食障害の病理と大いに関係があるのではないでしょうか。摂食障害は人前には出せない数々の後ろ暗い行為に満ちていますが、その根底に約束や道理を軽視し守らない、表面だけ取り繕っていればいいという心理があります。このような心理が温存されていれば、摂食障害の治療は不十分なものに終わります。自分の問題に気がついてもらい、それを改めるための機会を持ってもらうためには、いいことをすれば報酬があり、間違ったことをすれば適切な罰を受けるという行動療法の基本に従った対応が、合っているのではないかと思います。

ワンポイントメモ⑦ こころから反省することの難しさ
―ペナルティが有効となるための条件について―

　患者さんが違反行為（治療上の約束違反）をした時に、ペナルティを与えるべきか、それとも与えるべきではないかということについてはいろいろな考え方があり、その議論は平行線でなかなか決着はつきにくいようです。筆者は、基本的に、摂食障害の患者さんが違反行為をした時には、できるだけ早く、何らかのペナルティを与えるのが適当だと思いますし、有効でありうると考えています。ただ、ペナルティがそのように肯定的なものとなるためには、いくつかの条件があるのではないかと思っています。

　まず、その違反行為が問題とされるべきことなのだということが、患者さんとの間である程度共有される必要があるということです。何が問題であるのかという基準も必要で、はっきりとした基準もなく、ただ治療者の主観で一方的にペナルティを与えてしまいますと、いろいろな問題が生じると思われます。昨今大きな問題となっているスポーツ界における体罰などには、しばしばそういう側面（罰を与える側の主観のみで与えられている）が大きいのではないでしょうか。

　その行為が問題とされるべきだということが治療者と患者さんの間で共有できるためには、治療にあたっての患者さんとの基本的な合意が必要ですし、その上に立った約束・契約が必要となります。まず、なぜこの治療をするのかということがある程度はっきりしている必要があります。治療の目的として、病気を治す、あるいは治すとまではいかなくてもできるだけ改善させるなどについて、治療者と患者さんとの間で合意がなされていることが必要です。その上で、その目的に反したことは、問題だとすることができます。また、治療の方法、手順など、もっと具体的な約束事を決めておくと、患者さんの行動がその約束に違反しているかという判断ができ、問題として扱うべきであるかどうか決めやすくなります。行動制限による治療はそのような判断がしやすく、患者さんがその約束にどのように違反しており、それが治療にとってどのようによくないことであるか説明することが、比較的容易です。

　摂食障害の患者さんは、ペナルティを与えられた時に、それが自分のためと思うことがとても難しいのだということも、よく認識する必要があります。彼女達はそのような時に、なぜ自分だけ罰せられるのかと不満を持ち、見つかって運が悪かっただけだ、他の人に比べて罰が重いのは納得がいかないなど、他罰的な反応をしがちです。筆者は、このように自分のしたことの不適切さを認められず、失敗から学ぶことが難しいことが、摂食障害の治りにくさに大きく関与していると感じています。

　これは彼女達のこころの未熟さの一面だとも考えることができます。こころが成長した人は、自分に与えられた罰を自分のためでもあるとも、考えることができるのではないでしょうか。例えば、それほどでもない速度オーバーで交通違反に処された人は、最初は腹を立て自分の運の悪さを嘆くかもしれません。しかし、やがて

> 気を取り直し、「自分の運転は最近少し荒っぽくなっていた。このままだと事故を起こす可能性もあった。今度のペナルティは、もっと気をつけて運転するようにという、神様（？）の思し召しかもしれない」と思えば、そのペナルティを自分にとってプラスにすることもできます。しかし、摂食障害の人は、そんなふうには考えられないのです。
> 　一見反省しているように見えても、多くの場合こころの中では自分は悪くないと思っています。自分自身の考え方や行動の基準によるというよりも、人にどう見られるかというのが、考え方や行動の原則となりますので、違反が見つかった時、見かけだけの反省したふりは上手にできますが、こころからの反省はしていないことが多いのです。違反してもそれをこころから反省して、改善のための地道な努力をすることが難しいのです。ですから、何をしたことがよくなかったのか、なぜよくないのか、なぜ罰を与えられるのか、どのように罰を受けるべきかといったことを、患者さんに根気よくわかりやすく教える必要があります。
> 　その違反の中に、自分勝手さとか、考えのなさとか、その患者さんらしい生き方の問題が含まれています。違反を問題とする時に、そういった患者さん自身の生き方の問題として説明し、それを直すことが患者さんの人生を豊かで幸せなものにしていくためになくてはならないことなのだと話すことは、比較的説得力を持つような気がします。「自分のことばかり考えて人の迷惑を考えないのはよくない、そういうことでは人間は幸せになれない」といった、人間の生きる道的な、単純な、しかし意外と深い『道徳』的な話を、筆者は比較的よくします（それほど道徳的っぽい人間でもないのですが）。難しい話ではなく、こういう話を患者さんが以外と素直に聞いている様子を見ると、彼女達が人間の生き方についてこれまであまり示されてこなかったのかな、本当はこういう話を求めていたのかなと思えたりするのです。そして、このメモで述べたような病理について患者さんが真摯に反省し改めることできるようになることが、摂食障害の改善の大きな部分を占めており、そのように変わっていく患者さんを見ることができるということが、摂食障害の治療の大きな喜びだとも思うのです。

　ペナルティを与えた治療介入は、患者さんに大きなショックを与えましたが、彼女なりに受け止めてくれました。

【第115病日】38.95 kg

患者　昨日の夕方から何か知らんが不安。無性にもやもやしたものあって。夜中2時頃に目が覚めて、何か考えているようで、胸騒ぎがした。何かに押し寄せられる、圧迫感。イライラではなく、落ち込む感じ。

治療者　最近の(治療の)流れが、あなたにどう影響しているのかな？

患者 体重が（目標体重の）43 kg になったからといって、治ったというもんじゃないし、どうなったら治るという目安つけられるのか、つかみどころがない。それで不安なのかな？

治療者 目安つけられないというのは、これまでのあなたにはあまりなかった？

患者 いつも計画持って、先にどうなるかと考えて、それで事を運んでいた。今度（の入院）は、やらんといけん（と思っている）からやるんだが、目標点がはっきりしない。治ったということが、どういうことなのかわからない。自分から病気治すためにやってるんだけど、やらされてるからやっているという部分あるから、家に帰ったらそれ（やらされている部分）なくなるから、（病気が）戻るから、治ったことにならない。

　病気を治すためには 43 kg でも何でもかまわないというほどじゃない（体重はやっぱり気になる）。どんな気持ちになれたら、大丈夫という気持ちになれるのかな？

　何回も同じ失敗を繰り返してきたから。今度はもう大丈夫という判を押してもらって退院したいと思ってるが、その大丈夫とは何なんだろう。今まで（歴代の）先生から「もう大丈夫、退院」と言われたことなかった。

治療者 嫌なことがあっても、食べることに出ない（影響しない）ということが、『大丈夫』の一つのサインではないかな。

患者 病院の中でも嫌なことあるが、何とか食べれてる。でも、胸の中にあるものを（無理に）抑えて食べてる。でも、（病院の）外では抑えきれず、「食べたくない」となる。

（中略）

患者 こないだ先生に言われたことが一番こたえた。

治療者 言われたこととは？

患者 「（自分では）そうでないつもりでも、（ちゃんと生きていく上で）すごい支障になっている」ということ。

治療者 言われてわかるようになったのは、大したもの。

患者 そういう面、どんどん引き出して、やっつけないといけないな。

治療者 それは大変なことなんじゃない？　あなたにとって。

患者 自分を守っているというか。弱い面を突いてくる人を、シャットアウトしてきた。みじめになりたくないと、逃げる。だから先生に痛いところ突かれたら、パニックになる。「やられたー」となる。

治療者 今の話の内容と、(はじめに話題にした)不安と関係がある？

患者 (自分では)当たり前だと思っている欠点が、(欠点だと)わからない(認識することができない)から不安。当たり前と思って、(おかしいことだと)わからないでやることが怖い。だから、行動するのに萎縮することある。行動するのが怖い。でも、行動しないと欠点は出てこない。

治療者 治りたいという気持ちは、入院した時と比べてどう？

患者 変わってない。入院した時は、とにかく治りたいと思っていた。今になって、治ったということはどういうことなのか、考えるようになった。
　親と兄が来て(第95病日)、自己規制してワンステップ。こないだも、ハプニング(荷物チェックで違反品が見つかった)があって、またステップ。ついてないと思ったが、ステップ上がった。

(中略)

患者 薬が効かない。

治療者 薬にどういうことを期待している？

患者 けだるくて横になっていたい。

治療者 頭がはっきりしていたら、どう困るの？

患者 考えなくていいことまで考える。考えるのは1時間、2時間でいい。一日中考えるのは無駄。

治療者 どんなこと考えるの？

患者 先のことばかり。退院したいとか。

治療者 考えるのを止められない？

患者 止められない。

治療者 もう少し効き目のある安定剤にしますか？

患者 今の時期、そうしたらどうかなと思う。それとお腹の方(の症状)が楽になったらと思う。安静にしてなきゃいけないのに、とにかくイライラしている。それが無駄だと思う。

　3日前の面接とペナルティが効いて、不安が高まっています。自分の中にある、自分では問題と感じていなかったようなことが、実は摂食障害と大きな関連があり、普通の生活をしていくことに大きな支障を生じさせていることを、患者さんは自覚するようになっています。そのことに対して大きな不安を持ち、病気が治ったということになるためには、そこのところを何とかしなければならないと感じているのですが、どうしたらいいのかわからないという状況です。

自分の問題を認め、向き合うようになったことで不安がかなり高まり、それに伴い腹部症状などの身体症状も増強しています。それまで、精神安定剤に対する拒否感が強かった患者さんですが、より強力な処方を求めるようになっています。あまりに不安が強すぎて、一日中そのことから頭が離れず、その苦痛から「退院したい」などの回避的な思いも浮かんでいます。この問題を解決していくためにも、今の不安の状態は少し強すぎると思われ、強めの精神安定剤を一時的に処方することとしました。

【第120病日】39.05 kg

治療者 どうですか？
患者 気分的にイライラはない。
治療者 （患者さんの日記を読んで）気持ちが少し楽になってきたの？
患者 そういう気がする。体重や先のことを考え出せば不安になって来るが、別に考えようともしない。
治療者 どういうことでそうなってきた？
患者 薬のせいもあると思うが、ボーっとしたり、眠くなったりはしない。（でも）やっぱり薬かな。前みたいにセコセコしてない感じがする。
治療者 今まで、精神安定剤使ったことは？
患者 ない。「使ってもいい」とは言われたことはある。でも、安定剤や眠剤は、ボーっとするとか眠り続けるという発想があったから、断っていた。と言うより、自分で決めた何時に何というピシッピシッとした計画を、薬によって（気が緩んで）壊されるのを許せなかったというのがある。でも、今回の入院の一つの目的は、それ（自分の決めた強迫的なスケジュールに追われて生活すること）をなくすというのがあったから、頼れるところは薬に頼ってもいいかなと。
治療者 今回の精神安定剤使用の、（あなたのとっての）目的は？
患者 いつも何か考えていたというのがあるから、ボーっとしたいというのを味わってみたいと。（今は）いつの間にか眠っていたり、横になっていたいというけだるさが嬉しい。それまでは常に起きてないと落ち着かない状態だったから、薬のおかげでもいいからそういう気持ちになれたらと思った。

第115病日から、ベンゾジアゼピン系の精神安定剤の中でも、最も強力なブロマゼパム（レキソタン）を使用していました（実は、それ以前も軽めの精神

安定剤は使用していたのですが、患者さんは使っているという意識があまりなかったようで、上記のような面接の内容となっています）。不安を軽減し気持ちを楽にするという精神安定剤の効果も、それまでの患者さんにとっては、むしろ摂食障害的な自分の生き方（自分で決めたスケジュールを強迫的に守る生き方）を失わせてしまうという脅威を生じさせるもので、積極的に使用することをずっと拒否してきたようです。筆者も摂食障害の患者さんを向精神薬でどうにかしようとはあまり考えない方なので、以前の先生からの処方を踏襲していたのだと思います。この時点で、患者さんは精神安定剤がもっと効くようになることを希望されたので、ブロマゼパムを増量しました。

　摂食障害自体によく効く薬（向精神薬）はないというのが、専門家の共通認識です。摂食障害は向精神薬で治る病気ではなく、向精神薬でできることは限られていると、筆者も考えています。また、そんなに効きもしないのに、効かないから量を増やすということで、病気が改善するというのとは別の意味で患者さんが薬を必要とするようになる、いわゆる依存状態を作ることは避けたいとも思っています。ですから、摂食障害の患者さんには、向精神薬は基本的に使わないことが多く、特に必要だと思った時だけ用いるようにしています。
　摂食障害の患者さんは、客観的に見れば不安で仕方がないくらいの状況であるのに、その不安を感じないように現実回避する傾向がとても強いと言えます。そこで、患者さんが自分本来の不安に向き合うようになる方向で、筆者は摂食障害の治療を行っています。この時点で患者さんが不安を感じているのは、治療的にとてもいいことだと思います。ただ、この不安は自分の力だけで向き合うには多少大き過ぎるかなと思われました。そして、その不安は向精神薬によりある程度緩和される性質のようだったので、筆者にしては珍しく使用したわけです。

【第 126 病日】39.40 kg

治療者　どうですか？

患者　やっと、（1 週間で）500 g 増えた。

治療者　なんで増えたの？

患者　精神的に落ち着いていたし、消費カロリーを少なくしようと心がけた。なるべく横になっている。

治療者　（変化の理由として）何が一番大きかった？

患者 精神的に落ち着いたこと。手紙も許可になったし、集団療法もあれだけ嫌と言ってたのが、出たらそうでもなくて、ほっとした。今まで（出ないのが）後ろめたかったが、（出るようになって）セコセコしなくてよかった。治療に参加している安心感。先生と特別もめ合わなかったし。前は洗濯を4日に1回（にしてくれと）とあんなに言ってた（主張していた）が、1週間洗濯ものたまったからと言ってどうなるわけでもないと思うようになった。朝の食堂が開くのを待つ（開くかなり前から待って、席取りをしていた）のも、先生に（「やめなさい」と）言われてやってない。

治療者 集団療法の内容は？

患者 みんな考えてることは一緒。「先が見えない」とか、「ちょっとしたきっかけで弱点がわかって、じゃこうしようということがわかって」とか。みんな一緒。

治療者 いつ頃から、気持ちが落ち着いてきた？

患者 きっかけは、（違反が見つかって）コーヒー取り上げ事件の時、先生が、「自分はちゃんとやってると言いながら、やってないところあるんじゃないかな」と言われた時、実際そういう点あるんじゃないかなと思った。「前向き前向き」と思いながら、後ろを振り向いているというか。

治療者 違反が見つかってすぐにそんなふうに言われた、タイミングみたいなのもあるのかな？

患者 やっぱり、悪いことしたのを（悪いことと思ってなくて）、当たり前と思っていたのが、当たり前じゃなかった。それを知らされた。それからは、食事も少ないなら、少ないなりに噛みしめて食べようかと。

治療者 落ち着いたのに、薬の影響は？

患者 あると思う。

【第134病日】40.00 kg

患者 前は（1週間に）350ｇとか450ｇ（の体重増加）とか、ぎりぎりでダメというのが多かったが、（1週間に500ｇの、制限解除の条件を）クリアできるようになった。動かないようにしているというのもあるけど、健康になって吸収がよくなったのかなとも思う。

治療者 健康になったという感触ある？

患者 安定剤のせいもあるかもしれないが、昔ほど（お腹に）ガスが溜っている状態が、そんなにイライラするほどでもなくなった。

治療者 体重を(目標体重の43 kgより)もっと増やそうという気はある？
患者 今はない。
治療者 結婚や出産はあきらめている？
患者 今は。でも今は前と違って、自分を痛めつけることないし、人の目を気にすることもないし、前と比べたら幸せ。

　その後も、目標体重を上げることへの、患者さんの同意は得られませんでした。退院後のこれまでよりは健康人に近い実生活の中で、より質の高い治療動機と治療をするエネルギーの充電が行えるように外来で援助していこうと、治療者は考えました。
　向精神薬が精神面の安定のみならず、身体症状の緩和にも好影響を及ぼしています。こんなに効果があったのだから、もっと早く薬を使っていたらよかったのではないかと思われる読者もいるかもしれません。しかし、ここで薬がこのように効果的だったのは、それまでに心理的な問題がかなり処理されていたからだと考えています。『不安』と言っても様々な不安があり、薬が効く不安と効かない不安があります。『心理的な(ものが原因となった)不安』はしばしば複雑で、向精神薬があまり効果的でないことが多いのです。治療によって『心理的な不安』の処理が進み、薬が効くような不安が残っていたとも言えるかもしれません。向精神薬はその後漸減していき、退院時にはなくなっていました。

【第168病日】43.05 kg
目標体重(43 kg)達成。

【第169病日】43.15 kg
治療者 (目標体重に達して、行動制限がなくなり)行動範囲が拡がるとどんなですか？
患者 今までは、(自己規制も加えて)生活が決まっていた。何時から何時は何をすると。行動範囲が拡がると(外的な規制がなくなり、自分で決めないといけないことになり)、どれくらいの範囲、時間と、一々計算しながら動いてしまうんじゃないかと不安。自然な生活ができるのかな？
治療者 (これまでは)自分の意志と言うより、枠の中でいい状態でいられた？
患者 以前の入院は枠が嫌でいつもはみ出していたが、今は枠で守られている。

そこから抜け出すことが恐い。小鳥が巣の中で親鳥が餌を運んでくれるのを待っている状態。飛び方がわからない。うまく飛ばないと下に落ちてしまう。

治療者 これからも巣立ちという大きな作業が残ってますね。
患者 そうです。数多い入院生活で、こういうことやってなかったから。
治療者 (残った制限は)一度にはずすより、一つずつはずした方がいいと思う。
患者 そう思う。まず行動範囲から。

【第174病日】

兄の結婚式に、晴れ晴れとした気持ちで出席しました。出席者みんなに挨拶して回り、彼女の病気を知っている人も知らない人も元気そうになったのを喜んでくれ、ふっくらとした自分をお披露目したのだから、もうやせちゃいけない(「いいプレッシャーでもあり、きついプレッシャーでもある」)と思ったとのことです。

入院時の治療目標がほぼ達成されたこの頃から、行動制限を解除されることに、患者さんは強い不安を訴えるようになりました。特に、行動範囲の拡大(動きが増えて体重が減る)、間食の許可、食事の自由摂取(全部食べなければならないという、全量摂取の枠が外れる)という3項目に対し、これまで通りに食事がちゃんと摂れるか、体重は減らないだろうかという不安が高まりました。治療者は、「ANという自分を守ってくれていた枠が薄くなり、行動制限という枠も失いかけているのだから、そういう不安が出てくるのは当然」と、治療の流れとして当たり前のことであることを、保証しました。そして、残された制限を一つひとつ解除していき、それに対処できるようになることを課題としました。患者さんもその必要性を十分に感じており、不安に立ち向かい課題に取り組みました。

【第211病日】44.30kg

患者 (外出した時)病院の正門を出て、自分がしっかり前を向いている、自分が生き生きしているのを感じた。もうやせちゃいけないな、元に戻ってはいけないな、この気持ちをしっかり覚えとかないといけないなと思った。目標体重になってから、外出、外泊、自由摂取とか(応用問題を)やって、よかったと思った。そんなに食べたからといって、体重が急に増えるものではない。

(まだ)怖いと思う所があるから、やる前に考えるところあるけど、考えるほどすごいことは起こらない。(入院した)最初の頃みたいに、動いたら体重が減ると思っていたのも、動けるようになってから、また外泊して動いた時、体重はそう下がってなかった。そんな無茶苦茶しなければ、そんなに増えたり減ったりはしない。体重に振り回される必要はないなと思う。
　今回の入院は、これまでと感触が違うというのはあります。

治療者　どういう所が？

患者　まず一つは、先生が厳しかった。それと、入院する時、これじゃいけないと自分で思って入院したこと。今までは、先生とか親とかが「しなさい」と言って、無理やり入れられた感覚と、家から逃げたいという気持ち。今回は、自分の意志で入った。

治療者　最初の頃は、(治療や治療者に対して)随分文句があったと思うが。

患者　今まで(の入院)は好き放題させてもらってた。(今回は)先生が「これはダメだ」と言われるたびに、「先生は全然わかってない」と思ってた。でも、本当はわかってないのは自分だった。自分の言うことが間違ってたのが、だんだんわかってきた。「本当にあなたは治りたいと思ってるんですか？」と言われたのが、鋭いところ突かれた。自分の非を認めたくないから、「治りたくないなら入院してるわけないじゃないか」と思ったが、だんだんわかってきた。
　今までは太るのが怖くて帰りたいと思っていたが、今回は先生とうまくいかないから帰りたいとは思ったが、体重増やすのがイヤとは思わなかった。

治療者　全然？

患者　急に増えたら怖くなったことはあるが、それ(増えた体重)を下げたいとは思わなかった。
　今回は、自分を不思議に思うことが多かった。安静時間も自分で増やしていったり、食べたら横にならなきゃと思ってなったり、そんなことをしている自分が不思議だった。体重が増えていく過程で、今までだったらパニックになっているはずなのに、なってない自分がなんでだろうというのが大きかった。

治療者　何でだろうね？

患者　とにかく、その時その時不思議だった。不思議なことをやってるのが、嬉しかった。

治療者　(不思議ではなく)当たり前のことなんだけどね。

患者 （笑）それが今までできてなかったから、不思議なんですよ。下剤にしても、飲んでる時は一生切ることはできないと思っていたのに、完全ではないがカマグ1.5gでやれるようになった。

治療者 大分やりあったよね。

患者 やりましたね。一番効いたのは、お母さんと兄貴が来る日に、先生に「帰りますか（退院しますか）？」と言われたのが効いた。もうイヤだと思いながら、退院することまでは考えてなかった。（面接室に）入った途端、「退院しますか？」と言われ、先生そこまでプッツン来ているんだなと。「先生が全然わかってない」というようなことを、バーっと言った後だったから、先生相当頭に来てたんだなと。お母さん達が来るまで、帰るしかないと思っていたが、帰らなくてよかった。

治療者 本気で「帰れ！」と言ってると思った？

患者 ええ。見離されたと。

治療者 あの日、あなたの中でどんな変化があった？

患者 自分が間違っているというのがわかった。自分ばかり正当化して、先生を悪者にばかりしていたことが。自分は悪くない、先生のやり方が間違っている、先生に改心してほしいと。「わかった、じゃあなたの言う通りにしましょう」と言われることを期待していたが、「退院しますか？」と言われ、すごいショックだった。やっぱり私と先生は合わないんだ、このまま治療を続けても仕方がないと思った。それで帰るつもりだったんだが、家族面接で先生が、「いいよいいよで済ませれば、それができれば楽だが、あえて嫌われ者になる時も必要だ」と言われ、ああそうか自分にはそれくらい厳しくされないとダメなのだと思った。それまでは、「いいよいいよ」で、「何を許可してください」と言えばしてもらってた。それが治らなかった一つの理由でもあったと、その時思った。

治療者 それまでは？

患者 先生のわからず屋と（思っていた）。でも、その時点で、多分退院してもダメだろうと、自分の中であった。今度はちゃんとしたいというのが入院の目的だから、ここで帰ったらその目的が果たせない、今までの繰り返しと。

治療者 あの時の面接が転換点？

患者 そう。一番印象にある。

退院後の経過

退院後の経過を、簡単に紹介します。

フルタイムの仕事を続け、社会適応は比較的良好でした。

しかし、人と一緒に食べられないなど、食事や体重に対するこだわりが次第に再出現し、『普通になりたい』という気持ちとの間で、葛藤し悩み続けました。外来で話し合った結果、自ら希望し、退院後2年半で当科に再入院しました。

その入院では行動制限など特別な枠を設けず、患者さんが自主的に自分を見つめ自分を変えていくのを、面接によりサポートしました。3カ月の入院で、体重は39 kgから41.5 kgに増加。「今度の入院では、『太ることを恐がっている自分』と『逃げちゃいけないと思う自分』とが、ちゃんと向き合って話をしている。家に帰っても自分とちゃんと話ができたら、今までとは違って来るんじゃないかな」と、面接で語りました。

外来通院は比較的早期に終わりました(受診しなくなりました)が、数度の予後調査的な連絡により、退院後も上記のこころの中の対話を実行していたこと、20年近く経った今も比較的正常な食生活や社会適応を続け、体重も維持していることが確かめられています。

文献

1) 瀧井正人, 小牧 元, 久保千春. 10年間にわたり10回の入院を繰り返した神経性食欲不振症の1遷延例―強迫的防衛への治療介入―(第1報: 外来治療). 心身医学. 1999; 39: 435-42.
2) 瀧井正人, 小牧 元, 久保千春. 10年間にわたり10回の入院を繰り返した神経性食欲不振症の1遷延例―強迫的防衛への治療介入―(第2報: 入院治療). 心身医学. 1999; 39: 443-51.
3) Willer MG, Thuras P, Crow SJ. Implications of the changing use of hospitalization to treat anorexia nervosa. Am J Psychiatry. 2005; 162: 2374-6.
4) 馬場謙一. 神経性摂食障害の予後規定因子. 心身医学. 1990; 30: 415-7.
5) 成田善弘. 思春期・青年期の精神病理―昨今の特徴―. In: 成田善弘. 強迫症の臨床研究. 東京: 金剛出版; 1994; p.256-71.
6) 野添新一. 神経性食欲不振症の行動療法についての研究. 医学研究. 1980; 50: 129-80.
7) 瀧井正人. Pro & Con: 摂食障害における入院治療: 長期入院は有効か? Pro: 重症の"中核的摂食障害"には長期入院が有効である. 心身医学. 2008; 48: 781-3.

4章 摂食障害治療者のあり方について

なぜ筆者は、摂食障害の患者さんと関わり続けてきたのか？

　2章と3章において、筆者の摂食障害患者さんとの関わりのうち、最初の10年くらいについて述べてきました。読んでこられて、読者はどのような感想を持たれたでしょうか。

　筆者の想像ですが、読者の中には、なぜそこまで患者さんの問題に積極的に関わり、患者さんと正面からぶつかり合い、時には譲らず『対決』したりするのだろうかと、感じられた方もおられるのではないでしょうか。そんなに双方「疲れる」ようなやりとりをせず、もっと穏やかに治療を進めることはできないものかと、思われた方もおられるかもしれません。心理療法に関心のある方には、元々患者さんに対して受容的に接することをよしとして、積極的で強い対応はしたくないと思われる方も多いのではないかと思われます。そういう方からすれば、筆者の治療のそのような部分にはちょっと違和感があり、受け入れにくいものであったかもしれません。

　摂食障害患者さんと治療者との関係は、他の疾患における治療関係とは、かなり異なったものとなることが多いように思われます。摂食障害の患者さんは、例え自らの命が危険な状態であってさえも、治療を強く拒否することが少なくありません。回復のための援助をしようとする治療者に対して、感謝するどころか、自分の人生の邪魔をする迷惑な存在として、相手の気持ちが挫けてしまうような言葉を投げ続けたりもします。はじめて重症の摂食障害患者さんを受け持った治療者は、そのような患者さんの言葉や態度に多かれ少なかれ傷つきます。そして、それが癒されない場合は、もうこういう患者さんは診たくないという苦手意識とともに、摂食障害の診療から遠ざかる人も少なくないのです。

　そういうこともあって、心療内科の医師でもその多くが、やがて摂食障害の患者さんを診なくなります。また、精神科では摂食障害は元々主な治療分野で

はなく、最初から摂食障害の治療経験を持たない先生も多く、診療に携わる先生の割合は心療内科よりさらに小さいのです。しかし、精神科医の方が全体として数が多いので、摂食障害を診ている心療内科医と精神科医の数はあまり変わらないようにも思われます。このように精神や心理を専門とする診療科であっても、摂食障害の診療をしている治療者は意外と少ないのです。

　そういう中で、なぜ筆者は摂食障害に関心を持ち続け、その診療に深く関わってきたのでしょうか。実は、それについては、これまであまり深く考えてきませんでした。考えても簡単には答えの出にくいことのような気がして、日々の診療に追われるなかで、そのままにしてきたという面もあります。こんなに困難な割に評価もされず、報われない仕事をなぜやっているんだと思われても不思議はありません。命を助けた患者さんに、またその家族に、事実とは違うことを理由に攻撃され、憎悪を向けられるということさえあります（幸いなことに比較的稀ではあるのですが）。この病気の患者さんに関わる苦労は、なかなか（同業者も含む）他の人にはわかってもらえないところがあります。自分でも、なぜこんなことをやっているんだろうと、ちょっと思うこともなかったわけではありません。

　こういったことに関連して、時に頭に浮かんでくる言葉があります。それは、ある有名な登山家が、（その当時まだ処女峰だった）エベレストに登頂しようとする理由を聞かれて答えたとされる、「そこに山があるからだ」という言葉です。これは、そのように説明のしにくいことをしつこく聞かれて、なかなか理解してもらえなくて、少しイライラして吐いた言葉だとも言われています。人生には簡単には理解できない、ましてや他の人には説明しにくいことがあるというような、ちょっと悲しい、真実っぽい言葉でもあります。登山という部外者から見れば犠牲ばかり多くて（その登山家もエベレストで遭難しました）、報われることも少なく、何のためにやっているのか理解されにくいような営みと、摂食障害という不思議な病気の医療行為に、何か共通するものを感じていたのかもしれません。

　今振り返ってみますと、筆者がなぜ摂食障害の治療を続けてきたのか、その興味ややりがいと、この章の冒頭で述べました筆者の患者さんへの関わり方や治療の仕方の特徴との間には、関係があるような気がします。摂食障害についての筆者のやり方は、心理療法に関わっている先生方の一般的な常識とは、多

4章　摂食障害治療者のあり方について

少違った部分があるかもしれません。患者さんを暖かく受容し支え、自然治癒力を促すといった対応は心理療法の基本だと思います。しかし、それだけでは治療効果のあがらない患者さんも少なくありません。特に摂食障害の場合、そういった対応だけでは患者さんの真実は見えてこず、患者さんの強烈な変化への抵抗の前に、治療は殆ど無力であることが多いのです。積極的に患者さんの問題点にせまり、その変化を求めていくからこそ、患者さんの本当の姿が見え、変化も生まれてくるという部分も大きいのではないかと考えています。

　摂食障害の患者さんの治療をしていく上で、いろいろな問題が生じたり、患者さんと治療者がぶつかり合ったりすることは、患者さんのあり方からしてむしろ自然な、あってしかるべきことではないかと思います。そして、それらを患者さんの本質的な問題として取り上げ、十分に扱い、解決に向けていくことが、摂食障害治療の重要なポイントだと筆者は考えています。前章までに紹介させていただいた患者さんの治療経過では、そういうことを具体的に述べさせていただきました。摂食障害は単に食事や体重の問題ではなく、患者さんはこころの中に大きな問題を抱えています。それが態度や行動になって現れるので、それをしっかりととらえることによって、扱いにくい摂食障害のこころの問題を有効に扱える可能性が出てくると思うのです。

　このような積極的な対応により、患者さんのこころのありようがより明確に見えてきて、有効な援助を行うことができ、患者さんが自分らしく生きられるようになっていく過程に寄り添うことができます。筆者は多くの患者さんの治療の中で、そのような体験をしてきました。このようにして一人の人間のこころの真実を知り、その人が生きることの根本に関わることができる喜びはとても大きなものです。その喜びは、患者さんに関わる上で経験する少なからぬ苦労やストレスよりも、もっと大きなものなのです。そして、治療者が病気や治療に正面から取り組み熟練していくことによって、そういった喜びをより深く味わうことができるようになる一方、苦労やストレスのうちの多くは、小さくしていくこともできるのです。

　自分がなぜ摂食障害の患者さんの治療に関わり続けてきたのかを改めて振り返ってみて、以上のようなことを考えました。

それまでの考え方や治療との葛藤

　しかし、このような筆者の考え方や治療法は、当時の九州大学病院心療内科においては一般的なものではなく、九州大学に戻ってからしばらくの間、筆者の治療はあまり理解されなかったように思われます。患者さんの問題行動や病的な考え方をめぐって患者さんとぶつかり合うのが、心理の専門家が行うべきエレガントな治療らしくなく、患者さんと同じレベルでやりあっている、素人っぽい治療だと思われていたような気がします。また、患者さんの問題点をはっきりと指摘し、それに対して患者さんが感情的になって反応するのに対し、一歩も譲らないでやりかえしている姿など、心療内科の基本的治療姿勢である『受容・共感』に反しており、心療内科医としていかがなものかと思われていたのではないでしょうか。

　筆者は『受容・共感』は基本的に非常に重要なことであり、それがちゃんとできていなければ、いかなる心理療法もうまくいかないと思っています。しかし、患者さんの何もかもを『受容・共感』できるわけではなく、してはいけない病的な部分もあり（『受容・共感』すると患者さんの病的な部分を強化してしまうことも少なくありません）、その部分もそのまま『受容・共感』してほしいと要求する患者さんとの間にぶつかり合いが生じるのは、避けられないことだと思うのです。むしろ、そこで出てきた患者さんの病的な部分を受容せず、問題点として扱うことによって、患者さんの変化が生まれるのだと思います。筆者にとって、『受容・共感』はやって当たり前のことでした。しかし、それだけではよくならない患者さんが少なくなく、特に摂食障害では『受容・共感』以外の治療要素が重要になってくるのです。しかし、『受容・共感』さえ上手にやっておれば患者さんとぶつかり合うこともなく、どんな患者さんの病気も改善するのだという『美しい物語』と、『受容・共感』だけでは限界があり患者さんとの『対決』も時として必要になるのだという『苦難の物語』では、前者の方が大向こうの支持を得やすいのです。

　繰り返しますが、筆者にとって『受容・共感』は、やって当たり前のことでした。しかし、それだけではよくならない患者さんが少なくないのです。そこのところをわかってもらいたくて、他の先生方の前で自分の治療を説明する時などに、『受容・共感』している部分はあまり触れず、患者さんと『対決』している部分にばかり焦点を当て、そのことが重要であるということを強調して

話す傾向があったように思います。そして、それでもなかなかわかってもらえないので、さらに『対決』の部分を重点的に話す結果、かえって『受容・共感』を軽視して『対決』ばかりしている先生というイメージが、ますます強くなっていったように思われます。本当は、患者さんと意味のある『対決』をするためには、患者さんの存在をしっかりと『受容』し、そのような生き方をしなければならなかった悲しさに『共感』することが重要なのですが、そこの所はあまり伝わってなかったような気がします。

　また、筆者が属する摂食障害治療グループの当時の基本的治療原理であった、素朴な『認知行動療法』的な考え方（誤った認知を変えれば病的な行動も変わる）に対して、そんなことでは『中核的摂食障害』は改善しないという思いがあり、そういう点で意見が一致しないというのもありました。重症の摂食障害患者さんの認知はそう簡単には変わらず、例え変わったように見えたとしても行動の変容に結び付くのはとても難しいことを、実際の治療において経験しており、もっと有効な方法が必要だと考えていました。

　筆者は、もっと患者さんがよくなる（病気が実質的に改善する）治療をしたいということを、何よりも優先して考えていました。そして、それが決して簡単なことではないことを実感しており、そのために何が必要なのかいつも考えていましたし、するべきことは何でもしようと思っていました。他の先生方の治療についてもその意味がよくわからなければ、そのような治療をする理由を聞いていました。時には思い切って意見を言わせてもらったりすることもありました。そう言われて相手がどういう気持ちになるのか、気にしていなかったというわけではありません。しかし、自分も自分のやり方に全面的に自信があったわけではなく、もっといい治療をするためにはどうしたらいいのかということを、一緒に考えていきたかったのです。もっとも、言われた先生からすれば、十分いい治療をしていると思っているのに嫌なことを言われたというのが正直なところで、単に迷惑な話だったのかもしれませんが。

　そんな感じで、九州大学病院心療内科に戻ってからのしばらくの間は、筆者の治療に対する逆風は結構強いものでした。そういう中で、自分が治療している時は、この場面においてはこういう対応が必要であるという実感に基づいて治療をしていました。しかし、それは全体からすれば少数意見であり、その中で自分のやり方を通すのは、結構つらいものがありました。しかし、同期の医

師が、ある患者さんについてそれまでのやり方で治療していてうまくいかず困っていたところ、筆者のやり方を取り入れたらうまくいくようになったという経験をし、それ以後、筆者のよき理解者・支持者となってくれました。また、少し後になってからですが、実際に患者さんと最も密に接触し苦労している看護師さん達が信頼を寄せてくれるようになり、仕事がやりやすくなっていったように思います。さらにその後、筆者が摂食障害治療グループの中心となり治療の実績をあげていく中で、他のグループの先生方の見る目も変わっていきました。また、近年では、若い先生達が筆者の治療に共感を寄せ、積極的に学ぼうとしてくれるようになるなど、随分変わったものだと思っております。

筆者を大いに悩ませたある治療

　ここで、九州大学に戻ってからしばらくたった頃に、当科で行われたある治療について述べさせていただきたいと思います。その治療は筆者の考えとは全く異なった考えに基づくもので、筆者にはその治療メカニズムを理解することはとても難しく、大いに悩んだり考えさせられたりしたものです。しかし、その治療経過は摂食障害の治療におけるとても大切なポイントを教えてくれていると思われ、本質を伝えられる程度に、大幅に改変、省略したうえで、紹介させていただきます。

　患者さんは、20代の女性で、体重は20 kg台半ばでした。頻繁な過食嘔吐があり、神経性無食欲症（AN）［むちゃ食い/排出型］と診断されていました。

　入院治療においては、過食嘔吐の回数を自己申告してもらい、何回以下であれば外泊許可という枠組みが設けられていました。自己申告によると過食嘔吐の回数は減っていましたので、患者さんは希望通り外泊させてもらっていました。表情も少し明るくなり口数も増えたということもあり、治療は大変うまくいっていると報告され、それを聞いた他の先生達の多くも、素晴らしい治療であると評価していました。

　しかし、体重の増加はなく、血清電解質のカリウムの極度の低値も続いていました（摂食障害の患者さんでは、自己誘発性嘔吐や下剤・利尿剤の乱用などによりカリウムが低下することが多く、生命に関わりかねない問題となっています）。また、食事摂取に関しては、病院食には全く手をつけず、売店で好き

なものを買って来てそれだけを食べているという問題もありました。

　過食嘔吐が減っているという自己申告と、体重やカリウム値に改善がないという事実の間には、大きな矛盾がありました。しかし、その点についてはあまり取り扱われなかったようです。そして、結局、身体的には（おそらく内面的にも）何も変わらないまま、「大変よくなった」という治療担当者の自己評価と、多くの先生方の称賛に見送られて、この患者さんは退院となりました。しかし、この方のその後の経過は、とても残念なものだったのです。

　九大心療内科においては、その頃も現在と同様に、ANの患者さんは、入院して『行動制限』の枠組みにより治療することが一般的でした。しかし、この方の入院治療には『行動制限』は用いられませんでした。『行動制限』を用いた治療では体重が増えることが、制限解除の必要条件になります。しかし、この方は、過食嘔吐が減ったという自己申告だけで、外泊という大きな自由を手に入れることができていたのです。このような枠組みでしたら、摂食障害の患者さんは過食嘔吐が実際には減っていなくても、減ったと言うでしょう。この治療では、行動制限はしない、食事は好きなように摂っていい、過食嘔吐も許される（ノーチェックです）、外泊はできるなど、患者さんは好きなようにさせてもらっていました。嫌がることは何もしないということで、患者さんからの反発もなく、入院治療は比較的穏やかに進んでいきました。患者さんは病気を治すための『つらいお仕事』を殆ど何もしなくてもよく、家庭での家族との緊張した関係からも逃げられ、つまり病気であることから来る不都合を全部棚上げにしてもらえていました。そういうことなら、少なくともその時点では、気持ちが楽になって表情も明るくなることもあろうと思います。このように何も求めなければ、患者さんの全エネルギーをかけたような抵抗に、治療者も向き合わずにすみます。患者さんも楽、治療する側も楽です。

　筆者には理解のできなかったこの治療が、多くの先生方に支持された理由は、何だったのでしょうか。その一つとして、当科の医師なら（研修医時代に）誰でも一度は経験した、摂食障害患者さんとのやりとりの厳しさ、きつさを味合わなくていい治療だからというのがあるではないでしょうか。あんなにきつい思いをしなくてもいい摂食障害の治療があったらとしたらどんなにいいだろうかと、先生達が夢見たとしても不思議はありません。摂食障害の患者さんは、摂食障害であることで自分（の傷つきやすい自己愛）を守っており、摂食障害であ

ることを奪われそうになる(摂食障害を治そうとされる)ことに、しばしば必死で抵抗します。従って、患者さんの『窮鼠猫をかむ』ような抵抗にあって治療者がしんどい思いをしたり傷ついたりしたくない場合、皮肉な言い方かもしれませんが、摂食障害をあまり治そうとしなければいいのです。

　また、この治療が歓迎されたもう一つの理由として、多くの医師達の『行動制限』に対するマイナスのイメージもあったのではないでしょうか。行動制限を用いた際の患者さんの反発、人を束縛する(?)ことについての心療内科医としてのアイデンティティーの揺らぎ(危機?)、病気である可愛そうな人達をそんなことをしてさらに苦しめているのではないかという後ろめたさ、そして、そんなに犠牲を払ってまでして行った治療がそれほど成功していないように見えることなど、できればそんな嫌なものを用いないで治療できたらいいのにという思いも、あったのではないでしょうか。

　筆者は、『行動制限』は有用な治療手段だとその頃も今も思っています。しかし、当時の当科における多くのAN治療が『行動制限』を十分に活用できておらず、有用性が高くない一方、副作用が大きいことを、とても残念に思っていました。そして、『行動制限』の有用性を高め、副作用を小さくするように運用の仕方を改善していく必要性を強く感じていました。

　『行動制限』を用いた治療とは対極的なこの治療とその後の経過を見ることで、筆者はとても多くのことを考えさせられました。この治療は、それまで当科で行われていた摂食障害治療の、アンチテーゼであったと言ってもいいのかもしれません。それまでの治療とこの治療が提示している問題をしっかりと受け止め、解決していくことが、次に進んでいくために避けて通れないことだと筆者は感じていました。

摂食障害の治療は何によって成り立つか
―言葉は、行動や身体によって裏付けられていなければならない―

　この治療では、摂食障害の患者さんの言葉などという、そのままでは殆ど当てにならないものを当てにして、その結果残念な経過を導いたという面が大きいと思われます。その患者さんも、治療者の前で、いろいろと『いいこと』を言ったのではないかと思われます。「病気を治したい」とか、「体重が増えたら嬉しい」とか、「過食嘔吐の回数を減らしたい」とか、「回数が減った」とか。

摂食障害の本当のところをあまり知らない人には、それらは一見病気が改善したと思わせるような、前向きっぽい言葉です。しかし、このような言葉は、決して本当のことを表すために用いられているのではなく、病的な自分を守る（本当の姿をくらます）ために、その場しのぎで使われていると言ってもいいものなのです。そのまままともに受け取ってはいけない、まともに受け取ることで病気を維持させ、場合によっては病気を悪化させ、患者さんの自滅に力を貸してしまうことにもなりかねない言葉なのです。

患者さんの言っていることが、誰の目にも明らかにおかしいとわかる精神病と違って、摂食障害患者さんの場合、一見言っていることはまともそうに聞こえます。実質的にはおかしいことでも、おかしくないことのように話すのは得意で、治療者側が患者さんの言う通りだと思ってしまっていることはとてもよくあることなのです。言葉だけを聞いていれば妙に説得力がありますが、患者さんの現実と照らし合わせると大きな矛盾があります。

しかし、矛盾を指摘されても、その矛盾を覆い隠すように話すことにも熟達しており、非を認めようとしません。ですから、治療者の側に、本質をしっかり見極めたいという意思がなければ、患者さんの真の姿は見えてきません。そして、患者さんの当てにならないその場しのぎの言葉に振り回され、有効な治療はできず、患者さんはいつまでも摂食障害の病理の中から抜け出せないということになってしまうのです。ですから、摂食障害の治療者は、こういった患者さんの言葉を鵜呑みにしないで見極める努力を続けることによって、本質を見通す力をつけていかなければならないのです。

なぜ、摂食障害の患者さん達が、ここまで真実に目を背け、虚構の世界に生きようとするのかということは、摂食障害ではない人にはわかりにくいことかもしれません。しかし、それが摂食障害の真実であり、摂食障害を理解し対応するポイントなのです。それについては、次章で改めて述べますので、ご参照ください。

通常のカウンセリングは言葉によって成り立っていますが、摂食障害の治療に関しては（少なくとも治療がかなり進むまでは）患者さんの言葉はそれだけでは当てにならず、言葉を裏付けるもっと確かなものが必要となります。それが患者さんの行動であり、身体の状況なのです。それらを治療者側がしっかり把握しておく必要があります。自己申告ではだめです。患者さんの言葉は、常にその行動や身体によって、裏付けられていなければなりません。患者さんが、

「ちゃんと食べています。吐いていません」と言うのなら、それが体重や検査値に反映されていなければなりません。これだけカロリー摂取すれば体重がどうなるかということは、大体予測（計算）できます［表9（217頁）参照］。患者さんの言っていることと体重や検査値との間にはっきりと矛盾があれば、患者さんが本当のことを言っていない可能性が高いのです。
　しかし、そのような矛盾を指摘されても、摂食障害の患者さんは、「自分は何もおかしいことはしていない。なぜそういうことになったのかわからない」と、殆どの場合しらばくれます。重ねて矛盾を指摘されても、認めようとはしません。そして、「そんなふうに疑われるから、気持ちが落ち込んでしまう。先生を信頼できなくなって、治療する気持ちもなくなってしまう」など否定的で他罰的な言葉を並べます。そのようにして、「自分が治療できないのはあなた方（治療者側）の責任であり、治療をしたいのであればそっちが態度を改めなさい」というような、強いプレッシャーを治療者に与えます。治療者がそれでも態度を改めなければ、もっと直接的な非難をすることも少なくありません。患者さんの病的な行動をしっかりと確認するという医療行為に対して、治療者は罪悪感のようなものを患者さんから投げ入れられ、自分が悪いことをしているような気持ちにさせられたりするのです。そして、そのようなストレスに耐えられない治療者が、患者さんを疑うのはよくない、間違っているのは患者さんではなく患者さんを疑う自分なのではないか、と考えてしまうようになることも少なくないのです。

　重症の摂食障害の治療関係において、よく起きていることをまとめます。①患者さんが摂食障害的な問題行動を行う、②問題行動が見つかったり、体重や検査結果に影響が出る、③治療者側からそれについて問われる、④患者さんは事実を否認し、疑われたことに反発する。さらに、患者さんの気持ちを挫けさせたと、治療者に自責の念を抱かせる、⑤治療者はそれ以上の真相解明をやめてしまう、⑥それから先も問題を問題としにくくなり、患者さんに関することで「アンタッチャブル」な部分が増えていく、⑦患者さんは病的な部分を守ることに成功する、⑧有効な治療はできなくなり、病気は続いていく（治療の敗北、病気の勝利）。
　摂食障害の治療をする場合、治療者は患者さんの問題をはっきりと認識し、それをうやむやにしようとして患者さんが治療者に投げ込んでくる罪悪感や無力感などの嫌な気持ちに負けないで、問題を扱っていくことに前向きであり続

けることが必要です。しかしながら、治療者といえども人間です。超人的な力を持っているわけではありません。患者さんが自分（の病的な部分）を守ろうとして必死で向けてくる非難や、罪悪感を刺激する言葉にめげてしまいがちとなるのも、不思議ではありません。誰だって、自分自身が、患者さんが言うようなひどい人間、つまり、冷酷で、思いやりがなく、こころの狭い、共感性がない、理性的でなく、自分の感情を抑えられない、弱い立場の人に気持ちのはけ口を持っていく、こころの汚い、暗い人間……であるとは思いたくないものです。患者さんが治療者などの周囲の人に投げ込んでくるこのような否定的な言葉や態度にどのように対応するかということが、摂食障害治療における重要なポイントの一つなのです。そのようなストレスに対する耐性が治療者によって様々であり、それによって病気についての認識も治療の仕方も大きく変わってきてしまうのです。

　筆者としては、摂食障害患者さんと関わる場合、このような大きなストレスがありうるのだということを認め、どのようにこのストレスに立ち向かったらいいのかということを考え、身につけていくことが重要だと思っています。このあたりのところをしっかり意識化して、処理できる部分は処理しておけば、そういうストレスに対する耐性も高まって、その分まともに患者さんと向き合えるようになり、有効な治療がしやすくなると思うのです。ストレスから逃げないで向き合っているうちに、それを解決したり、小さくできるような対処方法が自然に身につくということもあります。筆者は、摂食障害患者さんに対応しても、今ではそれほど大きなストレスを感じなくなっています。むしろ、患者さんが上記のような反応を示してきた時、治療が的外れではなく、病気の本質的な部分に向かっている証拠のように思えて、嬉しくなったりもしているのです。

再び、筆者を大いに悩ませたある治療について
―『裸の王様』に教えてもらったこと―

　先ほど紹介したある治療への圧倒的な支持は、自分の考えよりもそちらの考えの方が正しいのかもしれないという不安を、筆者にもたらしました。筆者の考えからすると、その治療のメカニズムは摂食障害を改善させるものではありませんでしたし、治療が進展しているという材料は何も見当たりませんでした。しかし、今新しい画期的な治療が行われていて、素晴らしいことが起こってい

るように周りの人達は言っています。ひょっとして、『自分には見えないこころの部分』が人間には存在し、筆者には見えないけれども、その見えない部分に成果が生まれており、いずれは筆者もそれを認めないわけにはいかなくなるのかもしれません。もしそうだとすれば、今まで自分がやってきたことは何だったのだろうか、すべてが無意味だったのだろうかと、気持ち的に結構苦しい状態だったのです。

　その頃筆者が思い浮かべていたのは、アンデルセンの童話『裸の王様』でした。『裸の王様』は、どなたも一度は読んだり聞いたりされたことがあると思います。新しい綺麗な服を着ることが大好きな王様の元に二人組がやってきて、「馬鹿や自分にふさわしくない（不相応な）仕事をしている者には見えない、不思議な布地を織ることができる」と言いました。王様は大喜びで注文します。織り上がったその布地は王様自身にも家来達にも見えなかったのですが、誰もそうだとは言い出せず、衣装を口々に褒めました。そして、王様は見えもしない衣装を身にまとってパレードに臨むことになります。その当時不安に感じていた『自分には見えないこころの部分』と、『見えない王様の美しい衣装』を、筆者は重ねていたのだと思います。

　心理療法という、治療効果の客観的判断が難しく、特に摂食障害という治療困難で病態も重症度も大きな差がある疾患について、その治療の有効性を伝えたり、他の治療と比較したりすることは、決して簡単なことではないのです。どの考え方・治療がいいのかという評価も、公平に判断されているのではなく、治療者の思いこみの強さだったり、その時の政治的力（その環境における権力）であったり、（口のうまさや、統計のからくりなどで）自分のやり方をいいものとして提示することが上手だったりして周りに認めてもらっているなど、本質的でない部分も大きいように思われます。

　自分の考えていることが根底から間違っていて、それと正反対のような考え方や治療法が正しいかもしれないという筆者の不安は、最終的には、その患者さんの経過が望ましいものでなかったことで、終息しました。「王様は裸だよ！」と見物の小さな男の子が叫んだのです。そして、男の子に続いて、群衆も「王様は裸だ！」と叫んだかどうかはわかりませんが、筆者の中では一応の決着はついたのです。『見えないこころの部分』も、『王様の美しい衣装』も、これからは「見えない！」と言ってもいいのだと思いました。

　患者さんも治療者も苦しむことのない、おまけに十分な治療効果を持つよう

な、そんな夢のような、すべてに優れた治療法(王様の美しい衣装)などないことを、現実のこととして知らされたのです。それとともに、自分の考え方や治療法も100％のものでなくてもいい、100％の治療などありえないし、100％でなくても許されるんじゃないか、100％でなかったら少しずつでも近づけていけばいいんじゃないかという、肩の力が抜けたような、幾分楽な気持ちになったような気がしました。絶対的ではなく、相対的な見方をするようになったと言ってもいいかもしれません。治療法を理想的なものでなければならないというよりも、現実的なものとして見るようになったとも言えます。自分の考え方や治療に足りない部分があれば、補っていけばいいのです。おかしいと思っていたその治療からだって学べるものは学んだらいい。もう、どちらが正しいかとか思わなくてもすむと、感じたのではないかと思います。

　例えば、患者さんにとっても治療者にとっても苦しいばかりの治療よりも、苦しまなくていいところは苦しまなくていいし、楽しんだりする部分はあってもいいと思うのです。勿論、治療で一番大切なことは、楽しいことでも、楽なことでも、かっこいいことでもありません。しかし、楽しくてかっこいい部分を否定することはないし、自然に楽しかったりかっこよかったりする部分は、出していっても恥ずかしいことではないと、思い始めました。自分で言うのもなんですけど、筆者の治療にはそれまでもそういう部分はあったと思います。しかし、そういうものは本質的なことではないと考え、また幾分の照れもあり、多少抑え気味にしていたかもしれませんし、人にはあまり言わなかったような気がします。しかし、その頃から、そのような自己規制は少し緩んでいったように思います。面接や回診の時などに、ユーモア的なものを披露して患者さんや他の先生方と笑いあうということも結構あります。ただ、そのために治療が緊張のない慣れ合い的なものになったり、患者さんが本来するべき努力を怠るようになったら本末転倒です。患者さんがおかしなことをしたならばしっかりと責任をとってもらうなど、治療全体としての厳しさは譲れません。

　そして、自分の考えることを、以前よりは自由に話すようになっていったのではないかと思います。次の項では、その頃に観たある映画をヒントに思いついたことを紹介します。ある登場人物に対する主人公達の対応を材料にして、摂食障害の治療関係について考えたことです。

THE LORD OF THE RINGS

　これは 2001 年から 2003 年にかけて上映された 3 部作の映画ですが、その中に心理療法家として考えさせられる部分があり、紹介させていただきます。題名を直訳すると、「指輪の持ち主」となります。魔力に富み持ち主に絶対的な力を与える指輪をめぐっての物語です。その指輪は悪の権化（冥王サウロン）によって遠い昔に作られたものですが、何人もの持ち主を経て、今は平和な村のある住人のものになっていました。しかしサウロンが、全世界を再び闇の支配下に置くために、それを奪おうと全力を挙げて探し始めました。その禍（わざわい）を阻止するためには、指輪を（その火によって鋳造された）火山の火口に投げ入れて破壊するしかありませんでした。指輪を破壊する使命を担った仲間達の、奪おうとしてくる者達の攻撃をかわしながらの、苦難の旅の物語です。

ゴラム（図 1）

　こころを病んだ生き物で、指輪の前の持ち主です。指輪を手に入れる前は、平和に暮らしていましたが、指輪の毒のためにこころと体が醜く変形してしまいました。その後指輪を失い、指輪に恋いこがれ、取り戻す欲望に支配されて

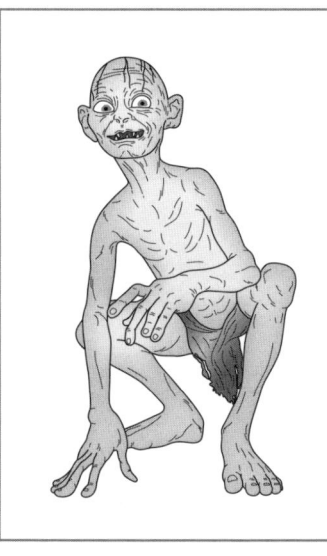

図 1　ゴラム
こころを病んだ生き物。指輪の前の持ち主。指輪を手に入れる前は、平和に暮らしていたが、指輪の毒のためにこころと体が醜く変形してしまった。その後指輪を失い、指輪に恋いこがれ取り戻す欲望に支配されている。指輪を自分のものにするために、人の隙をうかがい攻撃しようとする危険な存在。しかし、孤独の中で、誰かとつながりたいという、人なつこい面も持っている。二つの自分が葛藤・交代する。

います。指輪を自分のものにするために、人の隙をうかがい攻撃しようとする危険な存在です。しかし、孤独の中で、誰かとつながりたいという、人なつこい面も持っています。二つの自分が葛藤・交代します。

　筆者は、このゴラムという生き物に魅せられてしまいました。精神的に明らかに病んだ孤独な生きものです。とても、やせています。人目につかないところに住んでいます。食べるのは、生の魚だけです。筆者はこの頃は睡眠不足の状態が続いていて、映画館ではついうたた寝をしてしまうことが多かったのですが、この大好きな生きものが出てくると眠気がどこへやら、彼の一挙手一投足にくぎ付けになっていました。

　指輪の持つ魔力のみを求め、それを独占しようとするこころは、摂食障害の人がやせることに求めているものと、どこか通じるところがあるようにも思われました。また、二つの自分が葛藤し交代するのは、パーソナリティ障害的でもあります。

フロド(図2)

　物語の主人公です。授かった指輪を破壊する使命のための苦難の旅の途中です。使命を達成する重大な任務を負っています。指輪を身につけて運ぶ役割を担い、指輪の誘惑と、奪おうとする者達からの攻撃にさらされます。

　純真で、ゴラムのいい面を信じ、道案内を頼みます。昔、ゴラムが平和に暮らしていた頃の、「スメアゴル」という名前で語りかけます。

　フロドはヒーローであり、現実離れしたところを持っています。自分の身が

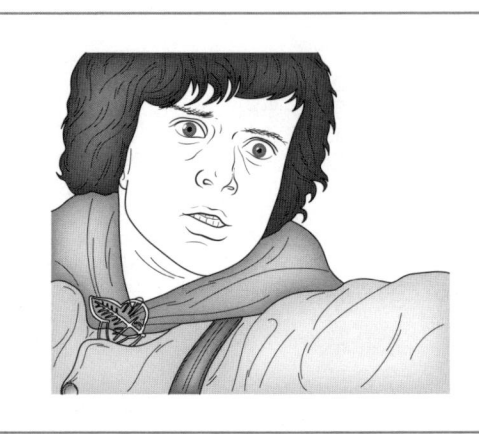

図2　フロド
物語の主人公。授かった指輪を破壊する使命のための苦難の旅の途中。純真で、ゴラムのいい面を信じ、道案内を頼む。昔、ゴラムが平和に暮らしていた頃の、「スメアゴル」という名前で語りかける。

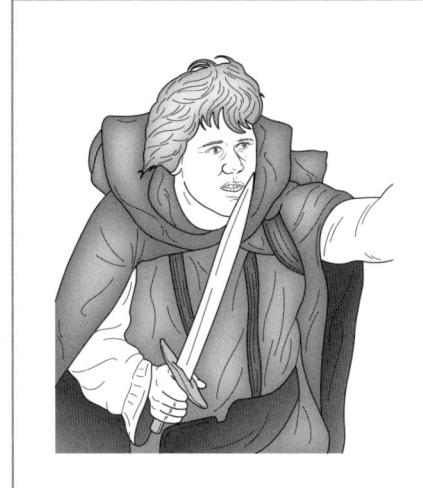

図3　サム
フロドの召し使い。現実主義者。ゴラムの否定的な面を見て、疑い、危険に備える。コントロールする。

危うくなっても、傷を負い苦痛にさいなまれても、決して逃げることなく、理想・目的のために身を捧げます。

サム（図3）

　フロドの召し使いで、現実主義者です。ゴラムの否定的な面を見て、疑い、危険に備えます。ゴラムの邪悪な部分をコントロールします。

ゴラムの葛藤

　ゴラムはフロドのすきを見て攻撃し指輪を奪おうという欲望と、フロドを信じてついて行こうという気持の間で、葛藤します。フロドが自分を信じ、「スメアゴル」と呼んでくれたことにこころを動かされ、信頼が芽生えます。しかし、その信頼は容易に崩れ、攻撃的なもう一人の自分に入れ替わります。
　危険なもう一人のゴラムは、サムが自分のことをよく知り、見抜いていることに気付いており、サムがいる所では邪悪な行動をとれないでいます。サムが嫌いです。

　フロドとサムのゴラムに対する態度から、心理療法家における対極的な二つの態度に思い当たり、**表5**に、まとめてみました。

表 5　心理療法家におけるフロド的態度とサム的態度

1. 心理療法にたずさわろうと思っている人は誰でも、自分はフロドでありたいと、基本的には思っているのではないだろうか。
2. しかし、患者さんの問題が深い場合、患者さんのいい面のみを見て共感し信じるという、フロド的態度だけでは通用しないのが、現実である。
3. そのような患者さんに対しては、患者さんのマイナス面を見抜き、それをコントロールしていくサム的態度も、治療を進めていく必要条件として重要となる。
4. フロド的態度とサム的態度の両方をバランスよく用いることが必要であり、一人の治療者が使い分けるか、複数の治療者により役割を分担する。後者の場合、両者の協力関係が重要である。
5. 心理療法にたずさわろうと思っている人にとっては、フロド的態度よりもサム的態度の方が難しいのではないだろうか。
6. サム的態度を洗練させていくこと(患者さんが可能な限り納得できるように、治療関係を維持できるように)が、心理療法家の重要な修行の一つである。

　　ゴラムはこの映画の中で、最初はエピソード的に描かれている程度だったと思いますが、第2作、第3作と回を重ねるごとに役割を増していったような印象があります。サムの役割も次第に大きくなっていったようです。筆者は、物語の大筋以外に、ゴラムという悲しい存在の魅力と、それに関わるフロドとサムの対極的な態度のあり方に、強く惹きつけられていきました。フロドという誰が見ても美しく、非現実的なまでに正しいヒーローは、誰もが称賛せずにはいられません。どんなに裏切られても、傷つけられても、患者さんを信じる気持ちを失わない『理想的な』心理療法家の姿が、彼に重なりました。九州大学心療内科にも、患者さんにどのような目にあわされても、決して怒らず、悪くとらず、思いやりのこころを持ち続けているような先生が、たまにおられました。『ミスター心療内科』とでもいうべき人達でした。その先生方の治療の結果がどうだったかと言えば、決してうらやましいと思えるようなものではありませんでしたし、なぜそんな仕打ちを患者さんから受けなければならないのかとも思っていました。しかし、そうであっても、決して相手を悪く思わない、ある意味被虐的とも思えるようなあり方には、一種の美しさがありました。当たり前の人間の域を超えているような、どこかイエス・キリストや仏様のような。

　　ヒーローであるフロドの態度は、心療内科で最も称賛される『受容・共感』の極致の姿のように思われます。しかし、多くの先生方はそこまで徹底してフロドにはなれません。フロドでありたいと願っても、フロドであることによっ

て実際に自分が傷つくことになるのは嬉しくないし、中途半端に患者さんのことを嫌だとも思ったりもしています。フロドの偉さ、美しさは、現実離れした理想を持ったことによってこうむることになってしまった傷や犠牲を、甘んじて受けていることではないでしょうか。そういうことができるのは、本当にごく一部の人達だけです。それは、持って生まれた資質や、とても恵まれた環境の賜物、そうでなければ長い鍛錬の結果によるものかもしれません。ひどい目にあうと傷つき、それがつらいので避けたいと思ってしまう我々凡人は、フロドにはなりきれません。サムのような対応も、必要になるのではないでしょうか。

　サムは心療内科では決してヒーローにはなれない存在だと思われます。しかし、この3部作の最後の作品では、旅の目的の達成にサムが大いに貢献したことが描かれています。フロドには火山を登りきる力が残っておらず、サムが危険に対処しながら（命がけで戦いながら）フロドを頂上まで抱え上げます。フロドは美しい理想であり、サムはその理想を実現するための現実の力なのではないでしょうか。

　筆者は、美しい『受容・共感』という理想だけでは摂食障害の治療はできず、美しくはないけれども現実的に力のある対応も必要だと感じて、そのような治療をしてきました。しかし、そういう治療は周囲に理解してもらいにくく、厳しい風当たりもありました。どうしたらもっとわかってもらえるだろうかと悩んでいた時に、この映画のフロドとサムに出会い、心理療法家の二つの態度というアイデアが生まれました。そして、摂食障害の治療の話をするような時などに、この話をさせてもらうようになりました。

　この話は筆者の思いや考えを伝える上で思った以上に効果がありました。心理療法において優しい対応だけが大切で、厳しい対応はよくないという暗黙の前提みたいなものから自由になってもらうために、このような物語を紹介することは役に立ったと思います。それまで同じような意味の話を何度してもわかってくれなかった相手が、患者さんに対して厳しい態度も必要だということを認めてくれるようになりました。また、はじめてお会いしてこの話をさせてもらった人達の多くが、それまでの自分の思いこみを考え直すよいきっかけになったと言ってくれました。こういう例え話のようなものが、基本的なところでの相互理解に思った以上に有効で、筆者はこの例え話に結構助けられたように感じています。

フロド的態度とサム的態度の両立

　人間は対比的に物事をみるところがあります。患者さんへの基本的態度にしても、「優しい」か「厳しい」か、どちらか一方のように見がちです。しかし、実際は患者さんへの優しい気持ちと厳しい対応は両立しますし、むしろ互いに高め合うものではないかと思うのです。フロド的態度とサム的態度は両立し、むしろ片方だけではいずれの態度も保てないのではないでしょうか。例えば、患者さんの病的な行動を許して放置すれば、患者さんはそれを繰り返し、病的な態度を増し、そういう患者さんに対して治療者は優しい気持ちや態度を維持しにくくなると思うのです。

　映画のフロドのように、ゴラムからどんなにひどい目に合わされても、ゴラムを信じ優しい気持ちを持ち続けるということは、現実の人間としてはとても難しいことです。病的な行動に対して治療者がはっきりと指摘し、それを改めるように努めることを求め、患者さんも自分なりに頑張っているところを見せてくれるということもあって、治療者も患者さんを思いやる気持ちを維持できるのだと思います。

　また、逆に厳しい対応ができるのは、患者さんに対してむしろ優しい気持ちを持っているからではないだろうかと考えます。厳しい対応をすると、患者さんはそれに反発し、治療者に対して否定的な感情を持ち、非難や攻撃をすることがしばしばです。こんな否定的な感情に満ちた反応をされて、治療者も自然な気持ちからすれば嬉しいはずはありません。そういう不快な思いをさせられることに耐えられるのは、患者さんに今のような不幸な生き方をやめて（病気を改善させて）、自分なりの幸せをつかんでほしいという、患者さんを思いやる気持ちを持っているからです。例え、その時は患者さんに嫌われても、厳しい対応をすることによって患者さんに変化が起き、いつかは幸せになってほしいと願うから、そのような態度がとれるのです。それは、患者さんの言うことを何でも聞いてあげるような、表面だけの優しさよりも深いものではないかと思うのです。

　『回避の遮断』という言葉も、厳しく冷酷であるかのような印象を持たれ、患者さんのみならず、治療者の間でも嫌われがちです。しかし、これも本当は優しい行為なのだと思うのです。ある行為をすることに伴う不安や嫌悪のため、

人間はするべきことを回避しがちです．摂食障害のような病気は，回避が極めて顕著となり，『生きること＝回避』というような状態となっています．回避することによってその行動に対する不安や嫌悪感がますます強くなり，さらに回避することになって，自分ではこの悪循環をどうすることもできなくなっています．『回避の遮断』はこの悪循環を切ってあげることで，患者さんがそこから抜け出すための手助けをしているのです．
　しかし，この『回避の遮断』は患者さんにしてみれば，それまでしていた回避をさせてもらえなくなるのですから，不安を一層かきたてられることになり，大きな反発があったとしても不思議はありません．患者さんは，治療者が自分を嫌っていじめていると思いがちです．しかし，治療者の個人的な否定的感情でやれるほど，『回避の遮断』は簡単な治療行為ではないのです．『回避の遮断』への患者さんの反発は生半可なものではなく，治療として必要だというしっかりとした確信を持っていない治療者には，とても耐えがたいものなのです．もし，患者さんへの悪感情からそれをする治療者がいたとしたら，その治療者はそのような感情への後ろめたさから，『回避の遮断』も中途半端なものになり，本当の遮断にならず，治療効果も非常に乏しいものとなるでしょう．

　『行動制限』はANの患者さんを治療していくうえで，非常に有用なツールとなります．『行動制限』については6章で詳しく述べますが，これについても上記の『厳しい対応』や『回避の遮断』と同じように，一見厳しいだけの治療のように受け取られがちです．しかし，適切に施行されるためには，『行動制限』は患者さんへの優しさに満ちた対応でなければならないのです．前章で詳しく紹介させていただいた治療経過において，患者さんの『行動制限』に対する印象が全く変わっていったのに，お気づきだったと思います．最初は，『行動制限』を自由を束縛するものとして，それを緩めてもらえるように強く要求したり，その解除に執拗にこだわったりしていました［3章『入院治療』の【入院当日】（103頁）参照］．しかし，後に『行動制限』という治療枠がなくなろうとした時，まともな行動をしていく上でいかに自分が『行動制限』に守られてきたかに気づき，それがなくなることに大きな不安があることを打ち明けています．自分が一人では何もできないひな鳥のようであり，『行動制限』は親鳥がえさを運んできてくれる巣のようなものであると実感しています［同【第169病日】（141頁）参照］．『行動制限』の機能についての，実感を持った気づきです．患者さんの自由を奪う，治療者が患者さんを支配するためだけの

手段というイメージから、患者さんを病気から守り病気を治すための力強い支持であるという面が意識されるようになっています。このような『行動制限』についての見方の変化には、物事の一面しか見ることができなかった患者さんが、他の大事な側面も見ることができるようになったという、成長が見られます。

　筆者は摂食障害の治療には、特に厳しさと優しさの両方が必要だと思っています。それは『父親的』、『母親的』と言ってもいいですし、『サム的』、『フロド的』と言ってもいいと思います。当科においても、『行動制限』が『回避の遮断』としてしっかりと機能するようになってから、患者さんのこころに働きかける治療が一層できるようになっていったように思います。そして、看護師達の『母親的』な素晴らしい対応が、患者さんのこころの滋養になっているというようなことが増えていきました。『行動制限』『回避の遮断』でもって、しっかりと患者さんの病的な行動をコントロールする努力をすることで、治療者は『受容・共感』的な対応もすることが容易になり、看護師の『母親的』対応が可能となり、患者さんのこころの成長が促されるということが、病棟の中で一層行われるようになっていったと思われます。

　フロド的側面とサム的側面のどちらがより大事ということではなく、どちらも大事です。理想としては、また気持ちの上ではフロドであるが、現実に治療を行っていくうえではサム的なものをしっかりと取り入れていく必要があるのではないでしょうか。サム的な態度は、患者さんの反発もあり、特に最初は楽ではありませんが、やがて経験を重ねながら、①フロド的なものとも融合させて、患者さんの反発も比較的緩やかなものにしていくこともできますし、②最初は患者さんとぶつかっていても、その後は良好な経過をたどる成功体験を積み重ねていくことによって、自分の対応の有効性に自信を持てるようになり、③そうなれば、患者さんの否定的反応も、かえってその後の望ましい経過を予測させてくれるものとして、嬉しく感じたりもできるようになるなど、それほど苦ではなくなっていくのです。

5章 『中核的摂食障害』の成因

　3章において、『中核的摂食障害』の成因について、成田の『強迫的防衛』と野添の『回避』を借りて、初期の筆者の考えを述べました〔『強度の強迫傾向を持つ神経症水準の AN 遷延例の病態と成因について』(96頁) 参照〕。一部繰り返しになりますが、その後に考えたことも含めて、本章では、摂食障害、特に『中核的摂食障害』の成因について、筆者がこれまで考えてきたことについて述べたいと思います。

1. 『強迫的防衛』と『回避』

　成田[1)]は、精神科を受診する昨今(当時)の青年期患者の特徴の一つとして、『強迫的防衛』の増加を指摘し、その人格構造を精神分析的立場から以下のように説明しました。

　人格の中核には、傷つきやすい自己愛がある。自己愛の傷つきを防ぐために、周囲に強迫的外層が形成されていて、外界をコントロールすることによって尊大な自己像と、その奥にある自己愛的万能感を維持しようとしている。しかし、コントロールが困難になると、外界は脅威として体験され、彼らは「怖い」と感じる。自己は無力となり、そのように自己を傷つける外界に対し怒りが生じるが、それが外界に投影されて外界はますます「怖い」ものになる。彼女らは、「どうしてよいかわからない、どうすることもできない」という無力感、孤立無援感を抱く。摂食障害の患者の場合、これを防衛するために自己の体をコントロールしようとする。

　一方、野添[2)]は行動論の立場から、摂食障害の成立機序を現実場面からの回避反応と説明し、その治療は、直面する問題を回避するのではなく、いかにして処理するのかを再学習させることを、段階的な食行動形成の治療過程の中に組み入れるとしました。

この二つのモデルは、前者は『精神内界』の側面から『自己愛の防衛』であるとし、後者は『行動面』から『現実回避行動』であるとして、同じ病態を補完的に説明しているように思えます[3]。

2.『全般的、徹底的回避』

筆者は摂食障害の病態を野添と同様に行動療法的に『回避』ととらえ、『回避の遮断』を対応の基本としてきました。そして、なぜ彼女らがここまで回避しなければならないかを説明するために、成田の『自己愛の傷つき』『強迫的防衛』を援用させていただき、こうした内面の弱さを理解し、育てていくことを治療の中で重視してきました。

さらに、摂食障害患者さんの『回避』が、ただ食べることや、体重が増えることからだけでなく、自分自身、現実世界、将来などすべてのことからの徹底的な回避に及ぶことがしばしばである点に着目し、『全般的、徹底的回避』（**表6**)[4]と名付けました。軽症例は『回避』の範囲が食事、体重などに比較的限定されているのに対し、重症例ほどその範囲、程度が『全般的、徹底的』になるとも言えます。

対人関係や人生に関わる問題があった場合、人間は通常、それらに直面することを避けたいと思います。しかし、その一方で、避け続けることはできないと思い、悩んだり不安になったりしながら、自分なりに解決していこうともするのではないかと思います。しかし、摂食障害の患者さんの場合、それらの問題をこころが受け止めることはどこまでも回避され、こころではなく体や行動の問題となって現れます（**図4**）。つまり、食行動や排出行為などの行動面の問題や、やせなどの身体面の問題となります。

このように、殆どすべてのことから『全般的・徹底的』に回避している患者

表6 全般的、徹底的回避

- 食事や体重増加からの
- 社会生活・人間関係からの
- 大人になること、年齢相応に生きることからの
- 自分自身に向き合うことからの
- 思いどおりにならない状態からの
- 治療からの

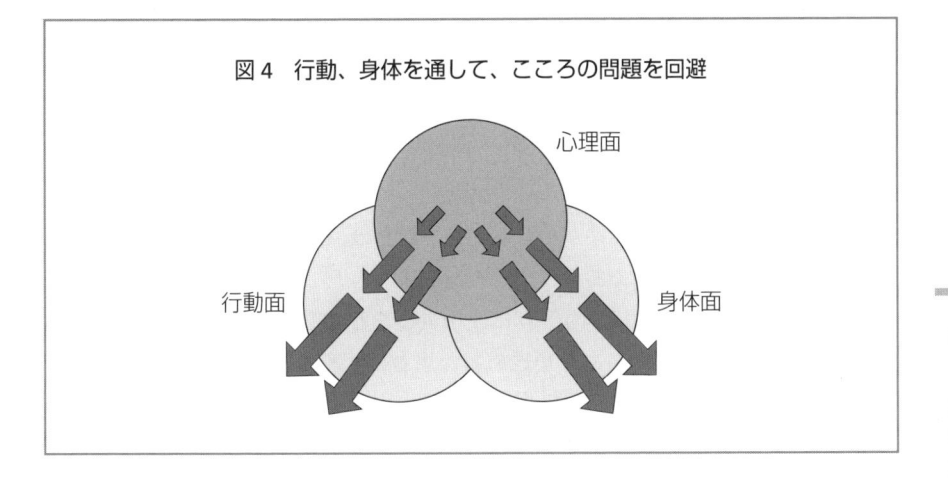

図4 行動、身体を通して、こころの問題を回避

さんへの基本的対応として、これらの回避のシステムを遮断していくことが必要となってくると、筆者は考えています。

彼女達の言葉も、ちょっと聞いた分には一見筋が通っているようでいて、実際には、現実を自分の都合のいいようにとらえ、現実を回避するために用いられています。従って、実質を伴わない空虚なものとなっています。回避を遮断されてはじめて、患者さんは少しずつ自分自身に向きあい、内面を語り始めることができるのです。

3. やせることですべてが得られるという錯覚：その形成と防衛

以下の文章は、以前機会を得て書かせていただいた[5]ものです。「やせていることがすべて」という客観的に見ればとても奇妙な価値観を、なぜ摂食障害の患者さんは、唯一の価値として保持し続けているのでしょうか。その疑問に対して当時の筆者が自分なりに考えたものですが、そのまま引用させていただきます。

> 「中核的な摂食障害」の場合、(1) 発症前には生きていく上での何らかの顕著な苦痛、孤立無援感があり、(2) それを解消するための現実的な方法を持たず、(3) やせるという回避的な手段をとってその辛い現実から逃れようとするのが、発症の初期の過程であると考える。発症前の患者の状況は、生

活環境の中での孤独・疎外感、自信のなさ・劣等感、周囲の期待に応えられない罪悪感・負担感などのため、いっぱいいっぱいの状況であり、その状況にほとんど耐えられなくなっている。「中核的な摂食障害」を発症する人達の、ほとんどただ一つの問題解決の手段は、他者の評価を得るためにただやみくもに頑張る、我慢することである。

　現代社会において女性がやせるということは、周囲の評価を得るための最も有効な手段の一つであり、やせを達成することで周囲の関心を得たいと彼女らが考え、一時的にでもそれに成功することは、とても自然なことであると思われる。いったんやせを達成した患者は、やせにより自己評価を高め、やせだけが意味を持つ自分の世界の中に生きるため、疎外感を感じることも少なくなる。さらに、やせることによってそれまで負担を感じていた責任を免除されることが多い。

　このようにして患者は、やせることによって責任を軽減され、劣等感も疎外感も以前よりは感じなくてすむ世界を作っていく。そこには、「やせることで全てが得られる」という錯覚がある。やせることだけ考え、そのような錯覚のもとに作られた、「砂上の楼閣」、「幻の世界」である。しかし、彼女達はこの幻を100%信じきっているわけではない。「これが崩れればすべてを失う」という恐怖から、患者は現実を見ることを拒否する。この幻を維持するために、邪魔になる情報は徹底的に否認される。

　以上のように、「中核的な摂食障害」は、現実生活の心理的な辛さからの回避に始まり、「やせていることで全てが得られる」という幻の世界を作り上げ、その世界を必死で守ろうとする。しかしながらその世界は、食欲を否定し、健康な体を否定し、通常の日常生活を否定し、人間関係を否定し、こころの発達を否定し、結婚や将来の生活を否定するなど、自然に反し、矛盾に満ちたものである。患者の幻の世界は常に、自分が否定した『自分自身の中にある自然』、『現実生活・社会』からの脅威にさらされている。

　実際、病いが持続し慢性期になると、摂食障害は以前のように全てを与えてくれるものではなくなり、様々な不都合が押し寄せ、患者の心理状態は沈んだ不安定なものとなっていく。それでも、この幻の世界を手放すわけにはいかない。この世界を手放してしまえば、この世界に生きてきたこれまでの「人生の意味」を失うことになり、自分には何も残らないのだから。患者は自然や現実生活からの脅威から幻の世界を守るために、それらに向き合うことを徹底的に回避する。私はこれを『全般的、徹底的回避』と呼んでいる。

> 摂食障害患者は、ただ食べることや体重が増えることを回避しているだけでなく、自分自身、現実世界、将来など全てのことを回避しているのである。

4. 大人になることへの準備不足：
   固いままの花芽＝『現実原則』の形成不全

　摂食障害の好発期である思春期は、大人として生きていく準備をする時です。子どもから大人になっていく時期であり、内面的にも大人の女性として生きていく準備がなされていかなければなりません。花で言えば、小さな花芽が、次第に柔らかく膨らんでつぼみとなり、開花を待つ状態になっていくのが思春期だと思われます。摂食障害になる人は、つぼみになっていく時期が来ても固いままの花芽に例えてもいいのかもしれません。摂食障害は、準備のできていない花芽が開花をせまられ、苦し紛れに咲かせたあだ花のようにも見えます。

　固い花芽にもいろいろあって、ちょっと晩稲（おくて）というだけで、水や栄養やお日さまの光をあげながらもう少し待ってあげれば、成長を始めるものもあるでしょう。これは『軽症摂食障害』をイメージしています。周囲から期待されている大人への準備が少しばかり遅れているので、期待する成長のスピードを緩やかにし、成長を促進する常識的な対応を丁寧にやっていくことで、大人への階段をゆっくりと登っていくことができるかもしれません。しかしながら、辛抱強く待っていても、固いままで成長して来ない花芽もあるでしょう。花芽になる前から持っていた性質なのか、それとも花芽ができたころの環境がとても不利なものであったのか、時期が来ても固いままで成長の兆しが見えません。自然に成長していく要素がとても乏しいように思われます。これは『中核的摂食障害』をイメージしています。

　花芽が成長してつぼみとなっていく思春期の成長の過程を、序章で紹介した『快感原則』と『現実原則』という考え方から、見直してみたいと思います。そこでも述べましたが、人間は子どもの時期は『快感原則』で生きており、大人になるに従って『現実原則』を受け入れていきます。もっとも、大人になればすべて『現実原則』だけで生きているというわけではなく、『快感原則』も維持しながら、必要な時に必要なだけ『現実原則』を柔軟にとりいれることができるようになるのだと思います。そのように柔軟なものであるからこそ、『現実原則』は自然に適応的に機能し、長続きするのです。摂食障害をはじめ

とした思春期・青年期のこころの病気の多くは、このような自然で柔軟な『現実原則』がうまく育たなかったことから、生まれるのではないかと考えています。

　『中核的摂食障害』の患者さんの場合、『現実原則』はあるにはあるのですが、上記のような柔軟で適応的なものではありません。現実を義務的に形だけ受け入れたもので、いわゆる『過剰適応』的です。非常に無理をしてやっとのことで保っているので、長続きしません。摂食障害の人がある時はとてもよいことを言うのですが、いくらも経たないうちに逆のことを言い出したり、発症前は手のかからない『よい子』だったのに、発症後は手のつけられない子になったりするのも、その『現実原則』が、形だけの脆弱なものであることを示しています。無理が極限までに達すると『現実原則』は放棄され、『快感原則』に切り替わります。

　『境界性パーソナリティ障害的摂食障害』の場合は、『現実原則』の成長の遅れはさらに顕著であり、さらに脆くはかないものであり、実質的には殆ど『快感原則』で生きていると言えます。彼女達も『過剰適応』的によい子でありたいと願っているのですが、『過剰適応』的にふるまえるだけの『現実原則』さえも持っておらず、『不適応』となります。その一方で、『軽症摂食障害』の場合は、『現実原則』の成長は通常よりやや遅れていますが、支持的な対応によって、内容の伴った『現実原則』が遅ればせながら成長していくことがある程度以上期待できます。

　大人になる準備ができていない人達にとって、これから生きていかなければならない人生は、とてもつらく不安に満ちたものに違いありません。また、思春期が大人になっていく階段だとすれば、その最初の数段を登ることにも困難を感じている人は、自分のいなければならないとされる環境に対して、大きな脅威を感じていると思われます。彼女達は、そのような脅威や不安に直面することに耐えられず、現実回避できるような状況を無意識のうちに作っていくのではないでしょうか。摂食障害は、現代の我が国の若い女性にとって、そのような不安を回避できる、有力な選択肢の一つなのではないかと思われます。勿論このような選択をすることには大きな問題があり、彼女達には別の生き方をするようになってほしいですし、若い女性の人生の選択肢としてもっと順位の低い、小さなものになってほしいと願わずにはいられません。

　このように、摂食障害の患者さんには、その成因として『現実原則』の形成

不全の問題があり、摂食障害の中でもそのタイプによって、その程度・性質が異なっていると思われます。いずれのタイプの摂食障害にしても、自然で柔軟な『現実原則』をいかにして育てていくかということが、治療の重要なポイントになるのではないでしょうか。

5.『依存』『嗜癖』

a) 禁欲・自虐的な行動

　ここまで、摂食障害という病気を、主に『回避』という一つの考え方から説明してきました。『回避』という視点で摂食障害患者さんを見て、『回避の遮断』という介入の仕方を取り入れることは、治療をする上で非常に役立ちます。摂食障害患者さんの内面・行動のすべてにおいて『回避』という側面が大きいことをしっかり押さえておくことで、摂食障害の治療者は、治療上の大きな力を手に入れることができます。

　しかしながら、摂食障害患者さんと長く付き合っているうちに、患者さんが病的な行動をやめられないのは、嫌なことからの『回避』という側面からだけではなく、摂食障害の症状(行為)を行うこと自体に患者さんが快感を覚えているという『依存』『嗜癖』といった側面もあり、症状は『回避』と『依存』の両面から強化されているからではないかと、考えるようになりました。

　摂食障害における『依存』『嗜癖』として最も取り上げられるのは過食・嘔吐です。しかし、筆者の場合、患者さんがある行為を容易にやめられず、その行為をすることに一種独特の強い快感を覚えているのではないかとはじめて強く実感したのは、ある患者さんの強迫的な仕事ぶりについてでした。

　彼女は40代の女性で、10代後半で神経性無食欲症 (AN) を発症し、様々な病院で外来・入院治療を受けてきました。30代後半に20 kg台半ばまで体重が減少し、自宅で意識消失して当科に入院となりました。そして、1年余りの集約的な入院で、45 kgとなって退院しました。退院後は、熟練を要するある技能を身につけ、それに打ちこんでいました。一時体重を減らしかけたこともありましたが、そのような回避を遮断する対応により持ち直しました。そして、その後は摂食障害的な問題行動は表面化せず、ほぼ正常な体重を維持していました。しかしながら、強迫的な傾向は持続し、非常に安い報酬で長時間働き、

休みの日も自宅に仕事を持ち帰り、心身とも疲労が取れない状態が続いていました。外来で、「頼まれると嫌と言えない。上司は私が断れないので、次々と無理な仕事を頼んでくる」と毎回のように悩みを述べていました。そこで、「多過ぎる仕事なら、適正な量にするように上司にお願いしてもいいのではないか」と、自己主張できるように応援していたのですが、一向に上司との関係は変わりませんでした。

　そのうち、この方にとっては、人にどう評価されるかということが何よりも重要で、自分が断った場合相手からがっかりされたり、ダメだと思われたりすることに耐えられないのだということが、見えてきました。さらに、疲労困憊するまで仕事をして、しかも正当な報酬はなく、それでもそれをストップできないのは、彼女自身がこのように自分を追い込んでいくことにある種の満足感、快感を覚えているのではないだろうかと思い当たりました。それには、幼少時より親から望むような評価をもらえず、常に低い自己評価に悩んできた彼女の、他者の評価を得ることへの切望があるようでした。一瞬のねぎらいや感謝、褒め言葉が彼女には何にも代えがたい報酬であり、それを得ることが人生の目的のようになっていたのではないでしょうか。如何に身体的にきつかったとしても、その一瞬のために自分の人生の殆どの時間を自虐的な奉仕のために費やしてしまうことは、そのような彼女の人生の目的にかなっていることであり、他では得られない満足感があったのではないかと思われました。

　摂食障害の患者さんはやせることに強い快感を覚えます。しかし、やせはじめる前はそれほどやせようとは思っていなかったということを、患者さんからよく聞きます。それほど強い気持ちで始めたのではなかったダイエットであっても、体重が減っていくと、それが非常に快感となり、もっとやせていきたいと思う気持ちがどんどん強くなっていったと言います。やせるということに関しては、食べないなどの行為を続ければ、やったことに対してそのまま結果が出てきます。人生において努力しても結果が現れないということが多いのに対して、ダイエットは、ただ食べるのを我慢するというだけで達成できる比較的単純な課題だと言えます。やったことに対して自分が望んでいる結果が出るということで、その行為は強化されていきます。目標の数字を達成することは達成感、快感を生み、その快感を求めて、患者さんはさらなる目標にいどみます。他のことでよい結果を出せていない若い女性が、摂食障害の落とし穴にはまるのは、非常によくわかります。

そのようにして、やせるということが強い快感になっていきますが、過度のやせは決して現実的に価値のあるものではありません。何らかの価値(報酬)があるとしても、客観的にはプラスよりもマイナスの方が大きいのです。トータルすれば明らかにマイナスになる行為に没入し、他では得られない快感を覚え、それをやめることができないというのは、ギャンブルなどの『依存』『嗜癖』行為と共通しています。過食や嘔吐などの排出行為を伴わない、拒食などのやせの追及は、禁欲的であると見られることが多いと思います。しかし、以上のように見てくれば、そこには普通の人からは見えにくい大きな『快感』があり、だからこそやめられないのだという一面もあるのです。

b)過食・排出行為など

　先にもちょっと述べましたが、摂食障害において、『依存』や『嗜癖』としてよく取り上げられるのは、過食・嘔吐です。過食・嘔吐は、日常的な心理社会的ストレスなど嫌なことを忘れるために、また嘔吐は、太ってしまうという摂食障害患者さんにとって最も嫌なことを避けるために、『回避』の手段として行われるという一面もあります。しかし、過食・嘔吐は次第にそれ自体が快感となり、快を求めるために過食・嘔吐するという側面も強くなっていきます。それまでは太るのを恐れて食べることをひどく制限していたのが、我慢しきれずに過食がはじまります。しかし、やがて嘔吐を覚え、吐いてしまえばいいのだからいくらでも食べられると、それまで怖くてできなかったことを思い切りできる開放感、欲求充足感を経験します。さらに、慢性化するに従って過食・嘔吐は習慣的となり、その行為をすること自体が、生活の中のいやなことを排出し、他のことでは満たせないものを満たす快感となります。下剤乱用も、体重のコントロールの手段という以外に、お腹の中のものを全部スッキリ出してしまうという快感のために行われているという面が強いのです。「下剤を使っても実質的に体重を減らす効果はありません」という合理的な説明*をしても、下剤乱用が止まることはまずありませんが、それは乱用が快感であり、『依存』『嗜癖』になっているからではないでしょうか。

　　　*刺激性下剤は、大腸を刺激して便を早く排出する働きをするだけで、栄養を
　　　吸収する小腸への作用はありません。軟便や水様便を排出することで水分の
　　　損失があり、体重は数字上減少するかもしれませんが、実質的な体重減少で
　　　はありません。

　なぜ摂食障害的な行動をやめることが非常に困難なのかを理解し、患者さん

の身になって考える上でも、『依存』や『嗜癖』という考え方は役に立つと思われます。『回避』は嫌なことから逃れることによる『負の強化』、『依存』『嗜癖』は快が得られる『正の強化』で、摂食障害の症状を二重のメカニズムで大きく強固なものにしていくと言えるのではないでしょうか。過食嘔吐という行為にしても、禁欲的にやせていくことにしても、強迫的に働くということにしても、極端な行為にふけることで、通常では得られない精神的満足感を得ているようで、それは『依存』『嗜癖』という面で共通しているのではないでしょうか。

ワンポイントメモ❽ 1型糖尿病への摂食障害の併発

　筆者はこれまで、摂食障害を併発した1型糖尿病患者さんを、200名近く診てきました。1型糖尿病は、中年以後によく見られ生活習慣病として扱われる2型糖尿病とは違う、我が国では比較的珍しいタイプの糖尿病です。幼児期、児童期、思春期、青年期といった若年期に、生活習慣とは全くかかわりなく自己免疫などによって発症します。生命を維持するために、一生インスリン注射を続ける必要があります。

　1型糖尿病の若い女性において、摂食障害を併発する割合は約1割と高く、糖尿病ではない人の数倍となっています。糖尿病治療の最も重要な目的は、血糖コントロールを良好に保ち、将来の糖尿病合併症の発症進展をできるだけ予防することです。しかし、摂食障害を併発すると、過食が止まらないなどの食行動の乱れや、インスリン省略[6,7](Insulin Omission、必要とされるインスリンを故意に打たないあるいは減量する)などのために、血糖コントロールは極めて悪化します。しかし、その治療は通常の摂食障害よりも難しいとされ、数少ない治療者のところに多くの患者さんが集まることとなります。

　1型糖尿病において摂食障害が多発することは、一般の摂食障害の成因を考える上でも重要なヒントになると思われます。糖尿病の治療において、患者さんは食事や体重について気をつけるようにという圧力を受けています。また、糖尿病というものが患者さんにとって受け入れがたいトラウマのようになっていることもあります。そういう点に焦点を当て、筆者は1型糖尿病における摂食障害の成因に関して、『厳格な糖尿病管理仮説』、『1型糖尿病＝トラウマ仮説』を提出しています[7]。また、思春期前後に1型糖尿病を発症した女性患者さんにおいては重症の摂食障害を併発する割合が高く、1型糖尿病の思春期発症が摂食障害のリスクであることを明らかにしました[8]。1型糖尿病への摂食障害の併発については、詳しくは他の著書[7,9,10]を参照いただければ幸いです。

6. 自分をコントロールできない強い不安

　筆者は、1型糖尿病に摂食障害を併発した大勢の患者さんの治療を行ってきました。一般に、糖尿病治療においては血糖コントロールを良好に保ち、糖尿病合併症を予防するということが、最も重要とされています。体重のコントロールも大切だと言われますが、それは血糖コントロールをよくするためにはそうした方が都合がいいのではないかという程度のことです。しかし、摂食障害を併発した1型糖尿病患者さんの多くは、血糖コントロールよりも体重コントロールを重視し、体重コントロールのために、血糖コントロールを犠牲にするという、理解しにくいことをしているのです。彼女達はなぜ、血糖コントロールというとても大切なことを放棄して、殆ど人生を放棄して、体重・体型のコントロールだけに生きるようになったのでしょう。以下は、そのことについての考察を、他の所に書いたものです[11]。一般の摂食障害患者さんにも、当てはまる面もあると思われ、殆どそのまま引用させていただきます。

　　彼女達に、「あなたにとってどっちがより大切ですか？　体重ですか、それとも血糖コントロールですか？」と聞いた時、特に重症の摂食障害の方ほど、「体重の方が大事だ」という答えが、返って来ます。実際、その方達の多くは、『体重増加を防ぐための不適切な代償行為』として、インスリン省略 (Insulin Omission)[6,7] を頻繁に行います。Insulin Omission とは、指示されたインスリンを故意に打たなかったり減量したりすることです。多くの1型糖尿病の女性患者さんにおいて、様々な理由で行われています[12]が、その中でも、特に摂食障害を併発した方の場合、代謝状態を悪化させることで体重を減らすことを目的に、自己破壊的に激しく行われます。その結果体重は減少しますが、その代わり血糖コントロールは著しく悪化します[13,14]。血糖コントロールを犠牲にして、体重をコントロールしているのです。
　　では、この方達は、1型糖尿病を発症して間もないころから、体重のことだけを考えていて、血糖コントロールのことはどうでもよかったのでしょうか？　いいえ、この方達の多くは、はじめは血糖値も体重も厳しくコントロールしようと思っていたのです。むしろ、血糖値の方を大事に考えていたかもしれません。しかし、内因性のインスリンが枯渇するに従い、彼女達が目指していた「血糖値も体重も」といった理想的なコントロールは困難に

なっていきました。

　人間というものは、自分で自分のことをコントロールできないということに、極めて大きな不安を持つものではないでしょうか．1 型糖尿病を発症し、自分が他の人達と違った身体になってしまったと思った時に、彼女達は何とか自分の体（血糖値や体重）をコントロールすることによって、心の安定を図ろうとしたと思います．しかし、血糖値も体重もコントロールできないとなった時に、彼女達は血糖値を犠牲にして体重をコントロールすることを選んだのではないでしょうか．なぜ体重の方を選んだかと言えば、体重は誰の目にも見えやすいものであること、そして、コントロールがより実現しやすいということがあります．なにしろ、決められたインスリンを打たないという、やせるための簡単で確実な方法（Insulin Omission）があるのですから．血糖コントロールを著しく犠牲にしてまで、体重をコントロールしようとする痛ましい行為を、少なからぬ1 型糖尿病患者さんが行っています．そういうことまでしなければやっていけないほど、彼女達の人生は安心をおびやかされ、何かにすがらなければ生きていけないようなものなのです．摂食障害になることによって（やせにこだわることによって）、彼女達はかろうじて人生と折り合いをつけているように思われます．

　自分をコントロールできているという感覚は、人間にとって根源的になくてはならないものなのかもしれません．コントロール感を非常におびやかされた人は、例えそれが客観的に見れば荒唐無稽なものであったとしても、コントロール感を持たせてくれる何かにすがらずにはいられないのではないでしょうか．それがカルト的な宗教であったり、妄想であったり、「やせ」であったり．摂食障害患者さんが、やせにすがるという傍目には理解しにくいことも、失われたコントロール感を取り戻そうとする、必死の営みのような気もするのです．

文献
1) 成田善弘．思春期・青年期の精神病理―昨今の特徴―．In: 成田善弘．強迫性の臨床研究．東京: 金剛出版; 1994. p.256-71.
2) 野添新一．神経性食欲不振症の行動療法についての研究．医学研究. 1980; 50: 129-80.
3) 瀧井正人, 小牧　元, 久保千春．10 年間にわたり 10 回の入院を繰り返した神経性食欲不振症の 1 遷延例―強迫的防衛への治療介入―（第 1 報: 外来治療）．心身医学．1999; 39: 435-42.
4) 瀧井正人．摂食障害．In: 久保千春, 編．心身医学標準テキスト．3 版．

東京: 医学書院; 2009. p.165-77.
5) 瀧井正人. 対論的解題. In: 松木邦裕. 摂食障害というこころ 創られた悲劇/築かれた閉塞. 新曜社; 2008. p.211-37.
6) 瀧井正人. Insulin omission について. 糖尿病. 2007; 50: 709.
7) 瀧井正人. 糖尿病の心療内科的アプローチ. 東京: 金剛出版; 2011.
8) Takii M, Uchiga Y, Kishimoto J, et al. The relationship between the age of onset of type 1 diabetes and the subsequent development of a severe eating disorder by female patients. Pediatr Diabetes. 2011; 12: 396-401.
9) 荻原友未, 瀧井正人. ひとりぼっちを抱きしめて. 東京: 医歯薬出版; 2001.
10) 増田さゆり, 瀧井正人. 糖尿病 こころの絵物語 病気になる前は, 何もかもが輝いていた…. 東京: 時事通信社; 2009
11) 瀧井正人. やせたいという心理について. 糖尿病診療マスター. 2014; 12: 35-9.
12) Polonsky WH, Aponte JE, Anderson BJ, et al. Insulin omission in women with IDDM. Diabetes Care. 1994; 17: 1178-85.
13) Takii M, Komaki G, Uchigata Y, et al. Differences between bulimia nervosa and binge-eating disorder in females with type 1 diabetes: the important role of insulin omission. J Psychosom Res. 1999; 47: 221-31.
14) Takii M, Uchigata Y, Nozaki T, et al. Classification of type 1 diabetic females with bulimia nervosa into subgroups according to purging behavior. Diabetes Care. 2002; 25: 1571-5.

6章 『行動制限を用いた認知行動療法』

　本章では、九州大学病院心療内科における神経性無食欲症（AN）の入院治療『行動制限を用いた認知行動療法』について、その形成過程から実際の運用まで、詳しく述べたいと思います。『行動制限を用いた認知行動療法』は、大まかな原型としては以前からあったものを、実際に重症の AN に対しても有用なものになるように筆者らが改良を重ね、一応の完成を見たものです。

『行動制限を用いた認知行動療法』とは

　『行動制限を用いた認知行動療法』は、しっかり食べ体重を増やさなければ何も始まらないという行動療法的枠組みをベースとしていますが、患者さんの治療動機、内面の気付き、こころの成長を重視し、集団療法や家族への対応を含む、統合的治療です。
　心理療法には枠組みが必要です。特に摂食障害の治療においては、しっかりした枠組みが欠かせません。松木は、慢性状態の摂食障害患者の治療において、精神科閉鎖病棟セッティングが患者の精神病部分（病理）を包み込むコンテイナーとして効果的に機能し、それなしでは患者のこころを治すことは相当に難しいとの考えを示しました[1]。しかし、心療内科は、閉鎖病棟や保護室といった、患者さんの行動を物理的にコントロールする治療枠を持ちません。患者さん・家族との間に結んだ『契約・約束』が、治療の枠組みとなります。その契約・約束のうち最大のものが、『行動制限』です。
　『行動制限』は後述するように、治療開始時に行動範囲、外部との通信、娯楽などの自由を大幅に制限し、体重が増えるに従って徐々に制限を解除していく、オペラント的な枠組みです［ワンポイントメモ3『オペラントとは？』（35頁）参照］。『行動制限』は食行動や栄養状態の改善および体重の増加に効果的に働くとともに、『全般的、徹底的回避』［5章『全般的、徹底的回避』（168頁）

参照］を遮断することにより、患者さんが自分自身の心理的な問題に向き合うことを促し、摂食障害という生き方を変えていくための効果的な道具となります。

なお、認知行動療法と言いますと、神経性大食症(BN)の認知行動療法(Fairburn)[2]などマニュアル化された治療法をイメージされる読者もおられるかと思います。しかし、『行動制限を用いた認知行動療法』の『認知行動療法』は、「認知と行動は深く関連しており、患者さんの認知と行動の両面から治療を行う」というような、より広い意味での認知行動療法を指しており、そのように考えていただければ幸いです。

この治療が一応の完成に近づいてきたと思われたのが、今から10年ちょっと前でした。名前をつけたいと思いましたが、どのような名前でこの治療を表現したらいいか、実はかなり悩みました。『行動療法』ではこころの問題をあまり重視していないようだし、『認知行動療法』では「認知を修正すれば行動が変わる」という浅い考えみたいだし、むしろ行動面の治療をしっかりやることで認知も変わるという側面を強調するために『行動認知療法』がいいかと思ったりもしました。しかし、治療の本質をぴったり表現していると思われるような名前がみつかりませんでした。さらに言えば、自分がこの治療で何を扱っているのか、何を大事だと考えているのか、深いところではまだしっかり明確化できていなかったのです。そういう状態の中で、ぴったりとした名前を模索しながら、暫定的に『行動制限を用いた認知行動療法』という名前にしたわけです。

治療の原型

この治療を構成する手順としての要素、すなわち「行動観察期間」「行動制限」「自由摂取」「外出訓練」「外泊訓練」などは、筆者が九州大学心療内科に入局した時(25年余り前)にはすでにあったように記憶しています。当科の先輩達は、我が国でも最も早くから摂食障害の治療を始めていました。そして、後述する厚生省特定疾患神経性食欲不振症調査研究班に属しており、その治療(研究)用マニュアルの作成にも関わり、マニュアルが完成する以前からその内容を取り入れていたのではないかと思います。

しかし、当時の当科の治療は、まだ重症のAN患者さんにも、十分有効で

あったというわけではありませんでした。摂食障害は数ある精神疾患の中でも、最も治療困難な疾患であると言われています。摂食障害、その中でも特に『中核的摂食障害』は、変化しにくい強固な構造を持った疾患であり、患者さんは治療に対して大きな抵抗を示します。形としての治療手順があったとしても、患者さんにそれを受け入れてもらい、効果的な治療を行うのは容易なことではありません。

　鹿児島大学への1年間の国内留学の後に、九州大学病院心療内科に戻ってからの筆者は、そこにあった治療の枠組みに概ね基づきながら、重症の AN 患者さんの治療に取り組みました（3 章参照）。その中で実感していたのは、単に与えられた治療の形や手順を機械的に進めていくだけでは、摂食障害の治療は十分には機能しないということでした。もっと言えば、そういうことでは、治療手順を追っていくことさえ、難しかったのです。と言いますのは、患者さんは変化させられることに激しく抵抗し、治療上の約束は頻繁に破られ、その違反に対して治療者側はコントロールすることができないという経過が、普通に見られていたのです。そしてまた、例え患者さんが形の上では治療に従い、目標（体重など）に何とか達したとしても、それが内面からの改善には結びつかず、退院後には体重も再び減少し、病気が遷延していくことが少なくなかったのです。筆者はこのような状況では何のために治療しているのかわからないと感じていました。治療の形や手順も大切でしょうが、もっと重要で、決定的な意味を持っているものを突き止め、それを治療に活かしていきたいと考えました。

　患者さんは摂食障害という生き方を簡単には手放せず、治療を受け入れることが難しく、抵抗します。こういった患者さんに正面から向き合い、治療の受け入れを援助し、実際に治療を行っていくという患者さんの困難な過程に寄り添い、生き方の変化を導くことが大切なのです。そういうことを可能にしていく治療者の態度や方法の中にこそ治療のエッセンスがあり、治療の有用性の生命線はそこにあり、治療の形や手順はむしろそのための『道具』だと言ってもいいと思われます。九大病院に戻ってからの 20 年間くらいの間に力を尽くしたのは、『道具』の整備ということもありますが、それ以上に、その道具を使ってどのように患者さんに向き合い付き合うかということを、突き詰めていったことだったような気もします。

　『行動制限を用いた認知行動療法』は、単に治療の手順という『道具』の寄

せ集めではなく、それをどのように用い、患者さんと向き合うかということを含めての治療法だと考えています。この治療の形だけを伝えることは比較的容易であるかもしれません。しかし、それだけでは有効性までは伝わらないのではないかと思います。『行動制限を用いた認知行動療法』を形としてだけで理解するのではなく、これを用いて患者さんとどう向き合うのかということも含めて、『行動制限を用いた認知行動療法』だと思っていただければ幸いです。

『行動制限を用いた認知行動療法』の生い立ちをさかのぼって

『行動制限を用いた認知行動療法』は、当科の摂食障害治療の伝統、ひいては我が国の摂食障害治療の歴史の流れを引き継いでいると考えています。その意味と可能性をより深く理解するために、ここで『行動制限を用いた認知行動療法』の生い立ちをさかのぼってみたいと思います。筆者が直接知らなかった時代のことも含むため、伝聞に基づいた部分もあり、多少の想像も混じっていることを、ご容赦ください。

AN 治療の初期の歴史

世界的にも、我が国的にも、摂食障害の精神療法は、当初は精神分析的な考え方の基に行われていました。しかし、AN という疾患と、通常の精神分析的治療の相性の悪さと言いますか、多くの治療が患者さんの病理をしっかりと押さえることができず、長い治療を行っても殆ど変化しないという経過をたどっていたようです。

そして、AN は殆ど治療不可能な疾患であるかのような評価が我が国でも生まれかけていた頃、鹿児島大学の野添が行動療法に基づいた治療を行い成果を上げ、大きな注目を浴びました[3]。摂食障害の行動療法的治療に対しては一部には反発もあったようですが、治療に難渋していた医療者の中には、野添のやり方を学び積極的に取り入れる先生方もおられ、その治療法は他の治療法にも大きな影響を及ぼしたのです[4]。

野添の行動療法 ―刺激統制下におけるオペラント行動療法―

野添は、AN における不適切な摂食行動は現実からの回避行動の一つであると理解し、その消去をはかるとともに、適切な食行動や日常生活における社会

適応行動を積極的に形成するという,治療プログラムを提唱しました[3]。治療は,入院治療が望ましいとされ,オペラント条件づけ技法を治療の中心としており,以下のような治療的枠組みの中で行動を中心に扱いながら,患者の考え方,生き方といった認知の問題も扱いました。

(1) 症状の持続と固定化の原因となっている要因を徹底的に除去する。
(2) 望ましい食行動再形成のための手続き。
(3) 望ましい摂食行動および適応行動の強化手続き。
(4) 行動論的カウンセリング。

(1) については,治療は入院治療を原則とし,家族および知人との面会・電話・文通などによる接触や,ラジオ・テレビ・読書・室外の出歩きなどの入院生活を快適にするような行動を,禁止あるいは制限します。(2)(3) については,食事は低カロリー食から開始し,週に大体0.5kg以上の体重増加があれば,禁止していた読書・電話・面会などを漸次許可し,行動範囲の許可も漸次拡大させていきます。(4) については,患者さんとの談話内容を刺激と反応という立場から分析し,望ましい発言と行動には強化(注目と関心)を与え,そうでない場合は無視して消去を目指します。

野添の治療については,直接それに触れる機会を得た筆者の観察〔2章『カルチャーショック』(67頁),『その人の人生について問いかける行動療法』(73頁)〕も,参照いただけましたら幸いです。

平成3年度治療(研究)用マニュアル
(厚生省特定疾患神経性食欲不振症調査研究班)

次に紹介するのは,当時の我が国の代表的な摂食障害治療者達がメンバーとなり作成した,厚生省神経性食欲不振症研究班の治療(研究)用マニュアル(以下,治療用マニュアルと略します)です[5]。

このマニュアルは,当時の世界における摂食障害治療の傾向にそって認知行動療法を中心にまとめ,野添らの行動療法[3],青木らの認知行動療法[6],GarnerとBemisの認知行動療法,Beckの認知療法を基礎として,具体的で実用的な治療手段を明らかにすることを目的として作成されました。

第1段階は,身体状態と食行動を回復するための治療で,通常オペラント条件付けを主とした行動的技法を用います。

第2段階は,認知の障害に対する治療で,認知的技法を用います。

第1段階と第2段階は,第1段階が終われば第2段階に入るというような,

時間的に明瞭に区別されるものではありません。どちらかと言えば、身体状態と食行動を回復するための治療が先になり、その後認知の障害に対する治療が本格化しますが、両方の過程が並行して進んでいきます。

　認知的技法は非機能的な自動思考（特殊な型の思考であり、ある状況で瞬間的に自動的に浮かんでくる考えやイメージ）に取り組み、修正するための方法であり、質問の形をとることが多いとされています。治療前期においては、患者さんが自分自身の自動思考に気づき、自動思考と感情や行動との関係を明らかにすることができるように援助します。治療中期では、どの自動思考が非機能的か、どのような認知の歪みがあるかを理解し、その後、より機能的で筋の通った思考やイメージを見いだし、その妥当性を実際に検討します。治療後期には、治療中期で得られた適応的な対処法を実際の生活場面で練習し、自分のものにしていきます。そして、治療終結期には、治療で達成できたこととできなかったことを明らかにし、問題とその対処法をまとめ、さらに今後起こることが予想される問題点をあげ、その対処法を検討し再発予防を図ります。

　自動思考の例として、ANに特徴的な一般的な認知のゆがみ、例えば、「全か無か思考」「選択的抽出」などの他、極端な食事制限に関するもの、過食嘔吐に関するものなどが示されていました。

平成3年度治療マニュアルの意義

　我が国の摂食障害治療の歴史において、このマニュアルがまとめられたということについては、今日あまり語られることはありません。しかし、このマニュアルに書かれていることが、九州大学心療内科も含めて、今日我が国の多くの摂食障害治療施設で行われている治療の原型になっており、これはもっと評価されてもいいと思うのです。

　この治療法は、マニュアルと言っても、昨今の『認知行動療法(Fairburn)』[2]や『対人関係療法』[7]などの治療マニュアルとは趣を異にして、包括的であり（身体面心理面の両面に対する治療を含んでいます）、治療手順はそれほど細かく示されておらず、治療者の実力や裁量による部分が大きくなっています。一方、昨今の治療マニュアルは、病気のある一つの側面（例えば、摂食障害的な認知や、対人関係など）に特化し、治療介入について細かく規定されており、訓練さえ十分に受ければ誰が施行しても同じような効果が得られることが想定されています。エビデンスに基づいた治療 (evidence-based medicine：EBM)ということになると、そういう治療マニュアルが求められるのです。

しかし、摂食障害の場合、患者さんは様々な重篤な問題を抱えています。実際の臨床においては、治療者は患者さんのある一面だけに対応しているわけにはいきません。総合的に患者さん全体を見て、マニュアルには書いていないことも、自分のできる限りのことを自分なりにしていかざるを得ないのです。昨今の治療マニュアルが、比較的軽症の摂食障害患者さんを主なターゲットにし、摂食障害の成因を一元的に見て比較的それに限局した介入をしていると思われるのに対して、この調査研究班のマニュアルは、心身両面の重篤な問題を抱えた患者さんにも、総合的に対応できるようにしたものだと思われます。だからこそ多くの施設でその流れを汲む治療が行われているのではないでしょうか。個々の治療者によって治療の仕方のバリエーションが大きい上に、治療者の理解や技量により成果が大きく異なってくるという側面もあり、『エビデンス』が重視される今日、標準的な治療として発展することは難しかったと思われます。しかし、使い方によっては、大きな治療効果をもたらす可能性を持った治療法だと思うのです。

平成3年度治療マニュアルの問題点

　このマニュアルの大きな問題点の一つは、代表的な摂食障害治療者達が集まり、それぞれの得意分野を持ち寄り、悪く言えばそれらを継ぎ合わせてできたという、成り立ちから来ているのかもしれません。行動療法の部分と認知（行動）療法の部分はどちらも重要であり、その両方の要素を取り入れたということには、大きな意義があると思います。しかし、それらがただ並列して置かれているという印象も否めないのです。

　効果的な治療が行われている場合には、それが行動療法であっても認知的な部分への働き掛けは十分なされているでしょうし、認知（行動）療法であっても行動療法的な部分を含んでいると思います。その場合、行動療法的な部分と認知療法的な部分が、それぞれの治療において有機的*に結びついているから、治療として有効なのだと思われます。ある治療の行動療法的な部分と、別の治療の認知療法的な部分をくっつけただけでは（いいとこ取りした最強の治療になると思いきや）、十分機能する治療にはなりにくいのではないかと考えます。

　現在、このマニュアルの流れを汲んだ治療をしておられる先生方は、摂食障害の治療には行動療法的な部分と認知（行動）療法的な部分が必要だという共通の認識を持ち、各人がそれぞれの要素を自分なりに融合して、治療を行われているのだと思います。筆者も、その一人として、このマニュアルの流れを汲ん

だ当科の治療を、行動療法的な部分と認知療法的な部分が、互いに強化するように有機的に働き合うものにしていくように努めてきました。

> *有機的：有機的とは、有機体のように、多くの部分が緊密に連関を持ちながら全体を形作っているさまを言います。例えば、行動療法的なアプローチが認知面の改善を導き、認知面の改善がさらに進んだ行動療法的なアプローチを可能にするというように、行動面や認知面の改善が、お互いを促進させるように働くことにより、認知行動療法は大きな力を発揮することが可能となります。

青木の認知行動療法

　ここで、前項の治療（研究）用マニュアル作成において、野添とともに（主に認知的アプローチの面で）大きな役割を果たした青木についての、筆者の経験を紹介させていただきたいと思います。青木は、かつて九州大学心療内科に在籍し、摂食障害の治療を最も早くから行っていました。はじめは精神分析的な治療を行い、伝聞によると、その当時は長期の入院においても傍目にはあまり目に見えた効果は乏しかったとのことでした。そして、その頃、野添の行動療法が華々しく登場したこともあり、摂食障害治療における行動療法の有用性について考えるようになったといいます。そして、これは、青木から直接聞いたことですが、同じ九州大学心療内科におられたある行動療法家に教えを乞い、行動療法の要素を彼の治療の中に取り入れていきました。当時の精神分析家と行動療法家の関係はしばしば相いれない水と油のようなものだったと思われるのですが、そのような相手にさえ、大事なことだと思えば頭を下げ師事することさえいとわなかったのです。このエピソードは、よい治療をすることを何よりも大切に考える青木の真摯な姿勢を表しています。このように、青木の認知行動療法は、元々の精神分析的知識や技能の上に、行動療法を取り入れたものでした。認知行動療法の創始者であるBeckも、元々精神分析家だったのが後に行動療法を取り入れるという、似たような経路をたどっています。

　青木はその後、九州大学心療内科の関連病院である、北九州市立小倉病院（後に北九州市立医療センターと改称）心療内科に移り、そこで彼の摂食障害の認知行動療法を完成させました[6]。青木が去った後の九州大学心療内科の摂食障害の治療は、認知行動療法とは言っても、どちらかと言えば身体的な側面に重心を置いたもので、心理療法としては少し物足りないものでした。摂食障害治療グループの先輩の中には青木の治療を尊敬している人もいて、すごい先生

が北九州におられるというような話を聞かされていました。筆者は実際の青木の治療については知らないままに、摂食障害の本来の認知行動療法は北九州の青木の所にあるのではないだろうかという、漠然とした期待を抱いていました。

　青木は、食事習慣・体重の回復のためには、摂食障害的な問題行動の改善が必要で、それには行動療法の諸技法が有効であるが、その場合、それらの顕在行動の修正とともに、それと関連した内潜過程すなわち認知を修正することが、治療をスムーズに進展させ、治療効果を維持するうえで重要だとしました。このように行動面への介入については行動療法を取り入れながら、認知の修正という部分を特に重視し、深い理解に基づく洗練された介入を行ったのが、青木の認知行動療法の特徴だと言えます。

　彼の入院治療の基本的枠組みである『多面的段階的プログラム』では、外的規制によって食事習慣・体重を回復し、回復された食事習慣・体重を維持し、ついで外的規制を順次緩和しながら食事習慣の自立化、退院後の実生活への移行を達成することを目標としていました。このプログラムには行動制限的な部分(外的規制)がありますが、九大に比べると制限は緩いもので、制限解除も達成した体重ではなく、食事摂取量により行われていました。また青木は、患者さん自身が改善を求める問題を、その順序に従って取り上げ、患者さんの立場、視点に立って理解し、患者さんが納得できる方法、手順で解決することを原則とし、それを『患者中心問題志向的アプローチ』と名付けました。これは、当時の九州大学心療内科の摂食障害の治療が、患者さんの話よりも医師の考えを優先し、やや強制的に治療を行っているような部分があったのと比べると、患者さんを大切にした洗練された治療のように筆者には感じられました。

青木の集団療法

　全く偶然なのですが、筆者は鹿児島大学に国内留学する前の2年間(医者になって4、5年目)、北九州市立医療センターの糖尿病センターに勤務していました。そして、折角同じ病院にいるのだから、青木の治療を垣間見させてもらいたいと希望し、糖尿病センターでの勤務にも慣れた2年目に、青木の主催している摂食障害の集団療法を見学させてもらう機会を得ました。どのくらいの期間だったかはあまり覚えていないのですが、しばらく継続的に見学させてもらいました。

　6~7人の摂食障害の患者さんと青木がテーブルを囲み、まず青木が、①各々の患者さんに1週間の経過、当面している問題や困難、それにどのよう

に対処しようと考えているかを問いかけます。次に、②他の患者さんにその発言について感想、意見を求め、ついで当の患者さんにそれに対する感想、意見を求めます。③すべての患者さんに同様のことを繰り返します。④初めて出席した患者さんには、話したいことは話していいが、話したくないことは話さなくていいことを伝え、どのような症状や問題のために治療を求めたのか、それがどのようになればいいと考えているのか、そのためにどうしようと考えているのかを問いかけます。

　患者さんのどのような話も、責めずに肯定的にとらえる雰囲気があり、患者さんは自分の弱さやできなかったことも割と率直に話し、他の患者さんはそれに対して、肯定的にサポーティブにコメントします。①②の流れに沿って、人によって話す量は違いますが、それぞれが話したいことを話し、肯定的なコメントをもらい、比較的スムーズに患者さん達の話が進んでいきます。一人の患者さん（の話題）について話が一回りすると、青木が少しコメントします。患者さんが失敗したと思ったこと、自分はダメだと思ったことに対する、青木流の特徴的なコメントがあり、印象に残っています。例えば、「外泊中に過食嘔吐して怖くなって、一日で病院に帰って来た」と、半分べそをかいたようになって報告した患者さんに対して、「自分にとってどうしたらいいか、自分で判断して、実行できた。大したものだ」と一日で帰院したことを対処行動として評価します。また、「誰にでも、いい顔し過ぎる」と自分を否定的に捉える患者さんに対して、「いい顔をして断れないという自分の問題をちゃんとわかっている。感心する」と、褒めます。こういう青木の姿勢・態度が集団療法の肯定的な空気になって、患者さん達のコメントも他の人のいい面を見ようというものになっていました。

　筆者が青木の集団療法を見て連想したのは、鵜飼（うかい）でした。青木が鵜匠で、患者さん達が鵜で、その首につなげられたひもが青木の手元まで来て握られています。仕事をするのは鵜達ですが、青木のコントロールの元に青木の思ったように動いているのです。誰もが手こずる摂食障害の患者さんを、このように自在に動かせるのはすごいと感心したものです。

　今、筆者が青木のようにするかと言えば、ある部分ではするし、ある部分ではしないということになると思います。どのような患者さんに対しても、彼女を肯定できる何らかの洗練された方法を持っているということは有用であり、治療にはそのような部分が必要だと思います。青木の方法は、ただめったやた

らに褒める(そういう粗雑な褒め方は、患者さんの役には立たないのではないでしょうか)というのではなく、正確に褒めるべき部分を褒め、それが患者さんに力を与えていたと思います。

しかしながら、そのように患者さんを肯定的に見ることが非常に大切だと思う一方で、患者さんの否定的な部分に迫っていくことも必要ではないかと思っているのです。筆者の治療の一つの特徴として、患者さんの問題に対して率直に切り込んでいくという点があります(筆者の考えをそのままぶつけるのではなく、よくわからない点について質問すると言う形で切り込んでいきます)。そのようにするからこそ見えてくるものもありますし、できていくやりとり、関係もあります。そういうものを積極的に扱っていくことが筆者の治療の大きな特徴になっていると思うのです。そういう治療は患者さんにとって楽ではない部分があると思います。そして、そういう厳しい治療にこそ、その根底に患者さんを徹底的に肯定的に見ることにより、患者さんをしっかりと支えることができるということが必要なのであり、青木から学んだ、患者さんのよい部分を正確にとらえ、それを患者さんに伝えていく力が必要だと思っているのです。

野添、青木という神経性食欲不振症治療マニュアル作成の二人の中心メンバーの治療を間近に見、指導を受ける機会を得たことは、考えてみればとてつもなく幸福なことでした。このマニュアルの流れを汲む治療を自分なりに納得のいくものにしていく過程においても、その経験が非常に役に立ったのは言うまでもありません。

原型から『行動制限を用いた認知行動療法』へ

筆者が鹿児島大学から九州大学に戻った頃の、当科の AN の治療の現状について筆者が経験したことと、それに対する筆者の対応については、すでに3章でも述べていますが、ここでもう一度簡単に要約したいと思います。

重症の AN の入院治療のその当時の現状としては、①著明なやせという身体的問題を改善させることが最重要の治療目標となり、標準体重の−10%という目標体重を掲げた入院治療が行われていた、②しかし、実際にその体重を実現して退院する患者は少なく、多くの場合、目標体重のはるか手前で体重増加は止まっていた、③肥満恐怖は強いままで、出された食事を残す、こっそり捨てる、嘔吐する、下剤を使用する、過活動をするなど、摂食障害的な回避行

動が頻発していた、④治療者側は患者さんの認知や行動を変えるための心理面接を続けるが、認知も行動も実質的な変化は見られなかった、⑤治療の膠着状態が続くとともに、患者さんの治療への否定的な思いが強く表明されるようになり、退院への要求が強くなっていった、⑥説得も効果が乏しく、治療への意思を失った患者さんに対して治療についての妥協が繰り返された、⑦当初の目標には遠く及ばない、スケジュール途中の退院となる、というようなことが多かったのです。

　重症患者におけるこのような経過は、当時の当科に限らず、どこの治療施設においても、よく見られることではないかと思います。効果的であると言われる治療をしていても、治療者が一生懸命やっていても、こんなふうになりがちであるというのが、重症の AN の患者さんなのです。そういう患者さんだから結果がよくなくても仕方がないと言ってしまえばそれまでですが、そういう患者さんだからこそ何とかしたいと筆者は思ったのです。

　そのような病態であるということを前提として、それに対して明確で効果的な対処をしていかなければ、治療は同じ経過をたどることになります。対処についても、3 章の治療経過の中で書いていますが、これも簡単に要約させていただきたいと思います［なぜそのような対処をするのかということについては、3 章、5 章で述べた(中核的)摂食障害患者さんの病態理解などをご参照ください］。

①治療目標は、患者さんが頑張れば実現可能な程度の現実的なものとし、
②治療目標の設定にある程度患者さん自身が関われるように、時間とエネルギーを十分にかける(できれば入院までに治療目標を定めておく)、
③治療からの回避行動は、徹底してブロックする、
④必然的に生じてくる回避行動を治療的に扱い、責任ある行動をとれるようになることを援助する、
⑤患者さんとぶつかり合うことも少なくないが、それは治療者が患者さんを真に理解したい(患者さんの中の確かな部分を探している)からである、
⑥病棟は小さな社会であり、その中で医療者や他患者との交流などいろいろな体験をし(これまで繰り返してきたような失敗や、病的な行動もするが)、医療者の(父親的、母親的)見守りの中で、教えられ、生きることをその中で学んでいく環境となる(そのような環境を提供する)、
⑦入院治療の初期は、食事や体重など身体面・行動面の問題が治療の主な

ターゲットとなるが、それらをしっかり扱っていくことにより、次第に生き方や考え方など内面の問題も扱えるようになっていく。

総論

本治療の適用となる患者さんの病像

AN の患者さんがその対象となります（体重を増やすということがこの治療の大きな要素になっており、体重自体には問題のない BN の患者さんは、原則として対象外です）。

その中でも、最もよい適用となるのは、『中核的摂食障害』の重症例です。それは、何度も入退院を繰り返す患者さん達に対しても有効な治療ができるようになりたいという、この治療の改良に関わって来た筆者の動機とも関連しています。単に入院中の体重増加というだけではない、退院後も続く治療効果が得られるような入院治療を行えるようになりたいという、強い動機の元で改良を重ねていったので、そのような患者さんに対しては、特に力を発揮できる治療になったのではないかと思っています。

『軽症摂食障害』にも適用は可能です。このタイプの患者さんは、元々治療への抵抗が比較的小さく、合理的な話も比較的受け入れてくれます。従って、治療者側がそれほど大きな苦労や嫌な思いをしなくてもうまくいく傾向があります。このような患者さんへの適用は、若い先生が『よい治療体験』（嫌な体験よりも喜びのある体験の方が優った治療です。治療者も「うれしいことがあればまたやりたくなり、嫌な思いをすればもうやりたくなくなる」という、オペラント的な枠組みの中にいるのです）を持つ機会となることも多いようです。扱いにくい『中核的摂食障害』の患者さん達の中に、『軽症摂食障害』の患者さんがいた場合、その「素直さ」に医療者はいやされたりするのです。しかし、病態が比較的軽いことや家族の協力も得られやすいため、ある程度以上実力のある治療者であれば、必ずしもこの治療でなくても、より簡単な枠組みの入院や、場合によっては外来治療によっても改善可能なので[8]、入院しているのは、殆ど『中核的摂食障害』の患者さんということになっていました。

一方、重度の『境界性パーソナリティ障害的な摂食障害』の場合は、摂食障害の症状があるといっても病態の本質は異なっており、その本質（=パーソナリティ障害）に即した治療が行われるべきだと考えます。摂食障害に特化した

治療である『行動制限を用いた認知行動療法』を用いるのは適当ではありません。そもそも重度の境界性パーソナリティ障害の患者さんの場合、外的な枠組みを容認し受け入れることが非常に困難であり、『約束・契約』というものが成り立ちにくいのです。従って、物理的枠組みがない場所で(心療内科は閉鎖病棟、保護室といった物理的枠組みを持ちません)、『約束・契約』を前提とした本治療を実施することは難しく、重度の境界性パーソナリティ障害の患者さんは適用外だと考えています。ただ、どこからどこまでが『境界性パーソナリティ障害的』と決めるのは難しく、多少『境界性パーソナリティ障害的』と思われても、その程度が比較的軽度であれば、工夫を加えることによって、適用が可能になることもあります。

入院治療全体の流れ

図5は、『行動制限を用いた認知行動療法』の全過程を図示したものです。1～2週間の行動観察期間の後に、『行動制限』の枠組みに入り、目標体重に達

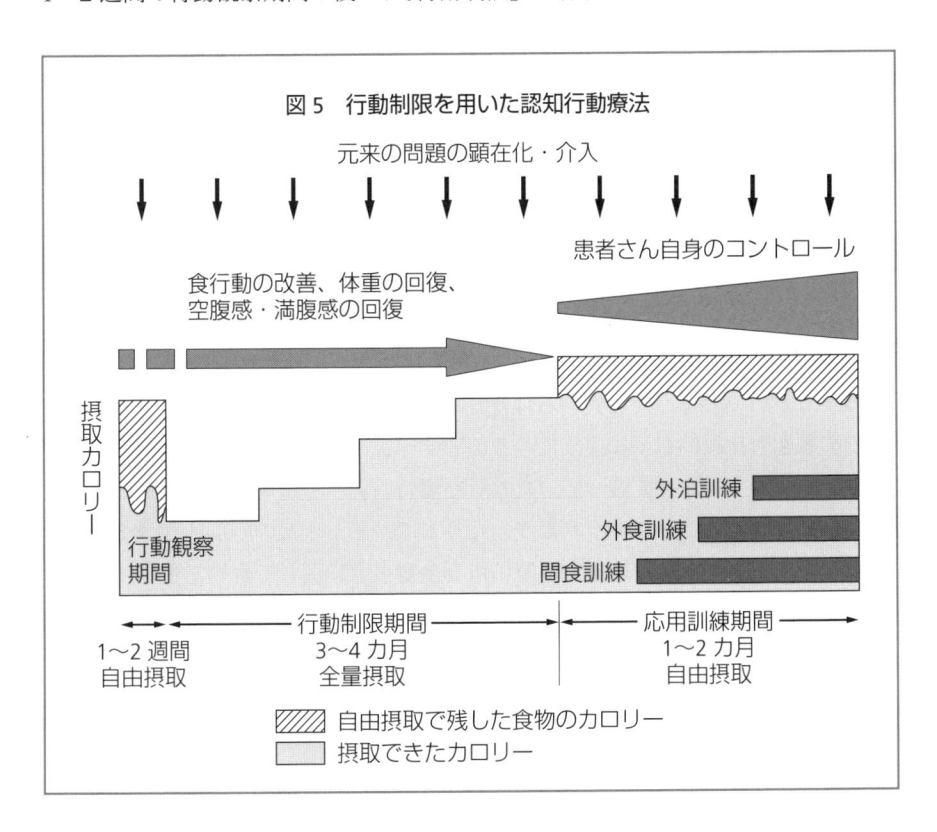

図5 行動制限を用いた認知行動療法

- 元来の問題の顕在化・介入
- 患者さん自身のコントロール
- 食行動の改善、体重の回復、空腹感・満腹感の回復
- 摂取カロリー
- 行動観察期間
- 外泊訓練
- 外食訓練
- 間食訓練
- 行動制限期間　3～4カ月　全量摂取
- 応用訓練期間　1～2カ月　自由摂取
- 1～2週間　自由摂取
- 自由摂取で残した食物のカロリー
- 摂取できたカロリー

するまでは、出された食事を全部食べ、それ以外のものを食べることを禁じられます（『全量摂取』）。

　まず全量摂取を続けることが、適切な食習慣を取り戻す基礎練習となります。食事の量は少し頑張れば全量摂取できる程度の比較的少ない量から開始し、余裕を持って食べられるのを確認して、漸増していきます。出された食事を全部食べても、予想に反して何も悪いこと（急速な体重増加など）が起きないことを身を持って体験しながら、食事や体重に関する恐怖を軽くしていくことができます。やせた体も維持できないほど経口摂取が難しい場合は、経鼻経管栄養（鼻注）を導入します。

　このように、治療前半（目標体重に達するまで）では、『行動制限』『全量摂取』という外的なコントロールの中で、食行動などの行動面の改善、体重増加など身体面の改善、心理面の安定、摂食障害的な認知のある程度の改善が得られます。

　しかし、目標体重に達しても、それで入院治療が終わりというわけではありません。『行動制限』『全量摂取』の枠組みをなくした中で（外的なコントロールを緩めます）、患者さんが自分自身で判断し実行していく部分を増やしていく（自分がコントロールする部分が増えていきます）、応用訓練の時期に入ります。すなわち、『自由摂取』、『間食訓練』、『外食訓練』、『外泊訓練』と課題を順次設定し、現実生活に入っていくための練習をします。それらの課題を行っていく間に、摂食障害的な行動が生じたり、退院後も遭遇するであろう様々な困難が出現しますので、治療者とともに問題点と対応策を考え、適応的に対処する練習を行っていきます。

　例えば、『自由摂取』は、やや多めの食事を出し、満腹感、空腹感に従ってちょうどいいと思うだけ食べる練習です。それまでの治療が身についていれば、この課題も比較的容易に達成できるのですが、それまで無理して食べていたり、やせ願望が少なからず残っていたりした場合、食べる量が極端に減ったり、逆に全部食べることが止められなかったりして、ちょうどいいだけ食べるということができません。そのような時は再び全量摂取に戻して食べてもらうということもしています。

　なお、入院治療の経過全体を通して、対人関係や食行動の問題や、摂食障害的な偏った認知など、元来の心理的行動的問題が顕在化します。その問題を週2回行う心理面接（一回1時間程度）や行動療法的な対応にて扱います。病棟はその中で様々な人間関係的問題や、個人の問題が生じる小さな社会です。それ

を即時にキャッチし介入することができるというのも、この治療の大きな強み
です。

目標体重について

　かつては入院中に健康体重まで増加させるということで、目標体重を一律に標準体重の−10％としていた時代がありました。しかし、患者さんが究極的にどれだけの体重を受け入れられるかという点も考慮しなければ、（実現しない理想である）「絵に描いた餅」となるので、一律には定めないようにしています。入院時の体重、元来の体型、患者さんの治療へのモチベーション、究極的にどれだけの体重に患者さんが耐えられそうかなどの要素を加味した上で、なるべく健康体重に近いものを患者さん、家族と相談の上決定します。2000年頃には標準体重の−15％程度となることが多かったのですが、入院日数の制限の要求が高まってからは、やむなく、さらに低めの目標体重となることが多くなっています。目標体重は、原則として外来で決定しておきます。

　十分説得しても合理的な目標体重に対する患者さんの同意が得られなかった場合、患者さんが受け入れることのできるやや低めの目標体重で治療を開始し、後に治療動機が高まり、その体重では不十分だと患者さんを説得できた時点で、目標体重を上げて治療を延長するという方法も時に用います。その場合、あらかじめ患者さんに、「もし最初の目標体重に近づいた時点で、患者さん、家族、治療者の三者のすべてが、目標体重を上げた方がいいと考えた場合、目標体重を上げてもいいですか？」と聞き、同意を取っておきます。患者さんは、まさか自分が「目標体重を上げてもいい」と言うようになるとは思ってもおらず、自分が同意しなければいいのだからと考えるからでしょう、この申し出が拒否されることはあまりありません。しかし、治療を受けているうちに、治療の必要性などが理解できるようになった患者さんが、その時点で目標体重を上げることに同意することも、少なくないのです。

行動制限表の一例

　表7に、行動制限とその解除に関して、患者さんとの間で取り決めた、「行動制限表」の一例を示します。行動制限導入時の体重から目標体重（この例では40 kg）まで、その体重を達成し数日間維持した時に解除される制限項目を、1 kg毎に示しています。このような枠組みを見ると、「飴と鞭」のようで患者さんのこころを無視している機械的な治療のような印象を受けるかもしれませ

表7　行動制限表の一例

体重(kg)	行動範囲	通信	入浴・シャワー	その他
40	病院構内	面会	入浴自由	
39			シャワー週3＋入浴週3	漫画・雑誌
38		電話受信	シャワー週3＋入浴週1	音楽
37	病院建物内	電話発信	シャワー週3	
36		手紙受信	シャワー週2	読書
35		手紙発信		
34	当科病棟内		シャワー週1	クロスワード
33				絵本
32	自室内		清拭・シャンプー	日記

表8　行動制限の利点・作用点

1. 体重が増えなければ制限解除も退院もできないという状況の中で、患者さんは食事摂取と体重増加を目指さざるを得なくなる。
2. 患者さんへの対応の基準が明確で、看護スタッフにも理解が得られやすく、スタッフ間で一定した対応を取りやすい。(この利点は、チーム医療が有効に機能する条件となる。)
3. 枠組みの中で治療し適応的な行動を求めるため、大きな問題行動が見逃されたり誘発されたりすることが比較的少ない。そのため、摂食障害患者さんの割合が多くても病棟は比較的落ち着いており、(閉鎖病棟や保護室のない)一般病棟でも実施可能である。
4. 約束に基づいたシンプルな環境の中で、身体面、行動面、心理面において起きたことが、治療者にも患者さん自身にも気づかれやすくなる。小さな社会である病棟での生活の中で、対人関係や認知の歪んだパターンが浮き彫りとなる。それらを治療の対象とする。
5. 治療が構造化されており、経験の浅い治療者でも実施が比較的容易である。(しかし、そこが両刃の剣かもしれない。この治療では心理面と身体面の治療が車の両輪のように不可欠であるが、よりわかりやすい身体面に偏った治療が機械的に行われれば、効果は限定的となる。)
6. 前半では治療者側のコントロールにより基本的な行動の修正・形成が行われ、後半(行動制限終了後)はコントロールが緩められ、患者さん自身が行動を決定し心身両面をコントロールする練習を実地に積んでいく構造となっている。
7. 嫌なことはすぐに回避するというパターンが通用しないため、「思いどおりにならないこと」への耐性の低さを改善する環境となる。

ん。しかし、こういう枠組みの中で、体重が増えることを何よりも恐れ嫌悪するAN患者さんが、〇kgになったら何が解除されるということをこころの拠り所とし、体重増加に対する恐怖心や嫌悪感を薄め、病気を治すために前向きに頑張ろうという姿勢を、まがりなりにも取れるようになるのです。

行動制限の利点・作用点

『行動制限』の利点・作用点を**表8**にまとめました。

この治療に対してよくある患者さんの反応

『行動制限』の枠組みは、ANの患者さんがこれまで常に回避してきたものからの回避をブロックし、それに向き合うことを促します。ANの患者さんはこのような状況を非常に苦手としていますので、この枠組みを受け入れるかどうかということで大きな葛藤が出現し、そこから逃れようとする回避行動が、多かれ少なかれ必ず出てきます。これらの抵抗の中に、ANらしい考え方・感じ方・行動のパターン（『全般的、徹底的回避』）が濃厚に現れてくるので、それをどう扱うかということが非常に重要です。

回避のための強い抵抗の例としては、以下のようなものがあります。

1. 治療上の約束に対する違反行為

    食事を捨てる、排出行為を行う、体重をごまかす、行動制限の取り決めを守らないなどの違反行為が起こりがちです。

2. 治療を無効にする試み

    治療者を攻撃したり説得することで、治療枠（行動制限）を緩めさせようとします。治療者が患者さんの要求に応じれば、その時はご機嫌となりますが、やがて要求はエスカレートし、治療枠はなし崩しにされていきます。

3. 治療を中断して退院するための行動

    「もうやせたいと思わないし、ちゃんと食べられる。家でやっていく自信がある。自分にはやるべきことがあるので、入院などしておられない」と、退院を求めます。治療者がそれを許さないと、家族を説得し、中途退院に賛成・味方させるように働きかけます。家族が言うことを聞いてくれなければ、患者さんの中には問題行動を故意に起こして追い出してもらおうと考える人もいます。

4. 表面だけの治療遵守

    一刻も早く体重を増やして退院したいと考え、カロリーアップを性急に

求めることもよくあります。一見病気が改善したようにも見えますが、病院から逃れたいというのが最も本質的な動機であることが少なくありません。患者さんの言うがままにカロリーアップして目標体重に早く達したとしても、退院後にはあっさりと体重を減らす可能性が高いのです。

回避の遮断により、元来の心理的問題を扱うことが可能になる

図6に、『行動制限』の心理面における作用機序を示しました。行動制限は患者さんの回避行動を遮断するものですが、患者さんはさらにその行動制限に対して、前項のように「違反」、「治療の無効化」、「中途退院の要求」、「表面だけの治療遵守」などの、回避的な反応を示します。これらの反応を容認せず、治療的に扱う（回避を遮断し、より適切な認知・行動を導く）ことが、『行動制限を用いた認知行動療法』において欠くことのできない、重要なポイントです。

図4（169頁）に示しましたように、患者さんは不適応的な行動・身体症状を通して、元来の心理的な問題に向き合うことを回避しています。しかし、こころの問題をしっかり扱うことができなければ、摂食障害の治療は中途半端なものに終わり、十分な改善は期待できません。『行動制限』の実施や、それに対する回避的反応をしっかりと扱うことにより、患者さんがこれまで行ってきた行動面・身体面への回避が遮断され、元来の心理的問題が、「今ここでの」問題となって浮かび上がるようになり、こころの問題が治療的に取り扱い可能

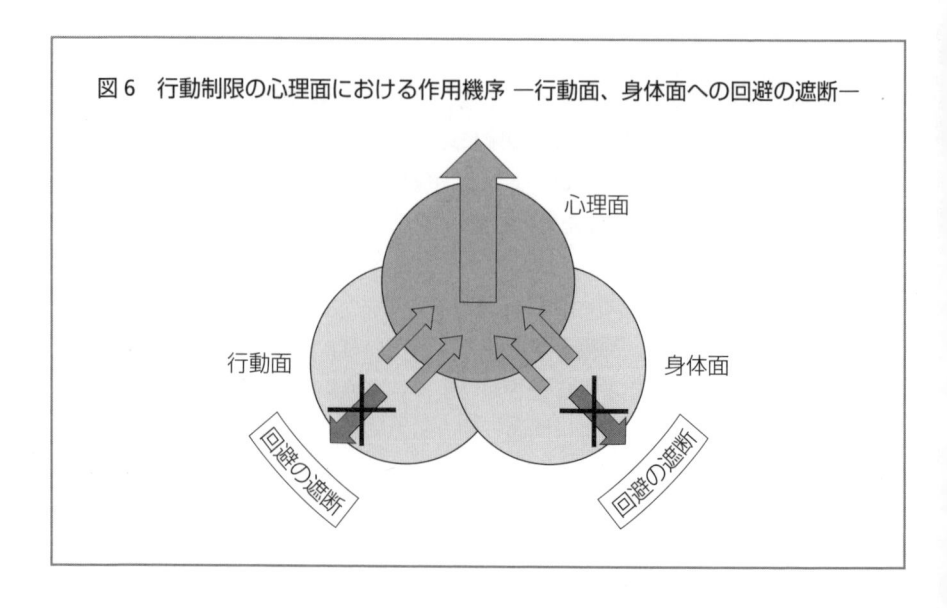

図6 行動制限の心理面における作用機序 ―行動面、身体面への回避の遮断―

なものとなっていきます。

　摂食障害の病理に対して妥協しない治療者に、患者さんは（少なくとも最初は）よい感情を持ちません。そこで患者さんは治療者を非難したり否定したりします。そのような反応に対して、治療者も人間ですから、よい気持ちはしません（長くやっていると、摂食障害の病理をありのままに見せてくれる、そういう患者さんが可愛くもなってくるのですが）。しかし、それが摂食障害の病理からくる治療抵抗なのであって、それらの背後にある「患者さん自身」を救い出すためには、それらの否定的反応を甘んじて受けながら、治療者は粘り強く摂食障害の病理と向き合い続ける必要があるのです。そして、治療が本当に進んだ時に、患者さんは治療者の真意を理解し、深い感謝と信頼を寄せてくれるようになるのです。

　摂食障害患者さんにとっては『回避』は自我親和的なものであり、問題であるという自覚は殆どなく、それを遮断されることに当初は怒り、嫌悪します。しかし、事ある毎に治療者から『回避』を指摘され、それを遮断する介入を受け、その問題に直面させられているうちに、これまでの自分は回避してはならないものから回避し続けていたことに、患者さんは気づくようになります。そして、自分の考えや行動の中に自ら『回避』を見つけ、反省するようになります。「逃げていた」という言葉をよく使うようになり、「逃げてはいけない」という考え・思いが、患者さんの生き方の指針となっていきます〔3章『退院後の経過』（145頁）参照〕。

　『回避の遮断』は、九州大学心療内科の摂食障害の治療に筆者が取り入れたもののうちの一つです。これは患者さんにも嫌がられ、他の治療者からも（情緒的に）批判されがちな治療介入の方法です。しかし、行動療法的な治療を行う以上、『回避の遮断』なしでは摂食障害の治療は成り立たないと考えています。このように嫌われがちな方法を続けることは楽ではなかったのですが、その中で、患者さんがなぜそこまで回避するのかというこころの理解や、よりマイルドな対応で効果的に回避を遮断する工夫など、理解や技術も進んでいったのです。

入院治療の実際の手順と患者さんへの対応の仕方

　以下に、当科で施行している、『行動制限を用いた認知行動療法』の実際の

手順や、円滑に施行するためのコツなどを述べます。

入院前の治療契約・同意の取得

　『行動制限を用いた認知行動療法』は、AN という病気を本質的に改善させることを目的としています。しかし、AN の患者さんは、元々治療する意思が乏しく、治療への抵抗が大きいという特徴があります。そこで、入院に先立つ外来において、患者さん・ご家族との間で、あらかじめ治療契約を結び、同意を取っておくことが、倫理的な意味でも、また治療を円滑かつ有効に行うためにも欠かせません。全く治療などしたくなかった患者さんが、しぶしぶであるにしても自ら同意書にサインするに到るには、患者さんのこころに届くような説明を重ねていくことや信頼関係の構築など、治療者側にも少なからぬ忍耐と努力が必要です。しかし、そのような作業を通して多少なりとも生まれる、患者さんの理解や治療を受ける心構えといったものが、入院後の治療経過に大きく寄与することが少なくないのです。特に、重症の患者さんにおいては、入院前の準備がどれだけできているかということが、入院治療の成否を分ける要因であると言っても過言ではありません。このことについては、3 章『変化することへの不安・抵抗の大きい摂食障害患者さんに、自発的な入院を促す方法』（99 頁）に詳しく記しましたので、ご参照ください。

測定・記録項目

　体重、食事摂取量、飲水量、尿量・回数、排便の有無・回数を毎日チェックし、体温板に記入します。食事摂取量は、毎食毎に主食と副食に分けてチェックし、10 段階表示します。

　体重は日内変動しますので、1 日の中で最も安定した体重を測定できる「早朝空腹時、排尿後」に、毎日同じ薄手の衣服を着て測定します。体重や様子に不審な点があれば、ボディーチェックを施行します。

　これらのデータは、患者さんの体の状態を把握するためのものであり、これらの経過をしっかり見ておけば、患者さんの実際の行動（食事摂取、排出行為、体重をごまかす行為など）は、概ね推測することができます［本章『体温板』（207 頁）参照］。

行動観察期間

　入院後少なくとも 1～2 週間程度は行動観察期間とし、原則として行動は概

ね自由、食事は普通食の自由摂取とします。食行動の問題（食事の仕方、摂取量、所要時間など）、その他の不適応行動（嘔吐、下剤使用、過活動の有無など）、心理状態、病棟への適応（対人関係を含む）などを観察します。患者さんの状態（できていること、できていないこと）をできるだけ把握することは、その後の対応の仕方や、提供する食事量や行動制限の項目の決定などをより適切なものとし、治療が円滑にいくために欠かせません。

　また、行動観察期間は、入院生活への不安の軽減や、行動制限への理解やこころの準備などのための、猶予期間でもあります。治療動機の得られにくい患者さんの場合、行動制限の導入まで1カ月以上かける場合もあります。

行動制限の導入

1）行動制限の取り決め

　行動制限やその解除については、妥当と思われるところをこちらから示した上で、詳細は患者さんと相談して決定します。行動制限表（**表7**）を作成し、患者さん、医師、看護師が所有します。後で、「ああ言った」「言っていない」などと水かけ論にならないために、決定したことは細かいことでも必ず書面にしておきます。

2）荷物チェックと持ち物・金銭の預かり

　行動制限に入る時は看護師と主治医が立ち会って、荷物チェックを行います。行動制限に反するものや不必要なものは（預かるべきかどうか迷うものも）すべて預かり、制限が解除されるにつれて、それに関連したものは返却していきます。金銭は当初は院内の金融機関預けとします。日用品などの必要なものは患者さんがノートに記入して注文し、決まった曜日に看護助手に購入してきてもらいます。因みに荷物チェックは、その後も必要に応じて（体重の経過に不審があった時や、部屋替えなどのタイミングで）適宜行います。今後も治療の一環として再チェックすることがあることを、患者さんにあらかじめ伝えておきます。

3）制限解除のルール

　余計なトラブルを招かないためにも、前もって細かく決めておきます。例えば、3日間その体重が維持できたら解除するが、1日でもその体重を下回れば再び制限を戻す、解除は主治医が指示する、休日には解除できないというように。

4）行動制限導入時の食事に関する取り決め

　当初の食事量を、行動観察期間中の摂取量などを参考にして、患者さんと相談の上で決めます。この際、出された食事の時間内（原則 30 分以内）での全量摂取およびそれ以外の食べ物の摂取禁止が前提となっています。1200〜1400 kcal 前後となることが多くなっています。少量から開始することにより、患者さんの心理的（肥満恐怖）・身体的（消化器機能の低下など）負担が軽くなり、食べてはいけないという罪悪感に隠れていた飢餓感も刺激されるため、全量摂取がしやすくなります。

　摂食障害の患者さんの食事へのこだわりはとても大きく、「何は食べられない」、「これまで一度も食べたことはない」など、食事の種類について強く要求することが少なくありませんが、原則として却下します［本章『食事・体重に関する認知・行動』（223 頁）参照］。食事時間も、時間がかかっても食べていればいいというのではなく、30 分と決めておいて、その時点で終わり（全量摂取できなかった）とします。そのように枠組みを決めておいた方が、適切な食事ができるようになります。

全量摂取

1）全量摂取の利点

　一般に摂食障害の患者さんは、何をどれだけ食べたらいいかわからない状態になっています。ですから、「好きなように食べていい」と言われると、逆にどう食べたらいいかわからず、混乱してしまいます。「出されたものを全部残さず食べなければならない（『全量摂取』）」という決まりは厳しいようでいて、実は摂食障害の患者さんが最も食べやすい方法なのです。「少な目の食事の全量摂取→体重が思ったほど増えない→不安の軽減→食べやすくなる→段階的にカロリーアップ」というふうに、食事や体重についての不安の脱感作、認知の修正がなされ、より適応的な食行動が形成されていきます。

2）全量摂取への抵抗と、それへの対処法

　全量摂取という約束で始めても、患者さんはいろいろと理由をつけて食べにくいもの（食べれば太ると思っている食物など）を食べまいとします。しかし、彼女達の食べない言い訳は、よほどの理由がない限り認めません。そして、もし時間内（30 分以内）で全量摂取できない日が続くようなら、その食事をするのはまだ無理だとして提供する食事の量を減らす（カロリーダウン）という対応をよく用います［2 章『カルチャーショック』（67 頁）参照］。こういう対応に

対してしばしばなされる、「食べるように努力するから、下げないでほしい」との懇願に対して、それが可能かどうか確かめる数日の猶予を与えることもあります。しかし、それでも全量摂取できなければ、今度こそ断固として下げさせてもらいます。摂取総カロリーが減ってしまうことを何としても避けたいと（治療者が）思うならば、鼻注で補えばいいのです。

　カロリーダウンによって、食事の量を患者さんの食べる実力に見合ったものにすることができますし、食べないわけにはいかない（残すことは許されない）のだと知って、患者さんは前よりも本気で食べようとするようになります。

　しかし、それ以外に、患者さんがカロリーダウンを何としても避けたいと思うことの効果も大きいのです。カロリーダウンは体重が減る方向になりますので、摂食障害の患者さんにとって嬉しいことではないかと思われるかもしれません。しかし、『行動制限を用いた認知行動療法』の元では、そのように提案された患者さんは、殆どの場合それを何とかして避けたいと思うのです。その一つの理由として、行動制限の枠組みの中では、体重が増えないことで制限解除が遠のき、退院も延びてしまうという、患者さんにとって不都合なことが生じるということがあります。もう一つの理由としては、カロリーダウンによって、「治療が進んでいるというプライド」が奪われるということがあります。摂食障害の患者さんは、形の上での前進とか、他の人との比較とか、外面的なことをとても大事にしています。従って治療スケジュールが自分が思っていたより遅れるとか、他の患者さんに後れを取るというようなことを、何よりも残念なことと考え、どうあっても避けたいと思うのです。「全量摂取できないならカロリーを減らしましょうか」という提案をしただけで、それを避けようとして、全量摂取できるようになることも少なくありません。

　カロリーダウンは、実力不相応の見かけを何よりも大切にして自己愛を守るという、摂食障害的な生き方に対する治療介入であるとも言えます。つまり、不適応的なプライドを患者さんから奪うことにより、外面的なコントロールで自己愛を守る（『強迫的防衛』）という、これまで必死で守って来た生き方から離れる（ひき離される）経験をしてもらうのです。

グループ食

　摂食障害の患者さんは、実に多彩で顕著な、食べ方の異常を示します。彼女らは、人（家族など身近な人を含みます）と一緒に食べることを非常に嫌がりますが、自分の食べ方が他人から変に見られたり、注意されるなどの干渉を受け

ワンポイントメモ ⑨ 食事への介入が、摂食障害の根本的な精神病理や生き方の改善につながる

　ここで述べていることと、2章の『カルチャーショック』で述べたことは、共通している部分が大きいと思います。いずれも患者さんに『全量摂取』の遵守を求めており、『全量摂取』をしないのなら食事の減量をしますよという対応をしています。ただ、状況が異なっていて、『カルチャーショック』の項では、患者さんが、食事をこっそり廃棄していたり、嘔吐などの排出行為をしているようだけれども、それについて正直に言わない場合の対応でした。一方、本項においては、全量摂取や、適切な量の食事量の決定についての、患者さんによく見られる抵抗への対応です。しかし、いずれにしても、患者さんが実力不相応の多過ぎる食事を無理して食べようとしたり（実際は、食べられないのですが）、あるいは食べたふりをしようとしている点は、共通しています。いずれの場合も、患者さんが不適切な食事の仕方を守ろうとすることと、摂食障害の根本的な精神病理との間には大きな関連があるのです。合理的な食事の仕方を遵守してもらうことが、根本的な精神病理の改善のためには必要であり、その第一段階だと考えています。

　ここで治療者は、患者さんが実力不相応の食事を無理して食べようとしている（あるいは、食べたふりをしている）ことを指摘し、それをやめるべきだという態度をとっています。「あなたの実力はこれだけであり、それ以上ではないことを認めて、そこから一歩ずつ進むしかありませんよ」と。しかし、そのような態度はこれまでの患者さんの自己愛的な生き方とは全く違うもので、患者さんはそれに容易に納得せず、拒否しようとします。しかし、ちゃんと食べられていないことは事実なので、治療者が引き下がらなければ、患者さんもそれを認めないわけにはいかないのです。

　これは、一見治療者が食事のことだけにこだわっているように見えるかもしれません。しかし、摂食障害患者さんの食事への態度は、その人の生き方、根本的な考え方そのものと大きな関連を持っています。従って、患者さんの食事への態度、食事の仕方への介入は、彼女の考え方の根本、さらには人生のあり方を問い、新たな生き方を持つようになることにつながるのではないかと、考えています。

　筆者は、食事の問題について患者さんに話す時も、その意味を、患者さんの考え方の根本や生き方に結びつけて話すようにしています。例えば、患者さんができていないのにできているとして、見せかけばかりを大切にしてこれまで生きてきたことを示します。そして、できていないということをちゃんと認めて、地道な行動（ここでは、少ない食事だけれどしっかり食べる）を続けていくことが、『生きていくうえでの実力』を身につけていくことになり、そのようにして新しい生き方が生まれることを教えます。そして、実際に食べられるようになり、体重が少しずつ増え、その体重を何とか受け入れていく患者さんの地味だけれど着実な歩みを、治療者は正当に評価します。そのような過程をゆっくり歩んでいくことで、患者さんも自分の変化を大切なことだと感じられるようになること、それは治療として重要なことではないかと思うのです。

ないで、一人で自由に食べたいと思うからです。そのような異常な食べ方の根本的な理由は、太りたくないということであり、異常な食べ方は、太ることからの『回避行動』なのです。

　そこで、摂食障害の患者さんは、食事は毎食、食堂で食べてもらっていました。食堂は病棟の中心に位置していて観察が比較的容易で、特別おかしな食べ方をしている場合など、スタッフの目について、認識を共有できたりしていました。

　また、『行動制限を用いた認知行動療法』を施行している患者さんの中で、『全量摂取』の段階の患者さんは、特に食行動の修正中であるということで、『グループ食』に入ってもらっていました。食堂の一角のテーブルに、該当患者さんだけのコーナーを設け、そこで食事をしてもらいます。そして、医師が交代で、時々彼女達と一緒に食事します。一緒に食べるだけでも、特に食事の仕方などについて注意したりしなくても、自分の食べ方に注意を払って変な食べ方が抑えられたりもします。しかし、変な食べ方が眼につけば、それに注目し、話題にし、優しく自覚を促したりもしていました。変な食べ方についての情報は主治医にも伝わり、面接で扱うことにもなります。

　いずれにしても、食堂で食べるとか、グループ食に参加してもらうということは、彼女達の最も病的な行動の一つである食行動を、治療者―患者間、医療スタッフ間で共有し、患者さんに自覚を持ってもらうなど、摂食障害の入院治療の重要な要素であったのです。

　ここで過去形で書きましたのは、病院（病棟）が建て替わって、病棟の構造、規則が変わり、食堂というもの自体がなくなり、食事は一人一人別に摂らなければならない（プライバシーを守るという理由！？）というのが病院全体の方針となり、グループ食を続けたいという願いが受け入れられなかったからです。その後、我々の希望とは関係なく病院の方針が一部変更となり（経営上、その方が都合がよくなったということらしいです）、ごく限定的に復活しています。

食事の増量（カロリーアップ）
1）カロリーアップの条件
　カロリーアップの条件は、客観的には全量摂取が適切な時間内（原則として30分以内）でできること、主観的には食前の空腹感が出て、カロリーを上げても全量摂取できる自信があることです。少なくとも2週間位は同じカロリーを維持し、上記の条件を満たせば200 kcalずつ上げていきます。ただし、過

食傾向のある患者さんは早期に強い空腹感が出てくることが多いので、低カロリーの時期においては1週間程度で上げる場合もあります。

2）カロリーアップを性急に要求する場合

　行動制限の枠に入ると、性急にカロリーアップを要求してくることもよくあります。ちょっと前まで食べることに抵抗していた患者さんが進んで食べたいと言い始め、体重が増えることも気にならないかの様子に見えるので、このような患者さんの態度に接すると、経験の浅い治療者はこの患者はもうこころを入れ替えている、治ったのではないかと錯覚するかもしれません。しかし、そのような期待は往々にして裏切られます。

　というのは、こういう場合、本当に病気を治したいという動機というよりは、早く体重を増やして行動制限を解除してもらいたいとか、早く退院したいとかの動機によることが多いからです（それを否認する、あるいは意識しないようにしているというのが摂食障害患者さんの特徴なのですが）。さらに言えば、辛いことは無理をしてでも早く片付けてしまい、退院して自由になって病気の自分に戻りたい（体重も減らす）という、摂食障害の患者さん特有の心理が潜んでいることも少なくありません。臭いにおいのする場所を、息もせずになるべく早く走りぬけようとする、そんな感じではないでしょうか。従って、患者さんの言葉通りにカロリーを上げていては、摂食障害の病理は温存され、実質的な改善が得られないことが多いのです［3章『入院治療』【第7病日】（109頁）、本章『この治療に対してよくある患者さんの反応』（197頁）参照］。

経鼻経管栄養（鼻注）

1）鼻注の導入とその利点

　必要最小限の食事も摂取できない（例えば、1200 kcal/日もしくはそれ以下）場合は、「そのカロリーでは今の低体重の体さえ維持することができないから」と説明し、鼻注の併用を原則とします。そういう状況であれば鼻注を施行するということを、あらかじめ外来で話しておきます。

　鼻注の施行は「食べないのに体重が増える」という、AN患者さんにとって最も都合が悪いことを意味します。そのため、「食べないのに鼻注で太らされるくらいならば、食べた方がましだ」という心理が働き、食べることへの抵抗はそれまでよりは小さくなり、鼻注は食事摂取の強力な後押しとなるのです。

　身体的にも、鼻注は大きな利点を持っています。消化管に栄養を入れる自然な栄養投与の方法であり、不規則になっている食べ物の消化吸収という生理的

機能を適度に刺激し整えることができます。また、中心静脈栄養などと違って、患者さん自身の消化吸収力によって体内に取り込まれるために、過量投与などによる問題も生じにくいのです。また、比較的簡単な手技であるので医療事故も生じにくく、さらに、小腸にチューブの先を留置するため、胃にたまって腹部膨満のため食べられなくなるということもありません（挿入時には、チューブの先を胃に置いていても、蠕動運動で進んでいきます）。チューブは留置しておき、時々入れ替えます。

2) 鼻注に対する抵抗と説得の方法

ただし、鼻注に対する AN 患者さんの心理的抵抗は大きく、納得してもらうには、説明の仕方が重要です。心理的抵抗の最大の理由は、本当のところは、「食べないのに体重が増える」という点なのですが、患者さんはあまりそのようには言わず、「屈辱的である」とか「格好が悪い。人に見られたくない」と言うことが多いです。説得を適切に行わないと、大きな心理的抵抗を生じて自己抜去を繰り返したり、治療関係がまずくなる可能性もあるでしょう。説得のコツは、まず治療者自身が鼻注の有効性・合理性について、こころから納得しておくことです。そして、「現在必要だから用いるのであって、必要なくなればやめる」ことも保証し、「病気を治すためには、嫌だと思うことをするということも欠かせないのですよ」という話もします。

3) 体重増加を加速するための鼻注

上記のように、以前は鼻注の実施は、必要最小限の食事がとれない場合が中心でした。しかし、最近では、入院期間の短縮化など医療経済学的要請のために、体重増加を速めるという目的で、食事がかなりとれるようになった後でも鼻注を続行したり、最初からある程度食べられる場合でも併用することが多くなっています。勿論、患者さんの同意があってのことですが、一旦受け入れてしまえば、続行するのにそれほど大きな抵抗を示したりすることはないようです。患者さんも退院が少しでも早くなることの方を、嬉しいと思うようになるのでしょうか。

体温板

体温板とは、1 カ月間毎の患者さんの身体的なデータの推移を、A3 くらいの一枚の紙に記録したものです。体温や脈拍の経過をグラフにして示すスペースが中心に大きくとってあるので、体温板という名前になったものと思われます。摂食障害の場合は、体温、脈拍などよりも、体重、食事摂取量、飲水量、

尿量、排便の有無（回数）〔本章『測定・記録項目』（200頁）参照〕などの方が重要となります。

体温板の体重などの経過を見ていれば、その患者さんの生活や行動全般について（特に、摂食障害的な問題行動をしていないか）、大体見えてきます。24時間監視しているわけではないので、患者さんの違反行為というものがいつも発見されるわけではなく、発見されるのは氷山の一角です。嫌な例えですが、「ゴキブリを1匹見たら100匹いるものと思え」と言いますが、そのくらい肝に銘じていた方がいいと思われます。違反行為が見つかっていなければ違反していないのだと考えるのは全く甘い話です。見つかってなくても、不審な所があるのか、それともちゃんとやっているのかということが、大体見当がつくということがとても大切なのです。そういう意味で、体温板をしっかり見るということは、摂食障害の入院治療を行っていくうえで、非常に重要なことだと思うのです。しかし、他の医師達が筆者ほど体温板をしっかりと見ていないようなのは、とても勿体ないし残念なことだと思っていました〔表9(217頁)参照〕。

応用問題 ─自由摂取、間食・外食・外泊訓練─

1）自由摂取

目標体重に達すると行動制限は終わり、食事はそれまでの全量摂取をやめ自由摂取とします。それまでよりもやや多めの食事を出し、その中からちょうどいいと思う量を（理想的には、空腹感・満腹感に従って）摂取してもらいます。自由摂取は、何をどれだけ食べるのか自分で決めなければならないので、全量摂取よりは難しく、摂食障害患者さんにとって応用問題となります。

しかし、全量摂取の期間中に、空腹感や満腹感の自然のリズムが回復し、望ましい食行動が再形成され、食事・体重に関する認知の修正が進んでいれば、自由摂取になってもそう簡単に崩れるものではありません。ところが体重だけは増えたけれど、これらの課題が十分達成されていない場合、自由摂取になるやいなやどれだけ食べてよいかわからなくなり、食事量が極端に減ったり、逆に全量摂取を続けたりするなど、調節がきかない状態となります。その場合は食事量を少し減らして全量摂取に戻したり、それでもだめならさらに食事量を減らすなど前の段階に戻り、そこからやり直してもらったりします。自由摂取になっても8~9割以上摂取し、目標体重が維持できれば成功といえます。

2）間食訓練

自由摂取の上記の課題がクリアできれば、間食訓練を開始します（自由摂取

もそのまま続けます)。間食の量や品目などは細かくは指示しません。自分がその日一番食べたいと思う品を適当と思う量、おいしく楽しく食べてもらうようにします。「今日は何を食べましたか?」などと、量や品目、その時の気持ちなど尋ねます。

　肥満恐怖が根強い場合、カロリーの極端に低いものばかり選んで食べたり、毎日は食べなかったり、食事の摂取量がはっきり減ったりなどの問題が出てきます。治療者はそれについて指摘し、なぜそうなったのか、その時どのような気持ちだったのか、どうするべきだったのか、そうするためにはどうしたらいいのかなど、患者さんに問いかけます。患者さん自身から適切な対応法が出てくることが望ましいのですが、もし出てこなかった場合は、適切な間食をするように求め、実行してもらいます。

3)外食訓練

　間食がうまくできるようになれば、外食訓練を加えます。昼食時に外出させ、自分が食べたいと思うものを食べてもらいます。事前の予想をさせ、その結果はどうであったかを検討します。うまくいかなかった点、不安な点があれば、改善するためにはどうしたらいいか話し合います。適切なものが適度な量食べられていること、体重にも変な動きが認められないことを確認します。外食訓練は原則として一人で行いますが、中学生など年齢が低い人の場合は、母親など家族と一緒に外食したり、院内の食堂での外食としたりします。

4)外泊訓練

　外食訓練の課題が達成できれば、さらに外泊訓練を行います。自宅など自分が実際に暮らしている場所で短期間(数日)ですが生活し、食事がちゃんとできるか、体重は減らないか、過食・排出行為などの問題はないか、家族との関係はうまくいくかなど、確かめます。この場合も事前の予想をさせ、その結果はどうであったかを検討します。体重を極端に減らしてきたり増やしてきたりしていないか、外泊時の患者さんの様子についての家族の印象はどうかなどが重要な情報となります。体重の極端な増加があれば、過食が生じたり、体重を減らすことを過度に怖れて無理に食べたりしたことなどが、考えられます。

　「外泊中に問題点・課題が出てくることは、今後の治療のポイントがわかるので、むしろ喜ばしいことです。そういう点について外泊後に聞かせてください」と、事前に患者さん・家族に話しておきます。こう言っておいた方が、気持ちが楽になって本来持っている力が出しやすくなりますし、うまくいかなかったことが率直に報告しやすくなります。

ちょっとした失敗や思い通りにならなかったことに対して、本人や家族は過度にネガティブになりがちです。例えば、外泊中に過食をしてしまうと、もう過食をやめることはできないのだと、絶望的になっていたりします。しかし、失敗だと思っていることの中にも、以前に比べると改善している点がしばしば認められるのです。よく聞いてみますと、それまでは一旦過食が始まると何度も繰り返していたのが一回だけで止まっていたり、その量も以前に比べるとずっと少なかったりするのです。そういう事実に目を向けさせ、絶望的にならず、その困難な状況に対して粘り強く対応していくように励まします。

　うまくいかなかったことと、それ（うまくいかなかったこと）を受け入れることができず過度にネガティブで絶望的になる反応と、どちらが原因でどちらが結果ということはよくわかりませんが、一方が一方を呼ぶような悪循環に陥っているように思われます。100点ではないが0点でもない患者さんの現状を、本人や家族が受け入れていけることが、とても重要ではないかと思うのです。そういうことが本人にも家族にも非常に難しいということが、彼女達が大切なことについてうまくいかない重要なポイントになっていると、筆者は考えています。そこを変えていく努力をすることで、徐々にうまくいくようになる可能性があると思うのです。外泊中に限らないのですが、治療の様々な局面で見られる、ちょっとした失敗や思い通りにならないことについて、患者さんや家族がそれについて過度に絶望的にならず、それを自分や子どものこととして受け入れること、そして、これまで努力してきたことを大切にし、実力に見合った実績をその上に地道に積み上げていくことの大切さを、こういう機会にこそ伝えていくことができるのではないかと考えます。

5）応用問題をどうしてもうまくこなせなかった場合

　この項で示した応用問題について、本人なりに努力し、医療者も精一杯援助したのに、どうしてもうまくいかないということも、起きないわけではありません。そのような場合、患者さんの現在の『実力』はその位であり、それ以上求めてもうまくいかないだろうし本人を苦しめるだけではないだろうかと納得できたりして、より現実的な対処を指導することもあります。例えば、自宅での『自由摂取』がどうしても難しい人の場合、『自由摂取』はとりあえず今後の課題とし、自宅でも『全量摂取』をすることにより、摂取カロリーを確保する方法を提案したりします。家族に作ってもらった食事を全部食べる（家族には大まかな量を指示しておきます）、つまり『全量摂取』することを勧めるわけです。

しかしながら、患者さんは与えられた課題の実行に苦しみながらも、課題のレベルが下がってしまうことについて、自尊心の傷つきと罪悪感の入り混じったような感情を抱き、現実的な対処を受け入れることが難しくなっていることが少なくありません。前の段階の食べ方に戻ることは、自分がダメだということであり、自分が頑張っていないからだと考えてしまうのです。そこで治療者は、そのような患者さんの気持ちを代弁し（「…という気持ちがあるのではないですか？」などと言葉に表現して）共感を示すとともに、それまで患者さんが頑張ってきたことは無駄ではなく、将来的に必ず活かされることがあるだろうと保証します。その上で、今最も大切なことは、家に帰っても必要な栄養が摂れて体重を減らさないということであり、どのように食べるかということは、二の次、三の次であると話します。そして、背伸びをした生き方よりも、自分の現在の実力を受け入れて、それに見合った行動・生き方を選んで実行する方が、本当は難しいことであり自分のためになる道だと教えます。身の丈に合った課題を選択し地道に実行していくということは、摂食障害の患者さんの最も苦手とすることであり、彼女達はこれまでそのような選択肢を持たなかったのではないでしょうか。その経験は彼女達にとって非常に大切なことだと思うのです。

入院治療中に生じる難題や患者さんの要求に対する対応

行動制限・入院についての不満・回避
1）行動制限についての不満
　行動制限に関する訴えの例としては、「行動制限が厳し過ぎる」、「Ａさんは自分より制限が緩いのは不公平だ」、「私と同じくらいの身長のＢさんが、目標体重が私より低いのは納得がいかない」、「1日中部屋にいると何もすることがなくてイライラする」などがあります。
　それぞれの訴えについて、筆者はよく、「それはどういう意味なのですか？」と聞き返したりします。患者さんは感情的になっていますが、聞かれて振り返ることによって、ちょっと落ち着くこともあります。「厳し過ぎるということはどういうことなのですか？」「何をもって厳し過ぎると思うのですか？」などと聞いたりもします。詰問するのではなく、患者さんの気持ちを理解しようと思って聞きます。患者さんがあまりちゃんと答えられないこともあるのです

ワンポイントメモ⑩ 患者さんの不満への対処の意義
―治療についての認識を深めさせ、
現実(人生)を受け入れていく過程を支援する―

　摂食障害の患者さんが入院や治療について不満を持ち、それから逃れたいと思うことは、摂食障害の病態からすれば至極当然のことです。従って、そういった不満や要求への対応は、摂食障害の入院治療における医療者の仕事の大きな部分を占めることになります。しかしながら、この仕事は単に難題を処理するということではなく、摂食障害の治療におけるもっと積極的な意味を持っていると思うのです。それは、摂食障害患者さんの治療や現実への態度―治療も現実も徹底的に拒否している状態で患者さんは治療者の前に現れます―や、治療の役割―徹底的に拒否している状態から治療や現実に向き合わせていくのが治療者の仕事となります―と関連しています。患者さんの治療への不満や疑問が出てくるのを契機として、それに対して治療者が真摯に回答していくことを通して、患者さんの治療についての認識や態度が深まり、また、治療や現実を拒否し続けてきたこれまでの生き方に、変化を生じさせる可能性が出てくるのではないかと思うのです。

　勿論、入院までに患者さんができるだけ治療に納得できるように十分な準備をしておくのとおかないのでは、患者さんの治療への取り組み方に大きな違いが生じてきます。しかし、いくら準備をしていたとしても、実際に治療に直面すれば、納得できないという部分が必ず出てくるのです。こういった患者さんの不満や疑問にどう対処するかということは、確かに治療者にとって難題だと思われます。しかし、それらに誠実に回答することを通して、患者さんの治療に対する認識や態度がレベルアップしていくことが少なくありません(3章【入院当日】、【第7病日】、【第95病日】、【第112病日】、【第115病日】参照)。疑問に対し回答し、一応納得できたとしても、さらに疑問が出て回答し、ということを繰り返しながら、患者さんの認識は次第に深まっていくのだと思われます。摂食障害患者さんの治療に対する認識というものは、そのようなものなのです。筆者は、「疑問」と言うものは「理解」の一歩手前にあるものではないかと思います。何もわかっていない時は、疑問さえ浮かびません。疑問が出てきた時に、その疑問の大きさの分、理解の可能性が出てくるのだと思います。疑問が出てくるというのは、ある意味で治療に向き合っている(向き合わされているということもありますが)からだとも言えます。そういう意味で、患者さんの不満(疑問)は、認識を前進させるチャンスなのです。

　また、それまでの患者さんは、「現実」というものを受け入れることができず、現実を回避して、狭い自己愛的な世界の中に閉じこもっていたと言えます。そして、患者さんは自分の不快な感情をどうすることもできず、それを回避的な方法で解消することが習性となっていました。そういう摂食障害の患者さんが、実際に治療(それも彼女にとっての「現実」なのです)に直面しそれに大きな拒否感を持ちながらも、それから回避せず(回避させてもらえず)、治療を今まで以上に受け入れていくことができたとしたら、その意義はとても大きいと言えます。治療がやりやすく

なるということは勿論なのですが、これまで拒否していた治療というものを受け入れていくことを通して、(同じく拒否していた)「現実」を受け入れることを実践していく、貴重な経験ではないかと思うのです〔ワンポイントメモ2『快感原則と現実原則』(23頁)参照〕。

　しかしながら、彼女らにとってとても意味のあるこの過程は、茨の道でもあります。彼女達はそこから逃げたいと思い、回避的な言動を繰り返します。しかし、治療者は、回避することを思いとどまらせ、治療の意味について説明し、治療を受け入れるように説得します。ここで治療者が、治療の意味について、いかに豊かに説明できるかということが重要だと思うのです。世間一般の常識的な道理を説く「～なのだから～すべきである」といったものでは、「また同じようなことを言っている！」と拒否され、あまり役に立たないでしょう。患者さんのこれまでの考え方や価値観を超えた部分を含み、治療の意味を考え直させ、別の生き方を導くような可能性を持ったものであることが望まれます。治療を受け入れられないという患者さんの正直な訴えから、治療のみならず人生(現実)について考え直すチャンスが生まれ、彼女らの『現実原則』が育っていき、『摂食障害という生き方』から離れることにやがてつながっていけたらと思うのです。

が、それはそれでいいのです。「制限が緩い方が、嬉しいのですか？」「優遇されていると思うのですか？」とも聞きます。「そう思う」と答えるかもしれません。「そう思うかもしれませんけど、本当は、制限をしっかりやった方が、治療効果があるんですけどね」「制限をしっかりやった方がいいんですが、誰にでもそれができるわけじゃないのでね、できると思った人にやってもらうのですよ」「今はどうあってもできそうもない人の場合は、申し訳ないけど、それは次の入院の時の宿題になったりするのですよ」。次の入院をしたいと思っている患者さんはいませんから、この入院でやっておいた方がいいのかなと、少しは思ってくれるかもしれません。

　「一日中部屋にいたらイライラする」ということについては、「そういうことに慣れていないでしょうから、つらいというのはよくわかります」と言って、ひとまず受けます。「でも、そうやって自分を振り返る時間ができたということは、逆に幸せなことでもあるのですよ」「今までそういうことをしてこなかったから、自分を振り返るということが苦手でうまくできなくて、今はまだ苦痛かもしれません。でも、今までやってこなかったことだから、それをすることには大きな意味があるような気もしますね」。このように言われると、患者さんはこれまでの価値観とは違った価値がこの治療や人生の中にはあるのか

もしれないと、うまくすると少し感じてくれるかもしれません。また、「ゆっくりベッドに横になって休めるのは羨ましいですね。私もそういう時間がほしいですよ」「私なら、まずゆっくり寝て、起きたら、普段忙しくて考える暇がなかったようなことを、ぼんやり考えたりしますかね」「わくわくしますよ。羨ましいですよ」などと言って、思っているほど今のあなたの立場は悪いものではないということを示唆したりします。そんなふうに言われて、なぜ自分がそんなにイライラしてしまうのかということを、患者さんは考えるかもしれません。「そこまでイライラするということ自体が、病気の影響なのかもしれません。そうならなくてもよくなるように、しっかり治療できるといいですね」と言ったりすることもあります。

　患者さんは簡単には納得しないかもしれません。説明の言葉の内容もさることながら、淡々と穏やかに、しかし治療に自信を持ってブレずに伝える治療者の姿勢が、重要なのだと思います(3章【入院当日】参照)。

2)退院要求に対して

　「もう外来でもやっていける」、「早く学校に行かないと勉強が遅れる、友達ができない」などの退院要求もよくあります。やはり、患者さんの主張をしっかり聞いて、その気持ちを受け止めます。しかし、患者さんの言う通りだとは思えない部分については、そこは納得できかねると、反論をします。「外来でやっていけようになったと思われるかもしれないけど、今調子がいいのは、入院していていろいろサポートしてもらっているからではないですか」、「外来の方がうまく行くというけれど、外来でうまくいかなかったから入院したのではないですか」、「勉強と健康とどっちが大事ですか。病気のままで勉強ができるのですか」など。退院するにも受け皿は必要ですので、「家族に退院することを納得させられますか」と投げかけることもあります。

　治療者と患者さんとのやりとりだけでは納得しなかった場合は、家族を呼び、本人に家族を納得させるという課題に取り組んでもらいます。勿論、その際、家族には治療継続の必要性を、改めてしっかり説明し理解してもらっておきます。家族は患者さんが強く要求してきた時の対応に自信を失っていることが多いのですが、「患者さんにとって治療者はいくらでも代わりがきく存在です。しかし、家族は他にはおらず、かけがいのない存在です。(潜在的に)家族ほど力を持っている人はいないのです」というようなことを言って、本来の役割を果たせるように励まします(3章【第95病日】参照)。

3）他の患者さんの退院による動揺

　AN患者さんの入院は長期にわたることも多いため、他の患者さんの退院による動揺も少なからず生じます。特に同じ摂食障害の患者さんが治療途中で退院したりすると、精神的に不安定になりがちです。こういう場合、患者さんの気持ちを話してもらい、じっくり聞いて受け止めたうえで、「あなたとあの患者さんとは病状も違うし、治療も違うのだから、自分のことだけを考えて今まで通りやっていくように」と、自他の境界線を引いたりします。入院した目的や、これまで積み上げてきた成果を振り返り、今後どのように生きていきたいのかといった、自分自身のことを改めて考えてもらったりもします。

4）退院要求が強く、考えが変わらない場合

　以上のような対応を十分に行っても「退院する」と言い張り、止められない場合もあります。そのような場合、あえて外泊させてみて、現実の厳しさを味わわせ再考を促すという方法もあります。この場合も、家族の理解と協力が前提となります。

　外泊することで現実に直面して、帰院してきた時に退院の主張がトーンダウンしていることもあります。退院後の不安などが出てきて、残された入院期間中に何をするかなど、治療の内容について前向きに話し合うことができたりすることもあります。勿論、退院の気持ちが変わらない場合もあるのですが。

5）無断離院への対応

　入院生活に耐えられず無断離院に及ぶこともあります。患者さんは多くの場合家族の元に戻るので、離院したらすぐ家族に連絡を入れます。患者さんが帰ってきた時の家族のとるべき態度は、「とにかく病院に連れ戻る」ことです。病院につれ戻ることは、「病気を治すことが必要なのだ」という、患者さんに対する家族のはっきりとした意思表示です。真剣な家族の思いに逃げ道を塞がれ、病気を治すしかないと患者さんは思い直すことが多いのです。家族をその場になって動揺させないためには、AN患者さんは無断離院することがあること、そうなる理由、その際に家族の取るべき態度を、入院時までに十分説明しておく必要があります〔2章『出張病院で出会った重症AN患者さん』（43頁）参照〕。

違反行為

1）治療行為としての違反の取り扱い

　違反行為を取り扱うことは患者さんとの間に大きな緊張を生じますし、人が

隠しておきたいことをあばいていくことへの後ろめたさもあり、気が進まないという治療者も少なくないと思われます。しかしながら、違反行為は摂食障害の病態の重要な部分であり、治療経過の中で必ずと言っていいほど生じるものです。それを積極的に取り扱う行為は重要な治療行為であり、取り扱わないことは患者さんの病態を温存させることになります。しかしながら、違反の取り扱いは、摂食障害患者さんの病態や治療についてのある程度以上の知識や習熟を必要とし、治療者にとっては中～上級編であり、応用問題となります。

　経験の浅い治療者の場合は、取り扱いがうまくいかなかったり、不適切なことを言って無駄に患者さんを刺激したりすることもあります。だからと言って、尻込みしていては、いつまでも取り扱いができるようにはなりません。経験豊富な治療者の元でその指導を受けながら行うことで、大きな失敗もなく経験を積むことができるのではないかと思われます。

2) 違反を積極的に取り扱うことの重要性

　治療上の取り決めを破ったことが明らかになった場合は、早急に対応します。違反は治療を病気の核の部分に及ばせないための治療回避でもあり、食事や体重にからんだものが多いのです。患者さんは違反によって、食事や体重にこだわる自分を温存するのです。治療者は、その都度それが違反であり、そのような違反をしていては病気は改善しないことを指摘しよく考えさせ、改めていくことを患者さんに求めます。

3) 違反に気づくためのポイント

　体温板の体重の動きや日常生活などを注意深く観察する癖をつけておけば、違反行為をしていることの推測がつき、発見もできるようになるものです。特に、AN 患者さんの体重の動きに関する基本的法則を身につけ、体重の動きが妥当であるかどうか常に注意しておくことは非常に重要です［本章『体温板』(207 頁)参照］。

　表9に、AN 患者さんの体重の動きに関する基本的法則(筆者の臨床経験から)を示します。体重の動きがこの法則からはっきりとはずれている場合、違反などの問題が生じている可能性が大きく、その理由をしっかり検討する必要があります。

4) 違反の情報を得た場合　―違反を治療的に扱うための方法―

　違反の情報を得た場合は、あらかじめ事実関係をできるだけ詳しく調べ、その根拠などを確かなものとしておきます。確かな根拠がなければ、患者さんは簡単には事実を認めず、嘘をつき通し、不確かな結論しか得られないことが多

表9　神経性無食欲症患者の体重の動きに関する法則（筆者の臨床経験から）

(1) その時点の体重1 kgあたり約35〜40 kcal（個人差はある）の栄養摂取で、体重はほぼ横ばい。
(2) 7000 kcalの余剰で、体重は約1 kg増加。7000 kcalの不足で、約1 kg減少。
(3) 脱水状態の患者さんが入院して、栄養や水分の摂取が増えたり、排出行為が減少すると、脱水の改善のための体重増加が起こる。
(4) 脱水状態が顕著であると、（脱水の危険を回避するための身体の調節作用として）尿量減少状態となっており、脱水の改善だけでなく浮腫（時には腹水）なども生じて著しい体重増加が生じ、尿量が回復するまで遷延する。（体重は一旦上昇しピークとなり、尿量が回復した後は下がって、入院時とピーク時の間の値となる。）

いのです。そうなると治療的に扱うことが非常に難しくなります。

　否定できない事実を元にしたやりとりの後に、患者さんが事実を認めたとします。その場合、患者さんに、まず前後関係を含めて事実を詳細に語ってもらいます。そのような行動をとった理由やその時の気持ちも十分聞きます。患者さんの話をただ受身的に聞くだけではなく、治療者がその話にしっかり納得できるように、質問を加えながら聞いていきます。患者さんは問題をあいまいにし、責任を他の人や状況など自分以外のもののせいにして話す傾向が大きいので、黙って聞いていればそのような話になっていきがちです。治療者にも十分に納得のできる話をしてもらってから（自分のしたことを包み隠さず話すということは、彼女達には結構つらいことだと思います）、今後そうならないためにはどうしたらよいか考えさせ、対策を立ててもらいます。そして、それらがその場しのぎの言い逃れに終わらないように、治療者は患者さんの言ったことをよく覚えておいて（カルテにも記載しておきます）、その時言ったこととその後の行動が矛盾していないか確認していきます。矛盾した行動が現れれば、「反省したようなことを言っていたけれど、違うではないですか」と、再び問題にします。

　違反が明らかになった後、患者さんは、「悪いことをした、今後は絶対にしません」などと、よどみなく反省の弁を述べることが少なくありません。しかし、多くの場合は口だけの反省で、これまでも「問題行動→形だけの反省」を繰り返してきたのです。そして、違反を過去の問題にしてそれ以上考えさせられることを避けようとします。「もう十分反省しているのだから、そのようなことはこれからはもうないのだから、後ろを振り返らないで先のことを考えましょう」と、それ以上このことを「蒸し返さないで」、もっと「前向きに！」

考えていこうと治療者を促したりします。しかし、その言葉とは裏腹に、患者さんは同じようなことを繰り返すのです。同じことを繰り返さないようにしてもらうためには、治療者は違反の事実に踏みとどまり、患者さんに身にしみて自分のしたことに向き合ってもらう必要があります。一つの違反を材料にして、何回も面接を繰り返すことも、少なくありません。［ワンポイントメモ７『こころから反省することの難しさ —ペナルティが有効となるための条件について—』（134頁）参照］。

5）違反が明らかでなくても、その可能性が大きい時の対応

違反が明らかでなくてもやっている可能性が大きい時（体温板の体重経過があきらかに不審な場合など）は、おかしいと思っているということを、早めに患者さんに伝えるようにしています。しかし、患者さんが容易に認めない場合は、「やってるだろう」、「いえ、やってません」という押し問答を繰り返したり、無理に自白を強要する必要はありません。おかしいと思っている根拠を患者さんに伝え、客観的にはほぼ否定できないのだけれど、患者さんが認めないのだとしたら、「まだ本当のことを認める実力は、あなたにはないのですね」として、それ以上は「やっている」「やっていない」のやりとりはしません。大切なのは、この治療者にはそういうことはお見通しであり、見過ごされることはなく、そんなことをしてもむしろ自分が嫌な思いをするだけなのだと、患者さんに感じてもらうことなのです。

食べたことになっている食事量に比して体重増加が明らかに少ない状態が続く場合は、「消化機能に問題があるのかもしれないですね。詳しい消化機能の検査をしてみる必要がありますね」、あるいは「消化不良を起こしているのかもしれません。もし１週間たっても体重が増えないようなら、食事の量を減らしましょう」といった、もう一歩進んだ対応もします［２章『カルチャーショック』（67頁）参照］。（実は、消化機能の問題で体重が増えないのではなく、摂食障害的な回避行動によるものに違いないと考えているのですが）。こういった対応の後に、不思議に（？）体重が増え始めたりすることが少なくないのです。

6）ペナルティの与え方

習癖となった問題行動を修正するために、ペナルティを用いることが必要だと思われることが少なくありません。しかし、どのようなペナルティを与えるかについて、よく考える必要があります。悪いことをしたのだからとにかく罰を与えればいいのだと単純に考えて機械的に与えますと、患者さんはただ嫌な

思いをさせられたとしか感じないかもしれません。

　そういう意味で筆者は、できるならば、行われた違反と関連を持ち、科されることで患者さんの問題点(弱い部分)の改善が期待できるようなものを、ペナルティの内容とするようにしようと考えます。例えば、他の患者さんと相互依存的な関係となり一緒に問題行動を起こした時など、部屋替えを行ったり自室内制限とすることで、相手の患者さんとの接触を制限したりします。一緒にいて心地よかった依存対象から引き離され、患者さんは残念だと思うでしょう。しかし、相手と離れ不適切な依存ができないところで、病棟生活を送り、新たな人間関係にも取り組んでもらったりすることは、今後より適応的な人生を送ってもらうためにも、必要なことだと思うのです。全量摂取という約束でありながら、出された食事を残したり、捨てたり、吐いたりしていた患者さんに対して食事量を減らすというのも、多くの場合患者さんはそれをとても嫌がりますので、ペナルティと言えばペナルティかもしれません。しかし、食行動を改善するためには合理的なとてもいい方法なのです。違反行為について面接で取り扱い続け、それに向き合い続けてもらうということも、ペナルティのためにやっているわけではなく、是非必要なことだと思っているのですが、ペナルティとしての効果もあると思われます。

認知・行動の変容のための働きかけ

摂食障害治療における「認知の修正」と「行動変容」の関係
1) 摂食障害患者さんにおける認知・行動の歪みの大きさ

　一般の「認知行動療法」あるいは「認知療法」においては、患者さんの認知を修正させることで行動の変容が導かれるとしています。しかし、誤った認知への働きかけだけで患者さんが納得して認知が修正され行動が変化することが期待できるのは、摂食障害においては相当軽症の患者さんです。入院が必要なくらいの患者さんでは、認知も行動もその歪みは非常に大きく強固で、患者さんがその歪みに気づくことすら容易ではなく、例えある程度気づいたとしても、それだけで行動の変容が得られることは不可能に近いと考えます。

　また、「認知行動療法」においては、患者さんの治療動機を重要に考え、患者さんが治療動機を得られるような働きかけをします。しかし、摂食障害の場合、「摂食障害という生き方」があまりに強力であるため、治療に対する抵抗

は非常に強く、十分な治療動機を得ることはとても難しいのです。さらに、一旦治療動機が得られたように見えても、いざ治療が始まれば、治療を回避しようとするすさまじい力が働きます（3章【入院当日】参照）。

　このように、摂食障害患者さんにおいては、認知のゆがみや治療動機の乏しさといった、認知行動療法のターゲットとされる問題が大きいのですが、あまりにそれが大き過ぎて、通常の認知行動療法のレベルでは、それらを実質的には変えられないという問題があります。

2）行動コントロールにより認知へのアプローチが可能となる

　摂食障害においては、歪んだ認知は病的な行動によって支えられており、病的な行動をそのままにしておいては、歪んだ認知を修正させることは非常に難しいのです。そこで『行動制限を用いた認知行動療法』では、まず患者さんを『行動制限』という治療枠に入れ、病的な行動がしにくい状況を作ります。『行動制限』という治療枠と、それからの逸脱に対する積極的な介入による『回避の遮断』により、患者さんの不適切な行動をコントロールします。それはまだ、主として外的にコントロールされたことによる変化であり、患者さん自身の自発的変化とは言えません。しかし、この行動の変化に伴い、患者さんの心理状態は以前より安定し、摂食障害的な考え方も少なくとも意識的には減少しています。そういう心理状態の中で、病的な認知を取り扱うことが以前よりは可能となるのです（図6参照）。しかし、内面的には病的な考え方（認知）は依然として強固であり、それが患者さんの行動や考え方の中に残存し、入院生活の中でしばしば問題行動として現れます。治療者は問題行動（不適切な認知と深く関連しています）をとらえて指摘し、それについて患者さんに質問し続け、その意味を明らかにし、患者さんに対応を迫ります〔3章『第Ⅱ期：変化への抵抗期』（120頁）参照〕。このような作業を繰り返していく中で、行動や認知の修正は当初は治療者の指摘・論駁によるどちらかと言えば受け身的な修正から、次第に自らの気付きに基づくものとなっていきます〔3章『第Ⅲ期：認知・態度の変容期』（129頁）参照〕。自分自身について、これまでの生き方について、摂食障害という病気について、周囲との関係について、将来についてなど、自分なりに自発的に考える芽生えが生じてくるのです。

3）認知の虚偽性への対応

　治療初期の患者さんでも、気付きめいたことを口走り、「自分はもう変わった」と断言することがよくあります。例えば、「もうやせていたいとは思いません。だから入院してなくても病気を治すことができるので、退院します」と

いうようなことを、患者さんはよく言います。このように患者さんが気付きらしいことや自分が変化したというようなことを口にするのを聞いた時、治療者がほっとして嬉しい気持ちになるのは、ある意味で自然な感情だとも言えます。それまでどうあっても自分の考えに固執していた患者さんが、自分の考えを引っ込めて、こちらの考えに歩み寄ってきてくれたように見えるのですから。こちらも患者さんの「いい変化（？）」に応えてあげないといけないと、思うかもしれません。

　しかしながら、摂食障害の固い信念がそう簡単に変わるわけはないのです。患者さんは、表情よく、いかにももっともらしく言います。しかし、彼女達のそういった言葉には、何の根拠もないのです。摂食障害患者さんの内面において重要なのは摂食障害的な信念だけであり、それ以外の考えや言葉は殆どその信念を守るためだけの役目しかないといっても過言ではありません。彼女達の考えや言葉においては、それが客観的に正しいことであるかどうかは問題ではないのであり、それが自分にとって有利である（＝嫌なことから回避できる）と感じると、患者さんは（嘘を言っているという意識はなく）そう言ってしまうのです。その場合、周囲が何を正しいと思っているか、何を評価しているかということが、とても大きな意味を持ちます。例えば、入院して行動制限の枠組みに入れば、体重が増えることがいいことであるというその場の価値観があり、体重が増えなければどうにもならないという現実があります。患者さんはその価値観や現実に、本当は同意しているわけではないのですが（本心としては嫌でたまらないのです）、表面だけ合わせて生き延びようとするのです。周囲（環境）の色によって体の色が変わってしまう動物にとても似ています。

　患者さんが報告する「いい変化」を、治療者は根拠もなしに真に受けてはいけません。もし「いい変化」があったと言うのなら、それを裏付けるような行動をとってもらうようにします。そのような行動をとってもらい実績を積んでもらうことで、はじめはなかった（幻想に過ぎなかった）根拠を、現実のものとしてもらうと言ってもいいのではないかと思います。「もうやせていたいとは思いません」と主張する場合など、「もしそうであるなら、入院中に（体重を増やすことで）それを見せてください」と返します。患者さんは、「もうやせていたいと思わないのだから、その必要はない」と、受け入れようとしないでしょうが、ここが重要なところです。ここで治療者は踏ん張って、患者さんにこれまでとは違う体験をしてもらう必要があるのです。そのまま退院を許可してしまえば、退院後に体重が増えないのはほぼ確実であり、むしろ減らすようにな

ることが多いのです。これまでは、何の根拠もなく自分の意思を通し、その結果何も実現できず(結果的に)嘘をつくことを繰り返していたのです(『有言不実行』)。そのようなことを今後も延々と繰り返さないためには、ここで自分の言ったことに責任をとってもらうことが必要なのです。

　AN 患者さんにとって体重を増やすことは非常に困難なことであり、入院していても簡単なことではなく、退院したらさらに困難になります。「もうやせていたいとは思いません。体重を増やして元気になりたい」と言うのなら、これまでの患者さんの実績からして不可能と思われる方法でやるのではなく、実現可能と思われる方法でやるべきです。本当に病気を治したいと思うのなら、そうするのが当然です。どうしてもそれができないと言うのであるなら、そもそも「病気を治したい、体重を増やしたいと思っている」ということの方が、本当とは思えなくなります。「入院を続けて、その中で体重をちゃんと増やすことで、自分の言葉を少しなりとも証明してください」と、患者さんに迫ります。そんなふうにして、はじめは回避的な思いから(無責任に)口走った患者さんの言葉をとらえて、その言葉の責任を取ってもらうことを迫ります。そして、自分の言葉に責任を取る行動を地道に続けていくことにより、患者さんは言葉と行動が一致するまっとうな生き方(『有言実行』)を、少しずつ自分のものにしていくことができるのです。

　「もうやせていたいと思わない」という考えは、通常の認知行動療法などにおいては、よいと評価される認知なのかもしれません。しかし、こころからのものではなくて、本心はその逆だったりすることもあります。それよりも、「自分は本当はまだ太りたくないのだ」と認識している方が、真実味があります。そして、その気持ちに向き合いながら、食べて体重を増やしていくという努めを果たしていくことに意義があり、人間の成長の可能性もあるのだと思います。そこには患者さんがこれまで回避してきた「生きていくことの悲しさ」があり、それから逃げないで生きていくすべを学ぶことができる大切な時間があると思うのです。

　摂食障害の治療の一つの大きな要素として、患者さんの虚偽性とどう付き合うかということがあります。患者さんの虚偽性と治療者の虚偽性が妥協しあっているような治療を見ることも少なくありません。しかし、患者さんの虚偽性をとらえてそれから真実の生き方を導いていくことが、摂食障害の治療の本質であるように筆者は考えています。そのために、患者さんが無責任に話すその場しのぎの言葉をとらえ、それが本当のことであればこうするべきであるとい

うような行動をするように仕向け、それを続けてもらうような対応をよく行っています。それが真実を創出するとても有効な方法だと考えているのです。

4）行動コントロールが緩められていくことにより、変化が次第に主体的なものとなる

　入院治療後半では、治療者による行動コントロールが緩められていきますが、それまでなされた行動変容、認知の変化も、それにより試され、揺すぶられ、修正されることによって、少しずつ確かなものになっていきます。退院後は、治療者による行動コントロールはなく、面接も患者さん自身の申告を材料としたものとなるので、ここに到ってはじめて、「通常の認知行動療法」―認知を扱うことにより行動の変容が得られる―が始まると言えるのかもしれません。『行動制限を用いた認知行動療法』において、入院治療の役割の一つとして、外来においてそのような治療（普通に近い『認知行動療法』）ができるようになるための準備ということもあると考えています。

食事・体重に関する認知・行動

1）食事時間が長い

　食べることに逡巡し、食事時間が長くなり、いつまでも食べ終わらないということがよくあります。これは食べること（＝体重が増えること）からの回避であり、時間をかければ食べられるようになるかと言えば、逆にいつまでも食べられないことになってしまうことが多いのです。そこで、食事時間は30分以内と限定し、時間内に食べられなければまだ食べる実力がないとして、食事量の減量や、鼻注の必要性を検討します。時間内に食べるようにしなければ病気はよくならないのだから、そのようにするしかないのですよというスタンスです［本章『全量摂取』（202頁）参照］。

　「時間がかかっても食べられればいいではないですか！」と主張する患者さんも少なくありません。そのような場合、「学校や職場などの実生活の中で、30分も昼ご飯にかける人はいません。一人だけそんなに長くかかっていては、人間関係も仕事もうまくやっていけないのではないですか」と、現実場面を思い起こさせるような対応をします。

　「早く食べると太る」、「自分は元々早く食べられない」、「遅く食べると他の患者に勝ったと思う」、「早く食べると他の患者から嫌われる」などとおかしな理屈付けをして、なかなか改めない患者さんもいます。まずは患者さんにその言葉はどういうこと（意味）なのか一応は聞きます。しかし、「誤った認知」を

修正しようとして、患者さんと終りのない議論を重ねるなど、あまり深入りしなくてもいいのではないかと思います。「食べることは勝ち負けではありません」、「早く食べたら、本当に他の患者さんに嫌われたりしますか？」、「そんなことを考えなくていいように、早くなれるといいですね」と、明らかにおかしいことに対してはおかしいと思っていることを、あっさりと言っておけばいいのではないかと思います。要は、時間内に食べなければ仕方がないという枠組みを作り、そのことを受け入れてもらうことで時間内に食べられるようになり、そうなったとしても何も悪いことは起きないことを、体験してもらうのです。

2) 好き嫌い、偏食

「これを食べると胃がむかつく」、「アレルギー症状がでる」、「小さい時から食べられない」など、食べることができないのは自分の努力を超えたことで、仕方ないことなのだという主張をよく耳にします。

基本的態度として、例外を許さず食べてもらいます。消化器症状（例えば、腹部膨満感）には中立的（淡々と対応し、過度な関心を示さない）に対応し、「普通に食べられるようになれば、症状は自然となくなります」などと返します。症状があるので食べられないというのではなく、食べることによって症状を軽くしていこうと、前向きに対処するように促します。

患者さんが「アレルギーがある」と言っても、話をよく聞いてみますと、医学的に見てそうではないことがわかることが多いのです。それでも患者さんが納得しない場合などは、「本当にアレルギー反応が出るか血液検査をしてみましょう」というふうに対応し、検査で異常がなければ、しっかり食べさせます。

摂食障害になる前から食べられなかったという主張に対しては、「以前から食べることについて、問題があったのですね」、「そのような極端な偏食があったことと、摂食障害になったことと無関係ではないかもしれませんね」などと、そのこと自体が問題であり、食べられるようになることが必要であるというふうに話を持っていきます。そして、「これまで食べられなかったものを食べることができれば、食べることにも他のことにも自信がつくでしょう」と、前向きな態度を促します。

3) 肥満恐怖

「ご飯や油物を食べると太る」、「太りやすい体質だ。水を飲んでも太る」、「食べたら吐かないと（下剤を使わないと）太る」など。

そのような迷信的思考の元になっていると思われる経験について、医学的見地から説明することもあります。例えば、「水を飲んでも太る」に対して、「そ

んなことはあり得ない」といきなり否定するのではなく、「拒食や嘔吐などで脱水状態になっていたのではありませんか？」と聞きます。そして、「脱水状態というのは身体にとってとても危険な状態だから、体はそれを脱するために調節作用を働かせ、おしっこが出にくくなります」、「ですからそういう時は、飲んだ水が全部身体に溜って体重は増加しますが、それは肉がついたわけではなく、本当の体重ではないのですよ」。患者さんは、結構真剣に聞いています。何しろ、彼女にとって最も重要なことなのですから。「そういう状態は、あなた自身が異常な行為によって作り出したものです。正常な生活を続けていたらそういう特殊な状態はなくなり、おしっこになって出ていきますから、水を飲んでも太るということはなくなりますよ」と、患者さん自体が作っていた異常な状態をなくすことが、解決策であることを示します。

このようないわゆる「心理教育的対応」にも、それなりの効果はあるかもしれません。そういう対応で、肥満恐怖のある部分は軽減するかもしれません。しかし、肥満恐怖は単に知識だけの問題ではないので、正しい医学的知識を聞いたからといって、すべて解消するものではありません。やはり、行動療法的な対応の役割が大きいのです。出された食事は必ず全量摂取してもらい、嘔吐、下剤の使用、過活動などの回避行動を行わせないようにします。その上で、食事量と体重の変化を自己観察させます。それによって、三度の食事をしっかりとっても体重は思ったほど変化せず、ましてや1000〜1200 kcalでは減ることもあることを体験してもらいます。「どんな恐怖も、逃げれば逃げるほど強くなる。逆に、逃げないことを続けることで、恐怖は減っていく」と、『回避→恐怖の増大』のメカニズムを教えます。肥満恐怖から逃げるのではなく、立ち向かっていくことで肥満恐怖を減らしていくように励まします。

対人関係の問題

適切な対人関係を築くことが困難であるのは、摂食障害患者さん一般に共通する問題です。入院生活においても、病棟という小さな社会の中で、不適切な対人関係パターンが再現され、不適応やトラブルが生じます。その例としては、①交流の乏しさ：孤立、表面的な付き合いのみで友人が作れない、②主体性のなさを示すもの：相手に過度に気を遣って疲れる、付和雷同的な行動、他患者の違反行為への協力、③操作性を示すもの：他患者やスタッフを自分の味方とすることで、快適な環境を作ろうとする。グループを作り、いじめ・仲間はずれ的な行為を行う、④自己中心的な行動、他患者への過干渉、などがあります。

ある程度病棟の生活に慣れた後に、こういった問題は表面化してくることが多いのですが、機会を逃さず指摘し、面接などで修正させるための援助をしていきます。患者さんは、これまでずっとやってきたことについて、そんなふうに問題にされることを、最初は理解できないことも少なくありません。「なぜそんなふうに言われなければならないのか、意味がわからない」という反応です。しかし、「これまでも同じようなことがあったのではないですか？」と聞いてみますと、「あった」と答えてくれることが多いのです。「そんなふうになって、困ることもあったのではないですか？」。それを皮切りに話が進んでいきます。

治療結果・予後について

当科で『行動制限を用いた認知行動療法』を施行した AN 女性患者さんの予後調査の結果を、ワンポイントメモ 11 に示しました。

ワンポイントメモ⑪ 『行動制限を用いた認知行動療法』の治療結果・予後に関する研究

1997 年から 2002 年までの間に、当科で『行動制限を用いた認知行動療法』を施行した AN 女性患者さん 88 名のうち、予後調査に同意された 67（76.1％）名の治療結果・予後に関する主に面接による調査を行いました[9]。入院時の年齢は 21.2 ± 6.9 年、罹病期間は 25.9 ± 38.6 カ月で、病型は制限型 46.0％、むちゃ食い／排出型 54.0％でした。

退院後平均 6.3 ± 1.8 年に行った予後調査では、Global Clinical Score(GCS)[10] にて、優秀 57.1％、非常に改善 14.3％、症状あり 14.3％、不良 14.3％でした。BMI（体重）は、入院時 13.5 ± 2.0 kg/m^2（32.9 ± 5.9 kg）、退院時 17.3 ± 2.0 kg/m^2（42.1 ± 5.5 kg）、フォローアップ時 18.3 ± 2.2 kg/m^2（44.8 ± 5.8 kg）でした。死亡は 4 例で、死因は 3 例はやせに関連し、1 例はガンによるものでした。よりよい予後を予測する因子として、「退院時の BMI がより大きい」ことと、「入院時の年齢がより若い」ことが同定されました。なお、平均在院日数は、157.8 ± 95.0 日でした。

この予後調査の対象となった患者さんは、これまでに行われた（多くは欧米における）AN の予後調査の中でも、最も低い BMI のグループであったにもかかわらず、予後は平均以上であり、死亡率はより低かったのです。この研究の結果により、やせの著しい AN 重症患者に対して本治療が有効であること、また、なるべく早期に、十分な入院治療を施行するという当科の治療方針が、この治療の有効性を高めていることがわかりました。

文献

1) 松木邦裕．『自発入院―閉鎖病棟セッティング』での入院治療―治療目標と治療環境．In: 摂食障害の治療技法　対象関係論からのアプローチ．東京: 金剛出版; 1997. p.182-93.
2) Fairburn CG(切池信夫，監訳)．摂食障害の認知行動療法．東京: 医学書院; 2010.
3) 野添新一．神経性食欲不振症の行動療法についての研究．医学研究. 1980; 50: 129-80.
4) 深町　建．摂食異常症の治療．東京: 金剛出版; 1987.
5) 厚生省特定疾患神経性食欲不振症研究班．神経性食欲不振症への対応のために．治療(研究)用マニュアル．厚生省特定疾患神経性食欲不振症研究班平成3年度研究報告書別冊．1992.
6) 青木宏之．摂食障害の認知行動療法．精神科治療学. 1988; 3: 485-95.
7) 水島広子．対人関係療法マスターブック―効果的な治療法の本質．東京: 金剛出版; 2009.
8) 野崎剛弘, 瀧井正人, 占部宏美, 他．外来治療のみで発症以前の体重まで回復できた神経性食欲不振症患者の臨床的心理的特徴．心身医学. 2004; 44: 121-31.
9) Amemiya N, Takii M, Hata T, et al. The outcome of Japanese anorexia nervosa patients treated with an inpatient therapy in an internal medicine unit. Eat Weight Disord. 2012; 17: e1-8.
10) Garfinkel PE, Moldofsky H, Garner DM. The Outcome of Anorexia nervosa: Significance of Clinical Features, Body Image, and Behavior Modification. In: Vigersky RA, editor. Anorexia Nervosa. New York: Raven Press; 1977. p.315-29.

終章

『行動制限を用いた認知行動療法』の本質と筆者の治療者としての軌跡についての考察

　序章では、摂食障害という病気を理解し取り組んでいく上で、前もって知っておいていただきたい、いくつかの考え方やキーワードについて、述べました。

　2、3章では、筆者の摂食障害治療の歴史を、症例とその詳しい治療経過を通して、紹介しました。摂食障害患者さんに関わった25年間を大きく3期に分けたのですが、1期目の経験を2章に、2期目の経験を3章に記しています。3期目については紙面の関係で、詳しい症例の治療経過は省略させていただきました。この時期の具体的な治療経験については、いずれ機会を見てご紹介できればと思っています。

　4章は、摂食障害治療者のあり方についての考察です。これも筆者の治療者としての歴史の中で生み出されてきたものです。

　5章は『中核的摂食障害』の成因について、これまで考えてきたことを述べました。摂食障害がこころの病気であることは間違いありませんが、こころにもいろいろな側面があり、治療者の治療経験とともに、それまではあまり見えなかったものが見えてきて、より多くの(こころの)成因を視野に入れることで、摂食障害を見る目も拡がったように思われます。

　6章では、九州大学心療内科で行ってきた神経性無食欲症(AN)の入院治療『行動制限を用いた認知行動療法』について、詳しく説明しました。重症ANの治療はとても困難ですが、九州大学心療内科という比較的恵まれた環境の中で、その治療の可能性を発展させ、自分ではまずまず満足のいく治療ができるようになったと考えています。しかし、診療の実践に力を入れる一方、この治療の本質は何なのか、どうやって何を変えようとしているのか、さらには果してこれが認知行動療法と言っていいものなのかということなどについて、これまでは十分に考察・言語化できていませんでした。この章ではそういう課題に取り組みました。

　本章(終章)は、6章に引き続き『行動制限を用いた認知行動療法』の本質や、それを発展させてきた筆者の軌跡・変化を、可能な限り明確にすることによっ

て、本書のまとめとしたいと思います。

『行動制限を用いた認知行動療法』は認知行動療法と言えるのか？ —行動的アプローチの重視—

　前章で紹介しましたように、『行動制限を用いた認知行動療法』は、厚生省AN研究班の平成3年度治療(研究)用マニュアルの流れを汲んでいます。このマニュアルは認知行動療法を中心にまとめられていますし、筆者らが行ってきたANの入院治療も、患者さんの心理面、行動面を全人的にとらえ、行動的技法と認知的技法を用いるなど、大きくみれば認知行動療法になるのではないかと考えて、『行動制限を用いた認知行動療法』と命名しました。

　しかし、この入院治療は、病態理解や治療法において、通常の認知行動療法とは異なった部分があるように思われ、認知行動療法と呼ぶことにずっと違和感を抱いてきました。この章ではそのあたりのところも含めて考察し、この治療や筆者のやろうとしてきたことをより明確にできたらと考えています。

　通常の認知行動療法では、「患者の思考や態度、価値観、信念といった認知的反応が問題の発生と維持、そして、その改善に意味を持つ」[1]というように、認知の歪みが行動異常を生み、従って、認知の歪みを修正することによって行動異常が改善するというのが、基本的な考え方となっています。勿論、認知行動療法をこのように限定するのは単純な見方であり、認知行動療法の中にもいろいろなバリエーションがあり[2]、それらを全部含んだものが認知行動療法なのではないかと思われます。しかし、そうは言っても認知行動療法の基本は、「認知→行動」ではないでしょうか。

　そこで、摂食障害においても、患者さんの不適切な行動を修正するために、その偏った認知(考え方)について、心理教育やカウンセリングなどでその誤りを修正しようとすることがしばしば行われています。しかしながら、治療者がいくら努力しても、患者さんの認知はあまり変わらず(一見変わったような反応があっても、表面的に治療者に合わせているだけであることも少なくありません)、行動も変わらないということが、筆者自身の経験でも、他の治療者の治療を見ていても、非常に多かったのです。特に、重症のAN患者さんの場合、認知を扱うことで行動を変えようとすることは、労多くして得られるものは少ないというのが現実です。認知行動療法が有効であると評価されているうつ病や(軽症の)神経性大食症(BN)[3]の患者さんの場合とは、異なっているの

ではないかと思われるのです。

　なぜ重症のAN患者さんにおいて、認知（行動）的アプローチがあまり奏功しないのかということについて、考えてみたいと思います。まず普通に考えられているANの成因に対して筆者が抱いている疑問について述べたいと思います。AN発症についての認知と行動の関係について普通思われているのは、「やせていなければならない」などの摂食障害的な認知がまずあって、そのために食べないなどのやせるための行動が生じ、それがこうじてANという病気が完成するという、因果関係ではないでしょうか（認知→行動→病気）。そのような因果関係が事実であるとすれば、摂食障害的な誤った認知を修正すれば行動も改善して、病気も軽快すると考えるのは自然でしょう。しかし、AN患者さんから詳しく話を聞いてみますと、そのような因果関係が認められないように思われることが多いのです。つまり、やせるための行動を始める前から「やせていなければならない」とはっきり考えていた人は意外と少なく、むしろ、初めは軽い気持ちでダイエットを始めたのが、やっているうちに引き込まれ止まらなくなり、やせていくに従って太るのが非常に怖くなり、「やせていなければならない」という考えが強くなっていったと言う人が多いのです。また、体調が悪くてあまり食べられなかったところ何kgか体重が減って、簡単にやせられるんだと思ってダイエットを始めたところ…というような人もいます。最初のやせ願望の強さではなく、その人がなぜのめり込んでいってしまわなければならなかったのかというところに、摂食障害発症の鍵があると考えています〔そのあたりの心理については、5章『禁欲・自虐的な行動』（173頁）参照〕。むしろ、初めから「やせていなければならない」というはっきりとした意識を持ってダイエットを始めた人は、やせ礼賛の社会風潮や周囲の要求（アスリートや糖尿病などにおいて見られます）などの外的な刺激に影響されて発症した、『軽症摂食障害』であることが多いように思われます。

　つまり、「やせていなければならない」と思ったからANになったのではなく、ANになっていく過程で「やせていなければならない」という考え（認知）や「太るのが怖い」という不安な感情が、形成され増大していくことが多いのです（行動→認知）。しかし、一旦ANが完成してしまえば、摂食障害的な認知や感情が非常に強くなっていますので、それが原因で拒食などが生じANになったのだろうと、周囲の人達は間違って理由づけるのではないかと思うのです。

図7 神経性無食欲症発症の過程

苦痛(不安・不快)に満ちた現実 → 不安や不快からの回避行動(ダイエット行動) → 摂食障害的な認知・感情

図8 神経性無食欲症における回避行動と認知・感情の関係

摂食障害的な回避行動 ⇄ 歪んだ認知・行動

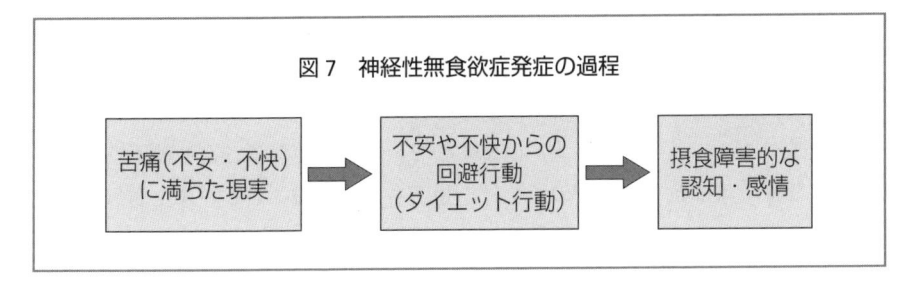

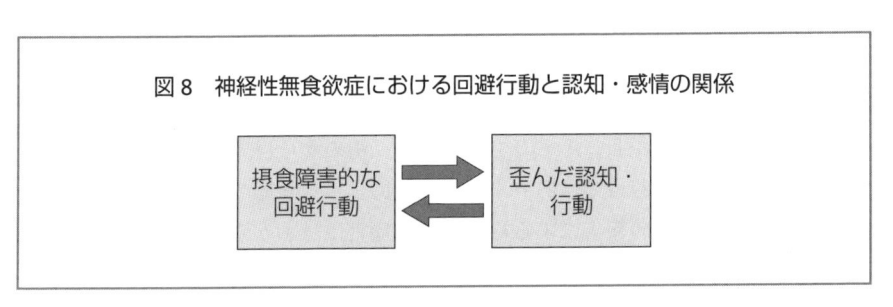

図7に、認知と行動の関係に焦点を当てて考えてみたAN発症の過程について示しました。AN患者さんの摂食障害的な認知・感情は、単なる考え違いや社会の風潮が主な原因となって生じるものではないように思われます(それが主な原因である場合、それはANの精神病理としてはむしろ軽症例であると言えます)。そういう原因であれば、その考えの誤りや不合理性を丁寧に説明する(心理教育的対応)ことなどで、比較的容易に修正することができると思われますが、実際は簡単ではないのです。摂食障害的な極端な認知や感情を彼女達が持つに到ったのには、そこから回避せざるをえないような苦痛に満ちた(内的・外的な)現実があり、その現実に対処できる力を持たなかったという大きな理由があったからなのです〔5章『やせることですべてが得られるという錯覚:その形成と防衛』(169頁)参照〕。回避せざるをえなかった現実に対処することができないままであれば、「その考えは間違っていますよ」と言われても、そう簡単にはやめるわけにはいかないのです。

図8に、ANにおける認知・感情と行動の関係について示します。認知と行動は、素朴な認知行動療法で言われているような、「認知→行動」の一方向の関係ではなく、相互作用によってお互いを強化しています。ANにおける「摂食障害的な回避行動」と「認知・感情」はお互いを強化しているので非常に歪んだ強固なものとなっており、しかも患者さんはそれらを「正当」である

と思いこんでいますので、修正はとても難しいのです。歪みが正しいという信念は、マインドコントロールされた偏執的な宗教におけるものと、共通するところが大きいように思われます。そして、摂食障害という病気は患者さんにある意味でこころの平安を与えていますので、現状が変わることへの不安、病気ではなくなることへの不安のために、患者さんは治療に対し、また病気が治ることに対し、とても大きな抵抗を示します。

　また、認知行動療法においては、一般的に患者さんの自主性ということを重視します。例えば、セルフコントロールとかセルフモニタリングなどは、病気を治したいというある程度以上の気持ちを、患者さんが継続的に持っている必要があります。しかし、ANの患者さんは、初めから自発的な治療への意思を十分に持っているわけではありません。このような状態で、認知という目に見えない、患者さんの報告によらなければ治療者にはわからないものを中心に据えて医療を行うことは、とても難しいと思うのです。本人が正直に話そうとしてくれなければ、嘘の交じったいい加減な話につきあわされただけということにも、なりかねません［4章『摂食障害の治療は何によって成り立つか』（153頁）参照］。

　その点、行動面や身体面の所見はもっと目に見えやすいものですから、本人の治したいという気持ちがまだ不安定で自発性も十分期待できない時でも、患者さんとの間で契約（約束）を結び、それを守ってもらうということができます。患者さんはしばしば約束を破って回避行動をしようとしますが、そこで『回避の遮断』（約束違反を許さない）が重要となるのです。回避行動を徹底的にコントロールすることによって、回避行動と強い相互作用によって強化しあっている認知の歪みも、軽減させることができます。例えば、食事の適切な摂取をしても（残したり吐いたりといった回避行動をしない）、思っていたようには体重は増えないなど、患者さんにとって何も悪いことが起きなかったとします。その時に、患者さんは「ちょっとでも食べたら体重が際限なく増える」という誤った認知に対し、そうではなかったという体験をし、誤った認知を軽減できるのです。これは自分の体を通して実際に経験する事実ですから、ただ知識として聞いたことよりは勿論、「百聞は一見にしかず」以上の大きなインパクトがあります。このように、適切な行動をすることによって、それまでの歪んだ認知とは全く違った結果が（特に、自分の体において）生じることを重ねていく

ことで、摂食障害的な認知を、全般的に軽減させていくことができるのです。つまり、(認知が行動をではなく)行動が認知を変容させるのです。こういう効果は、すべての回避行動を遮断しておくということが前提になっています。と言いますのは、例えば、食事を全量摂取させていたとしても、過活動や嘔吐を許していたら、そのために体重が増えなかったのだろうと患者さんは思うからです。そうなると「ちゃんと食べても体重はそんなにむやみに増えるものではない」という経験はできず、認知も修正できないのです。

『行動制限を用いた認知行動療法』や治療者との関わりによる、こころの成長

　このように、『行動制限を用いた認知行動療法』では、患者さんの歪んだ認知を修正することによって摂食障害的な行動を改善させよう(認知的手法)とはあまり考えておらず、むしろ、回避的行動をさせないことによって、結果的に摂食障害的認知が修正されていく(行動的手法)ことの方を期待しています。このようにして、行動的手法は、認知的手法よりも能率的で効果的に摂食障害的認知を修正することができます。そして、多くの患者さんにおいて、少なくとも入院しているという状況の元では、行動も認知も比較的健全なものとなっていきます。このようにして、摂食障害の影響(≒マインドコントロール)がそれまでよりは小さくなった中で、患者さんは入院生活を送り、通常に近い人間関係を経験したり、自らのこれまでの生き方を振り返ったりします。そのようにして、それまでは摂食障害的孤立の中にいて経験できなかった経験をし、吸収できなかったものを吸収し、大切なことに気付いたりもします。

　しかしながら、行動や認知のそのような健全化も、『行動制限を用いた認知行動療法』の枠組みの中でこそ生じているという側面が大きく、十分に自発的で持続的なものだとはまだ言えないのです。従って、潜在的に残存している問題が、患者さんの言動となって現れたり、病棟の中での問題行動に発展することが少なくありません。治療者はそれを指摘し、修正を促します。このようにして、患者さんは精神的にも成長を遂げていきますが、成長が順調に進んだ場合、それまでの患者さんなら回避せざるを得なかった現実が少しずつ受け入れられ、対処できるものとなっていきます〔ワンポイントメモ2『快感原則と現実原則』(23頁)参照〕。また周囲の人からサポートを受けることができるようになる(医師や看護師や他の患者さんとの関係を通して学びます)ことからも、

患者さんと現実との関係は変わったものとなっていきます。

　しかしながら、摂食障害の病理がより深い患者さんの場合、本人としては自分の行動や認知は十分に改善していると思っているのですが、客観的には消し難く残っているということが少なくありません［3章『第Ⅱ期：変化への抵抗期』(120頁)参照］。本人はもう問題は解消したと思いこんでいるので、まだ残っていると指摘されることに対して、大きな抵抗を示します。精神病理が深い患者さんほど、自分の問題は解決したと強く主張する傾向があります。こういう場合、頑固に残存した部分に対してまで修正させようとはしないのが普通かもしれません。しかし、そのような部分にこそ、摂食障害の病理が濃厚に潜んでおり、その部分が見えてきた時は治療の絶好のチャンスと考え、筆者はそれを指摘し修正を求めるのです。それは患者さんにとって(摂食障害の)本丸に攻め込まれるようなものであり、必死の抵抗があり、治療者と患者さんの大きなぶつかり合いとなります。頑固に残っている部分は、生半可な対応ではびくともしないくらいの、固い頑固な鎧に包まれているのです。しかし、そうやってぶつかり合った後に、患者さんが一皮むけた、一段進んだ状態になることが多いことを、筆者は経験しています。このようなことが起こるのは、固い病的な鎧に包まれてはいますが、その鎧の下に「本当はもっとまともな生き方をしたい」という願いがあるからではないでしょうか。そこから抜け出せる時を待っている自分もいるのではないかと思うのです。

　「ぶつかり合い」と言うと、あまり治療的ではないように思われるかもしれません。しかし、摂食障害が「生き方」だとすれば、人間が自分なりの「生き方」を築いていくためには、人間同士の様々な交流がその基礎をなしており、ぶつかり合いもその一つだと思うのです。ぶつかり合いを通して、人と人が出会うということもあるのですが、そういうものが今の時代少なくなっているのではないでしょうか。勿論、ぶつかり合いが治療的であるためには、それが良質なコミュニケーションになっている必要があります。患者さんと本音で語ることができ、本音でぶつかり合えることは、摂食障害治療者の持つべき大切な資質だと思われます。

　筆者は、摂食障害は一つの「生き方」であり、対応困難な現実からの回避によって生じるものだと考えています。ですから、患者さんが自らの回避という生き方に気付き、回避しない生き方ができるように入院中に練習し、退院後も

回避的な生き方をしないと覚悟して実行し続けることが治癒への道であると思われ、治療はその苦難の道への援助だと思うのです。治療に前向きに取り組むことを求め回避を許さない治療者は、(特に重症の)患者さんにとって、自分を理解してくれない冷酷な存在として、はじめは怖れ忌み嫌う対象となりがちです。しかし、この人から離れれば、自分が病気を治すことはできなくなるだろうとも、患者さんは感じているようなのです。それはおそらく、治療者の説明や態度の中に、否定したくても否定できない部分があり、それから逃れることはできないとどこかで感じているからだと思われます。当初はそのような関係から始まり、その治療関係の中で、しばしばぶつかり合いともなるいろいろなやりとりが生じ、それを通して患者さんの治療者像も変化していきます。100％近く否定的だった治療者のイメージも徐々に変化し、信頼感も少しずつ生じてきます。そして、治療者像の変化に伴うように、患者さんの世界観、人生観にも変化が見られるようになります。それまでは患者さんから拒否されていた現実・世界が、少しずつ受け入れられていきます。摂食障害という非現実にばかりに目を向けて、背を向けていた人生にも、患者さんは少しずつ向き合うようになっていきます（3章【第211病日】参照）。

　治療者とのやりとりを通して患者さんの中にでき上がっていった治療者像が、やがて患者さんを支えるようになります。その像が人格を持って患者さんの中で働き、「先生ならどう思うか」「先生ならどうするか」と考えることで、ともすれば回避的に流れやすい患者さんの歯止めになったりします。筆者は、摂食障害を「回避」としてとらえていますので、患者さんの回避的行動・認知に敏感で、それを許さないところがあります。そのような主治医の要素をとりいれて、患者さんは自らの考え方や態度や行動の中に「回避」「逃げ」を見て、「逃げていた」、「逃げてはいけない」が口癖のようになったりします。「逃げない」ということは、自分や現実にしっかりと向き合い、するべきことをするということです。それは人間としての成長を導きます。ですから、外来治療を含めてなるべく長く「逃げない」状態を患者さんに続けてもらうことが、治療者の重要な役割であると考えています〔3章『退院後の経過』（145頁）参照〕。

封印とその解除 ―筆者の中での変化―

　以上のような治療の仕方は、一人一人の患者さんの治療に取り組み、よりよ

い治療成果をあげようと努める中で、発展していったものです。これを認知行動療法と呼んでいいのかどうなのか、筆者自身よくわからないところがありますが、このようなやり方により、ANという治療困難な病気に対して、まずまず手ごたえのある対応ができるようになり、大体満足できる治療成果もあがるようになってきました。

　しかし、そのようになった頃から、筆者の治療の仕方には、また変化が生じていったような気がします。それまで筆者の治療は、患者さんにも「厳しい」と言われていましたが、他の先生方にも、「厳しくて、あんなふうにはとてもできない」という評価をされていたようです。むしろ、患者さんの場合は実際の接触が多かったので、厳しい治療の中でも筆者の思いが伝わる機会もあり、また実際に病気が改善していくことや、患者さんの努力に対する治療者のねぎらいなどで、厳しいだけではないということがわかってもらえることが多かったと思います。しかし、その当時に九大心療内科に在籍していた先生達には、そのような筆者のイメージが、まだ残っているのではないかと思います。

　その当時の筆者の治療は、重症のAN患者さんという非常に治療困難な相手に対して、満足のいく治療成果をあげられることを優先するあまり、自分の中の自然な部分を少なからず封印していたという面も少なからずあったのではないかと思います。自分の「弱さ」が治療の弱点にならないようにしていたのかもしれません。例えば、患者さんの話を親身に聞いて、その気持ちを理解してあげたいという願いは、ともすれば、とにかく嫌なことから逃げたいという状態のAN患者さんの餌食となり、だまされて治療を台無しにされることにつながりかねません。そんなふうになるくらいなら、患者さんと和気あいあいの関係になることはとりあえずあきらめて、「わからず屋」と言われても、「冷たい先生」と言われても、患者さんの言うことをまともに聞かない方がましだと思いました。AN患者さんの言うことの大元には、「太りたくない」というのが必ずあって、彼女達が何を言っていたとしても、それは「太りたくない」ということを違った言葉で語っているだけなのだと考えていた方が、間違いがないと思っていました（今でも基本的にそう思っているのですが）。

　4章で紹介した『サム的態度』を重視し、『フロド的態度』を封印していたとも、言えるかもしれません。心理療法を志す人はフロド的態度の方に親和性を持っています。しかし、摂食障害の治療では、サム的態度がとれるかどうかが、有効な治療ができるかできないかの分かれ道となっています。ですから、フロドでありたいとこころの中では願っていても、サムの役割を演じなければ

ならないのです。しかし、サム的態度を習得する修行の期間も終わりに近づき、患者さんや摂食障害という病気について手に取るように理解でき、対応できるという自信ができてきた頃から、それまで封印していたもののうち解けるものは解き、自由に治療をしてもいいのではないかという思いが増していったように思います。

意味を考えること

　「なぜ？」と問うことや、患者さんに以前の自分について振り返ってもらうこと、(病気や人生の)意味を考えてもらうことなども、それまで封印していたものです。これらは、それまで治療の主なターゲットにしていた行動や症状そのものではなく、それらの「意味」を知ろうとする営みでした。それは本来筆者の好むところのものだったのですが、それにのめり込むことによって、治療の大切なところがお留守になってしまうという怖れを抱いていたのです。例えば、病気の原因を「なぜ？」といくら考えていっても、ラッキョウの皮をむくように、どこまでも行っても治療に結びつくような答えが出てこないのではないか、また、過去を振り返ってばかりいても、これから何をするかということがなければ意味がない、そして、意味を考えることよりも、何をするかということの方が大事だと思っていました。行動療法的アプローチは、これらを封印しもっと確かな手ごたえのある成果を求めるべきだと教えていました。筆者もそのような考え方の影響を受けていたのだと思います。

　しかし、「なぜ？」と問うこと、以前の自分について振り返ること、(病気や人生の)意味を考えることなどは、人間の精神の営みとしてとても自然なことなのではないでしょうか。これらをしないということは、何か足りないという思いがつのります。人間は形のある結果を求め、治療においても、目に見える治療成果を求めます。しかし、治療成果を得ることができたならば、それが自分の人生にとってどういう意味があるのかということを、患者さんに考えてみてもらうことは、劣らず大切なことだと思うのです。治療成果も、自分の人生の中に受け入れられ、位置づけられる必要があります。例えば、AN患者さんの体重が○kg増えたとしましょう。治療者側は「それはいいことである」と当然のように思うでしょうが、患者さんにはその○kgはどのように受け取

れているのでしょうか．受け入れられない邪魔なものと思うかもしれませんし，これまでとは違った人生を送る上でなくてはならないものと考えるかもしれません．患者さんが治療成果をどう受け取るかということは，治療成果が定着するかどうかにも，患者さんの人生に対する納得の程度にも，大きく関わってくるのです．

　患者さんの治療が大分進んで，ある程度内省ができる状態になって来た頃，これまでのことを振り返ってもらうような面接を，適宜行っています．例えば，「今，ここで」扱う問題が差し当たって見当たらないような時など，「〜については，どうだったのですか？」というような質問をします．病歴の中でポイントになっていることなどについても，本人の見解を聞いたりします．また，それに対応できる実力がついてきたと思われた頃には，「あなたは，なぜこの病気になったのでしょうか？」というような核心的な質問もさせてもらったりします．これらのやりとりは，患者さんについてもっと知りたい，病気のことについてもっと教えてもらいたいという，治療者の願望に根ざしています．こういうやりとりを通して，治療者は患者さんや摂食障害という病気についてより深く，より豊かに知っていくことができます．また，患者さんもこうやって治療者とともに振り返ることにより，自分自身や病気や人生についての理解が進みます．また，治療者が自分のことに関心を持ち理解しようとしてくれていることに，存在を肯定してもらっているような喜びを感じているようです．このような過程を通して，患者さんは自分自身や病気や人生と和解をし，新たな人生を歩む準備をしていくのではないかと思われます．

まとめ

　非常に歪んだ認知・行動を持ち，適切に対処しなければ死にも到りかねないAN 患者さん達に対し，当初は身体面・行動面を重視した，主に行動療法的な対応を行ってきました．しかし，そのような対応に習熟し，目に見える治療成果が得られるようになるとともに，症状や病気の意味を考え，それを患者さんの人生の中に位置づけ，また，患者さんのこころの成長を促し，そのようにして患者さんの人生を再形成していくようなアプローチが，もう一つの治療の柱となっていきました．前者は，患者さんにも治療者にも苦しい過程ですが，重

症の患者さんを扱う場合、それから逃れるわけにはいきません。後者は、前者により得られた治療成果を患者さんの人生の中に位置づけ、持続させる上でも重要な過程だと考えます。もっとも、前者の要素も後者の要素も、いつの治療においてもあったと言えるのかもしれません。2章の症例も3章の症例も、筆者の摂食障害治療の歴史の中では前半のものですが、「人生」とか「生き方」という直接的な言葉は少ないかもしれませんが、生きる意味を真剣に問うている姿勢はあったと思います。最近の治療においても、患者さんと真っ向から激しくぶつかり合うことはあまりなくなったかもしれませんが、回避させてはいけない部分はしっかりブロックしています。結局は、摂食障害患者さんへの筆者の姿勢は基本的にずっと変わらないのであり、どう意識して治療しているかという点に違いがあるだけかもしれません。筆者の治療者としての歴史の前半では回避させないようにという意識が強く、後半では患者さんの生きる意味を問うことをより意識するようになったのですが、前半においても後半においても、いずれの要素も含んだ治療をしていることに違いはないのだと思われます。

文献
1) 坂野雄二．認知行動療法．東京：日本評論社；1995．
2) Linehan MM（小野和哉，監訳）．弁証法的行動療法実践マニュアル．東京：金剛出版；2007．
3) Fairburn CG（切池信夫，監訳）．摂食障害の認知行動療法．東京：医学書院；2010．

あとがき

　『37歳で医者になった僕』というテレビドラマがありましたが、筆者が医師となったのは36歳の時でした。そして、遅まきながら医師への道を歩み始めた医学生や研修医の頃に、『心療内科』や『摂食障害』にめぐり合いました。そのことは、半ば偶然のようでもあり、今考えてみてもとても幸運なことだったと思います。

　医師という仕事は、客観的にはもちろん恵まれたやりがいのある仕事です。しかし、それまでの筆者は、通常の医師の仕事にこれといった生き甲斐や面白みを感じることができないでいました。一生仕事が面白くなくても、仕方がないと思っていました。しかし、心療内科や摂食障害は、不毛であることが予定されていた筆者の医師人生の意味を変え、光を与えてくれたのです。

　人間に「こころ」と「からだ」があるとしたら、当時の医学の世界で大切なのはからだだけのように思えました。こころを扱うのは医学という科学のすることではなく、医師としてあってはならないことだというメッセージが強くありました。そういう中で、心療内科はこころというものに正面から取り組もうとした、唯一の診療科でした。医学界全体の意向に反してそのように宣言したと、言っていいのかもしれません。筆者はこういった心療内科のあり方に自分の居場所をみつけ、仕事と生き甲斐が矛盾しないものだと初めて感じることができたのです（今ではどの診療科も、少なくとも表向きには、患者さんの心理面の大切さを唱えるようになっているのですが…）。

　心療内科で扱う疾患（心身症）の中でも、摂食障害は特別なものように思われます。まだ心療内科医として新米の頃、「摂食障害が扱えるようになれば、どの心身症も楽に診れるようになる」と、言われたものです。その言葉には、「摂食障害を診ることができなければ、どの心身症も十分に扱えない」という意味も込められていたように思います。それは摂食障害を熱心に診ておられる先生方からの言葉だったので、多少割り引いて聞く必要があるかもしれません。しかし、あながち間違ってはいないように思われます。心身症は、「こころで起こるからだの病気」と言われていますが、その中でも摂食障害は最も重大なこころの問題が深く関わっているのです。その問題を理解し適切に対応することができなければ、有効な治療はほとんどできません。

　摂食障害を主に身体面や行動面の問題として扱う医療者・研究者も少なくあり

ません。しかし、こころの問題の大きさ、深さに立ち向かわなければ、摂食障害の表面をなぞっているだけで、その真実にせまることはできず、治療も中途半端に終わってしまいます。筆者が摂食障害を専門として選び、ずっとそれを続けてきたのは、やはりこの病気が最もこころの問題と深く関わっているからだと思われます。そして、この病気に関わり続けることで、自分自身のこころにも向き合っていかざるをえなかったということも、やりがいを感じる上で大きかったように思います。

　この本の題名を「摂食障害という生き方」としたのは、摂食障害は単なる病気ではなく、彼女達が選んだ(選ばされた？)生き方のように思えるからです。カイコという生物がその習性によって繭を作るように、患者さんは生きにくい人生を何とか生き延びようとして、摂食障害という独特の生き方を作り出します。その生き方は客観的に見ると、自己破壊的で、不合理で、不幸で、なぜそんなことをしているのかわからない、一言で言えば謎に満ちたものです。しかしながら、いかに説得されても、彼女達はその生き方を容易に変えようとはしません。その生き方は摂食障害の症状に彩られていますが、単に症状の集合ではなく、生きる態度であり、その人が生きる意味も含まれているのです。彼女達がそのような生き方をするのには、彼女達なりの必然があるのです。

　普通の価値観からすると、それを否定するのは簡単です。摂食障害を最も苦手だとし、嫌い、敬遠する医療者も少なくありません。彼女達にある程度以上関わった人達の多くが、彼女達のことを理解できず、どう対応したらいいか途方にくれています。しかし、その理解や対応の難しさに耐え、積極的に関わり治療していくことで、彼女達は他では見られないことを教えてくれます。彼女達が本当に望んでいたものがあったこと、それがどうしても得られなかったのでとても不幸になったこと、人生の大切なものを犠牲にしてまでその不幸を取り除こうとしたこと、そのようなことがうまくいくはずもなくますます幸福から遠ざかってしまったこと……。彼女達の虚偽に満ちた振舞いの向こうに、そのような物語が見えてくるのです。「摂食障害という生き方」には、多くの患者さんに共通している部分も大きい一方、一人一人違った部分も小さくなく、それぞれの人生を感じることができます。

　この本では、前半に患者さんと治療者のやりとりを中心とした治療経過と、その中で筆者が感じ考え学んだことを描き、後半に治療法の詳述とそれについての考察を述べました。これは、前半に総論、後半に各論という通常の医学書の構成とは、順序が逆になっています。このような構成は、患者さんの中に真実がある

のであって、治療として関わる中でその真実に触れることができて、その経験がやがて治療法に結実していくという、筆者の治療者としての考え方やあり方を反映しているように思われます。まず理論があって、それから治療法ができ、その治療法を患者さんに当てはめていこうというのではありません。

　治療の中で患者さんがどのように変化し成長していったかということとともに、筆者がどのような経験を経てどのように悩んで変わっていったかということも、全体を通して描いています。治療者にとっても、摂食障害に深く関わるということは、単に患者さんを治療するというだけでなく、自身の人間としてのあり方や価値観のようなものを成熟させてくれるというところがあるのではないでしょうか。摂食障害とともに歩んできた道は、こころ貧しかった筆者の人生を、結構豊かなものにしてくれたのではないかと思うのです。

*

　摂食障害について今筆者が知っていることの殆どすべては、患者さんに教えていただいたことです。摂食障害の真実を教えて下さった患者さん達に、深く感謝いたします。彼女達とともにした全ての経験が筆者の血や肉となり、これから先も宝物であり続けるでしょう。

　九州大学病院心療内科の歴代の教授、中川哲也、久保千春、須藤信行の先生方には、思う存分治療に打ちこませていただきました。納得のいく治療を行おうとするあまり、ご迷惑をおかけしたこともあっただろうことをお詫びいたします。玉井一先生には、摂食障害という魅力ある分野に引き入れていただきました。野添新一先生は、かけがいのない師であり、治療者としてのモデル・目標でした。青木宏之先生には、摂食障害の認知行動療法の理想形を見せていただきました。医学部の時からずっと同期であった野崎剛弘先生は、早くから最も良き理解者となり支え続けてくれました。松木邦裕先生は、違うタイプの治療をしながらも大切なことについては同じことを考えているという稀有な存在で、大いに勇気をいただいてきました。推薦文を書いていただいたことは、この上ない喜びでした。そして、九大病院心療内科病棟の看護スタッフは、治療の最大のパートナーでした。彼女達の質の高い看護なしでは、治療はなりたちませんでした。

　筆者は、昨年度より九大病院の常勤医を辞し、かなり異なった環境で摂食障害の治療を続けています。九大病院とはまた一味違った経験を豊富にさせていただいており、その経験も含め、またご紹介する機会があれば幸いです。

九大病院心療内科の摂食障害治療の今後は、共に多くの患者さんの治療を行い、たくさんのディスカッションをした、若い後輩たちに託したいと思います。

　本書作成にあたって、神谷博章医師、尾崎洋子看護師などから、原稿への貴重な御意見をいただきました。

　イラストレーターの佐藤圭二氏には、筆者の摂食障害のイメージを元に、表紙の絵を描いてもらいました。藤原一義氏の装丁とともに素晴らしい仕上りとなりました。

　中外医学社の小川孝志氏、上村裕也氏には、様々なお願いに辛抱強く柔軟に対処していただきました。

　その他、紙面には書き尽せませんが、本書ができるまでにお世話になった多くの方々に、深くお礼を申し上げます。

　　　2014年5月

瀧 井 正 人

索引

[あ行]

飴と鞭　　　　　　　　　35, 195
アルコール依存　　　　　　　73
安静時間　　　　　　　　119, 143
いい子　　　　　　　　　103, 132
生き方　　12, 15, 18, 20, 23, 35, 92,
　　　　98, 99, 102, 105, 113, 124,
　　　　129, 135, 139, 150, 164, 172,
　　　　181, 182, 184, 192, 199, 203,
　　　　204, 212, 219, 233, 235, 239
依存　　　　　　18, 127, 173, 219
1型糖尿病　　　25, 31, 32, 176, 177
一分間スピーチ　　　　　　　74
違反行為　　　　69, 89, 124, 134,
　　　　　　　　197, 208, 215, 225
イメージコントロール　　　　119
イメージトレーニング　　　　120
医療経済　　　　　　　　104, 207
インスリン省略　　　　　176, 177
エビデンス　　　　　　　　　185
応用訓練　　　　　　　　　　194
応用問題　　　　74, 142, 208, 216
オペラント　　　34, 35, 180, 184, 192
オペラント行動療法　　35, 77, 183

[か行]

快感原則　　　1, 22, 25, 27, 171, 172
外出訓練　　　　　　　　　　181
外食訓練　　　　　　　　194, 209
外泊訓練　　　34, 181, 194, 208, 209
回避　　24, 46, 54, 59, 60, 62, 64,
　　　　72, 74, 77, 82, 94, 96, 100, 112,
　　　　116, 124, 126, 138, 165, 167, 168,
　　　　170, 173, 183, 190, 197, 199, 205,
　　　　211, 212, 216, 220, 223, 231, 233
回避の遮断(ブロック)　　28, 64, 72,
　　　　100, 101, 109, 114, 124, 164, 168,
　　　　173, 191, 197, 198, 220, 232, 239
回避のメカニズム　　　　　　126
外部との通信　　　　　　107, 180
過活動
　　　　4, 9, 10, 27, 190, 201, 225, 233
過剰適応　　　　　　25, 125, 172
家族関係　　　　52, 53, 57, 97, 101
家族面接　　　　　　　　122, 144
家族療法　　　　　　　　　　101
課題　　　　　24, 34, 41, 74, 107, 114,
　　　　127, 142, 174, 194, 208, 214
葛藤　　38, 51, 70, 80, 82, 84, 100,
　　　　114, 145, 149, 159, 161, 197
壁　　　　　　109, 110, 117, 120
カルチャーショック　　　　　67
カロリー(食事量)アップ
　　　　114, 121, 128, 197, 202, 205
緩下剤　　　　　　　　　　　116
間食訓練　　　　　　　　194, 208
危機状態(危機的状況)　17, 46, 79, 129
厳しい、怖い人　　　　　　　118
厳しい先生　　　　　　　　　118
強化　　　　　35, 59, 97, 149, 173,
　　　　　174, 176, 184, 187, 231
境界性パーソナリティ障害的摂食障害
　　　　　　　17, 18, 20, 22, 25, 27, 172
共感　　　77, 82, 100, 106, 150, 211
強迫傾向　　　　　　　　　　96
強迫性　　　　　　　　96, 99, 126
強迫的防衛　　　　96, 105, 111, 125,
　　　　　　　　126, 167, 168, 203
拒食症　　　　　　　　　　　5
空腹感　　　　　　　194, 205, 208
苦痛　　36, 49, 54, 97, 138, 169, 231

グループ食	133, 203
経口摂取	194
軽症摂食障害	17～19, 21, 27, 171, 192, 230
経鼻経管栄養	33, 194, 206
契約	134, 180, 193, 232
下剤乱用	4, 10, 46, 80, 88, 121, 151, 175
現実回避	18, 97, 99, 139, 168, 172
現実原則	22, 25, 27, 62, 171, 213
(現)実生活	100, 101, 141, 170, 188, 194, 223
向精神薬	31, 139, 141
肯定的	65, 93, 134, 189
行動観察期間	107, 181, 193, 200
行動制限	33, 38, 75, 76, 88, 89, 103, 107, 116, 120, 121, 123, 126～128, 134, 141, 142, 145, 152, 165, 180, 181, 188, 194, 197, 198, 201, 208, 211, 220
行動制限表	107, 195, 201
行動制限を用いた認知行動療法	21, 180, 182, 183, 190, 193, 199, 226, 228
行動範囲	88, 89, 107, 141, 180, 184, 196
行動分析	72
行動変容	219
行動面	2, 10, 18, 20, 68, 78, 98, 113, 128, 168, 169, 181, 188, 191, 194, 198, 229, 232, 238
行動療法	17, 67, 73, 77, 79, 98, 107, 133, 168, 186, 194, 225, 237, 238
行動論	98, 167, 184
こころの成長	128, 166, 180, 233, 238
個人療法	102
固定観念	120
コミュニケーション	15, 34, 36, 74, 234
孤立無援感	24, 97, 129, 167, 169

[さ行]

罪悪感	9, 33, 54, 61, 105, 155, 170, 202, 211
サポーティブ	189
サム的態度	162, 164, 236
刺激性下剤	116, 175
自己愛	97, 112, 125, 152, 167, 203, 204, 212
自己嫌悪	9, 46, 81
自己効力感	51, 74
自己申告	151, 154
自己治癒力	124
自己評価	3, 4, 7, 81, 127, 152, 170, 174
自己誘発性嘔吐	3, 4, 10, 73, 151
自主性	100, 105, 232
自主的	103, 125, 145
思春期	5, 25, 171, 176
思春期やせ症	5
自傷行為	10, 18
自然治癒力	148
実力	68, 90, 92, 110, 116, 185, 192, 203, 204, 210, 218, 223, 238
自動思考	185
嗜癖	18, 99, 173
社会適応	7, 33, 145
重症化	93, 98, 126
重症度	2, 7, 17, 20, 42, 157
自由摂取	142, 181, 194, 201, 208
集団療法	74, 120, 129, 132, 140, 180, 188
習癖	121, 123, 126, 129, 218
周辺群	9
主導権	105
受容	77, 146, 150
受容・共感(受容共感的対応)	77, 149, 162, 166
食事制限	4, 9, 10, 28, 80, 185
ショック状態	46

神経性食欲不振症	5, 9, 18, 76	積極的	35, 40, 57, 67, 74, 102, 124〜126, 139, 146, 183, 190, 212, 216, 220
神経性大食症	4, 32, 96, 181, 229		
神経性無食欲症	4, 5, 32, 79, 151, 173, 180, 228	摂食障害の多面性	1, 2
		摂食障害の多様性	1, 2, 8, 17
心身症	31	セルフコントロール	232
人生	2, 11, 23, 33, 37, 40, 60, 73, 74, 90, 92, 106, 113, 135, 146, 168, 170, 172, 174, 177, 204, 212, 213, 219, 235, 237, 238, 239	セルフモニタリング	232
		遷延化	11, 93, 96, 126
		遷延例	5, 11, 80, 96, 101, 126
		全か無か	106, 185
身体面	2, 71, 78, 113, 169, 185, 191, 194, 198, 232, 238	全般的、徹底的回避	168, 170, 180, 197
		全量摂取	107, 111, 142, 194, 202, 204, 208, 219, 225, 233
診断基準	3, 7, 10, 17		
信頼感	65, 235	相互理解	105, 163
信頼関係	129, 200	操作的診断基準	3, 7
心理教育的対応	28, 225, 231	疎外感	170
心理面	2, 7, 10, 18, 20, 28, 42, 68, 75, 114, 169, 185, 194, 229		

[た行]

体温板	200, 207, 216
対決	126, 146, 149
体重増加を防ぐための不適切な代償行為	6, 25, 177
対象関係	118
対処行動	189
対人関係	18, 33, 118, 168, 185, 194, 201, 225
対立	106, 121
脱感作	202
脱水	46, 50, 217, 225
他罰的	88, 134, 155
力がない	68
父親的	166, 191
中核群	9, 18
中核的摂食障害	17, 18, 20, 21, 27, 43, 64, 79, 96, 112, 113, 150, 167, 171, 182, 192, 228
中途退院	37, 98, 104, 114, 129, 197, 198
中立的	85, 100, 101, 224

心療内科		5, 8, 13, 17, 19, 31, 36, 42, 66, 76, 79, 80, 146, 153, 163, 180, 193
心理療法	31, 41, 66, 70, 76, 77, 105, 146, 149, 157, 180, 187, 236	
心理療法家	159, 161	
心理療法家の二つの態度	163	
成因	2, 96, 167, 172, 176, 186, 228, 230	
生活スケジュール	88	
制限解除	107, 114, 117〜119, 123, 127, 140, 152, 188, 196, 201	
(AN)制限型	3, 4, 9, 10, 73, 226	
成功体験	92, 166	
成熟	106	
精神安定剤	68, 71, 138, 139	
精神科	5, 13, 19, 34, 42, 43, 73, 87, 97, 146, 167, 180	
精神病理	12, 18, 28, 93, 98, 118, 204, 231, 234	
精神分析	23, 77, 97, 167, 183	

247

治療関係	36, 46, 106, 146, 155, 158, 162, 207, 235
治療契約	200
治療困難性	7, 17, 18, 91, 93, 96
治療者像	118, 235
治療動機	39, 77, 96, 99, 101, 123, 141, 180, 195, 201, 219
治療の青写真	95, 103
治療の重要ポイント	25, 28, 58, 72, 88, 90, 95, 100, 108, 148, 151, 154, 156, 173, 198, 209, 216, 238
治療(の)目標	51, 63, 80, 86, 88, 89, 92〜94, 105, 142, 190
治療への抵抗	37, 67, 95, 99, 108, 192, 200
治療へのモチベーション	84, 195
治療方針	22, 31, 42, 52, 88, 106, 122, 226
治療枠・治療の枠組み	25, 40, 80, 89, 92, 93, 105, 106, 124, 165, 180, 182, 197, 220
テーラーメイド医療	93
点滴	44
道具	123, 181, 182
道徳	135
糖尿病	25, 28, 31, 176, 177, 230
特定不能の摂食障害	4, 6

[な行]

内面	11, 26, 112, 113, 123, 129, 152, 168, 173, 180, 182, 192, 220, 221
謎	1, 98
二分法	106
荷物チェック	129, 131, 201
認知行動療法	41, 76, 150, 181, 184, 219, 231, 236
認知の修正	90, 188, 202, 208, 219, 220
認知療法	184, 219

[は行]

パーソナリティ障害	11, 13, 19, 96, 160, 192
排出行為	3, 4, 9, 10, 69, 168, 175, 197, 200, 204, 209, 217
裸の王様	156
罰	111, 133, 134, 218
バトル	111
母親的	166, 191
悲劇のヒロイン	82
ヒステリー	97
鼻注	115, 120, 194, 203, 206, 223
否認	3, 7, 99, 115, 155, 170, 206
肥満恐怖	68, 90, 98, 110, 115〜118, 121, 127, 190, 202, 209, 224
病院(病棟)からの逃亡	33, 54, 57
病態水準	97
病態レベル	17
不安	50, 62, 68, 87, 88, 90, 97, 99, 106, 111, 117, 118, 121, 123, 135, 139, 141, 142, 164, 168, 172, 177, 201, 202, 209, 215, 230, 232
ぶつかり合い	57, 72, 146, 149, 234
物理的枠組み	193
プライド	70, 203
フロド的態度	162, 164, 236
分裂	118
平均在院日数	94, 104, 226
閉鎖病棟	180, 193
ペナルティ	134, 135, 137, 218
報酬	35, 107, 128, 133, 174
保護室	180, 193

[ま行]

マインドコントロール	232, 233
マインドフルネス	41
前向き	51, 63, 85, 86, 92, 108, 111, 118, 129, 140, 154, 197, 215, 217, 224, 235

マニュアル	41, 181, 184, 229
満腹感	194, 208
無月経	3, 10, 80
無断離院	25, 54, 215
むちゃ食い障害	6
(AN)むちゃ食い/排出型	3, 4, 10, 43, 67, 73, 151, 226
無力感	97, 127, 129, 155, 167
燃えつき症候群	32
目標体重	34, 37, 51, 64, 67, 74, 88, 89, 92, 107, 190, 193, 195, 208, 211
森田療法	40
問題行動	10, 19, 96, 121, 149, 155, 173, 188, 197, 208, 217, 220, 233
問題点	38, 87, 93, 148, 149, 185, 194, 209, 219

[や行]

約束	25, 62, 77, 86, 107, 111, 117, 124, 133, 134, 180, 182, 193, 202, 219, 232
薬物依存	10, 139
薬物の大量服用	73
よい先生	118
よい人	118

| 予後 | 8, 13, 51, 96, 104, 111, 145, 226 |
| 欲求不満耐性 | 88, 114 |

[ら行]

(受け入れられない体重の)ライン	90, 114
リストカット	10, 73
罹病期間	96, 226

[わ行]

| 和解 | 238 |

[アルファベット]

anorexia nervosa(AN)
  4, 5, 7, 8, 10, 17, 19, 21, 25, 32, 34, 37, 39, 43, 49, 67, 73, 79, 80, 89, 93, 96, 99, 101, 107, 111, 129, 142, 151, 173, 180, 183, 226, 228
BMI 46, 226
bulimia nervosa(BN)
  4, 7, 10, 19, 25, 32, 40, 96, 229
DSM 3, 4, 7, 17
ICD 3
Insulin Omission 176, 177
IVH 44

著者略歴

瀧井正人

　1950年京都府生まれ。1977年早稲田大学第一文学部卒業。1987年九州大学医学部卒業，同心療内科入局。九州大学病院心療内科講師を経て，2013年より北九州医療刑務所勤務，現在同所長。

　専門は，心身医学（心療内科），摂食障害，糖尿病。

　著書に，『糖尿病の心療内科的アプローチ』（金剛出版，2011）。

　患者さんとの共著として，『糖尿病 こころの絵物語―病気になる前は，何もかもが輝いていた…』（時事通信社，2009），『ひとりぼっちを抱きしめて』（医歯薬出版，2001）。

　分担執筆として，『摂食障害の治療指針』（金剛出版，1995），『現代 心療内科学』（永井書店，2003），『糖尿病外来アップグレード 21原則―よりよい医療連携を求めて』（医学書院，2003），『摂食障害の診断と治療 ガイドライン2005』（マイライフ社，2005），『心身医学標準テキスト 第3版』（医学書院，2009），『コメディカル・研修医・一般臨床医のための糖尿病治療ハンドブック』（医学出版，2009），『医療における心理行動科学的アプローチ』（新曜社，2009），『専門医のための精神科臨床リュミエール 28 摂食障害の治療』（中山書店，2010），『摂食障害治療ガイドライン』（医学書院，2011），『Handbook of Behavior, Diet and Nutrition』（Springer，2011）など多数。

摂食障害という生き方―その病態と治療　Ⓒ

発　行	2014年6月25日　1版1刷
	2015年7月25日　1版2刷
著　者	瀧井正人
発行者	株式会社　中外医学社
	代表取締役　青木　滋
	〒162-0805　東京都新宿区矢来町62
	電　話　（03）3268-2701（代）
	振替口座　00190-1-98814番

印刷・製本／横山印刷㈱　　〈TO・HU〉
ISBN978-4-498-12968-9　　Printed in Japan

JCOPY　＜（社）出版者著作権管理機構 委託出版物＞

本書の無断複写は著作権法上での例外を除き禁じられています．複写される場合は，そのつど事前に，（社）出版者著作権管理機構（電話 03-3513-6969，FAX 03-3513-6979，e-mail: info@jcopy.or.jp）の許諾を得てください．